Georges F. Akoa Mbida
Maximilian Burger
Wolfgang Otto

Prostatakrebs

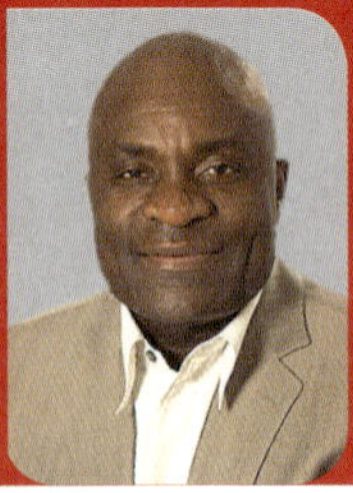
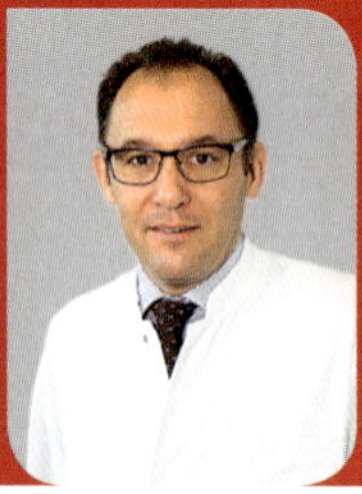
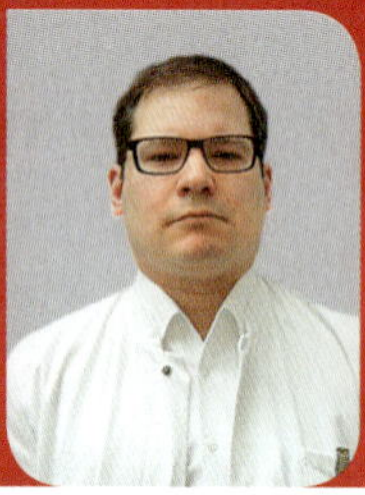

Dr. med. Georges F. Akoa Mbida ist seit 2007 Facharzt der Urologie und leitender Urologe im Parksanatorium Aulendorf, Fachklinik für Onkologische Rehabilitation der Waldburg-Zeil-Kliniken. Dort entwickelt er die Rehabilitationsbehandlung für urologische Patienten kontinuierlich weiter: »Ein Prostatakarzinom bringt nicht nur den Kampf gegen den Krebs mit sich, sondern ist eine große Belastung für Paare und die Beziehung. Dieses Buch soll Ihre Fragen beantworten und Ihnen helfen, sich in dieser Zeit gegenseitig eine Stütze zu sein.«

Prof. Dr. med. Maximilian Burger ist seit 2013 Direktor der Klinik für Urologie am Caritas-Krankenhaus St. Josef in Regensburg. Er leitet dort das Prostatakarzinom-Zentrum. Seit 2013 hat er auch den Lehrstuhl für Urologie an der Universität Regensburg inne.

PD Dr. med. Wolfgang Otto ist niedergelassener Urologe, Privatdozent an der Universität Regensburg und Forschungskoordinator sowie Laborleiter am dortigen Lehrstuhl für Urologie. Er weiß: »Neueste Forschungsergebnisse und eine stark interdisziplinär ausgerichtete, individuelle Behandlung der Patienten sind wesentlich für den Therapieerfolg.«

Georges F. Akoa Mbida,
Maximilian Burger, Wolfgang Otto

Prostatakrebs

Der Therapiebegleiter für Paare

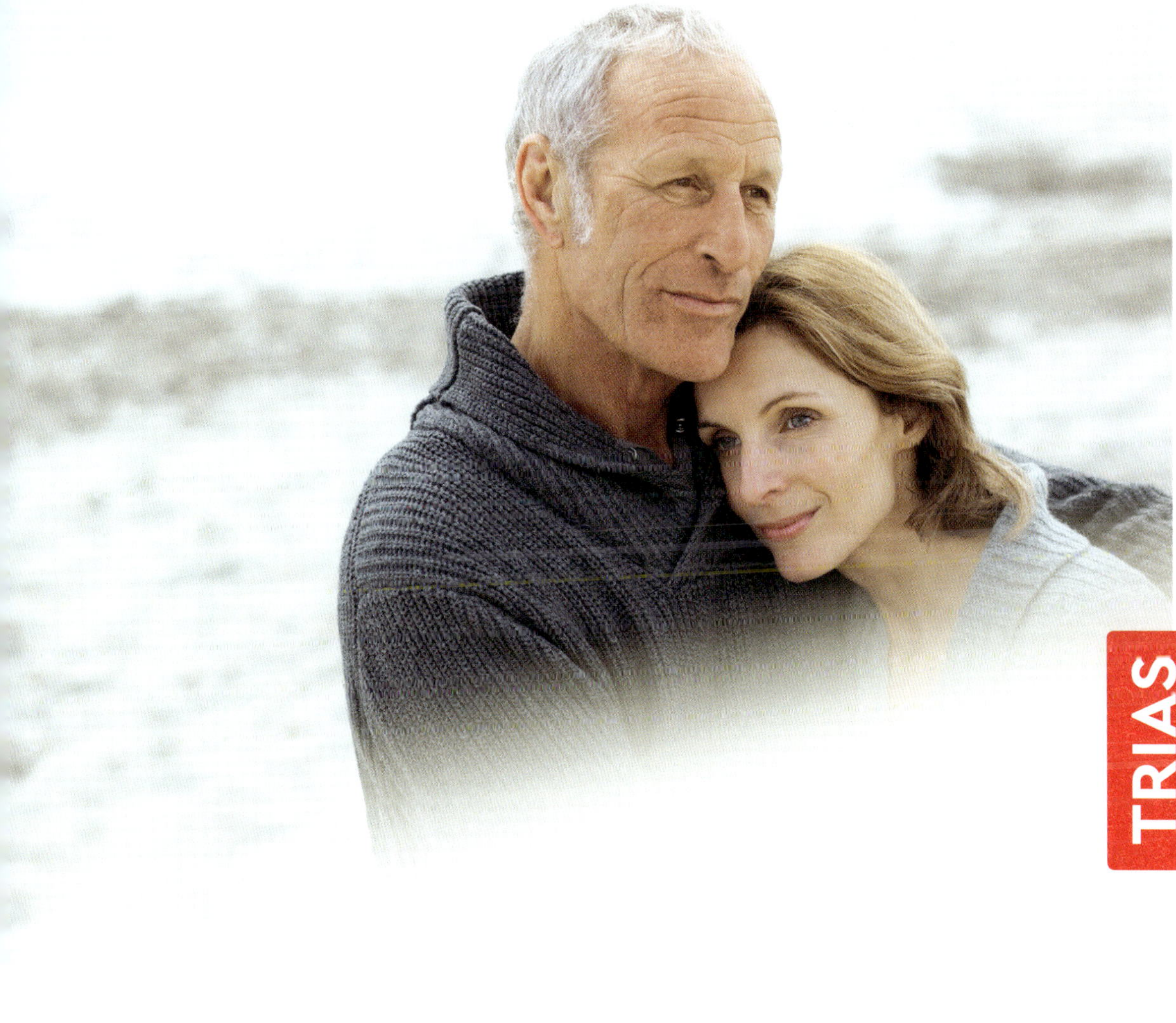

TRIAS

7 Lieber Leser, liebe Leserin

9 Vor der Therapie

10 Was ist Prostatakrebs?
10 Die Prostata
10 Lage und Aufbau der Prostata
11 Funktionen der Prostata
13 Gutartige Prostatavergrößerung
18 Prostatakrebs

26 Der Weg zur Diagnose
26 Digital-rektale Untersuchung (DRU) und transrektaler Ultraschall (TRUS)
27 PSA-Wert-Kontrollen – Sinn oder Unsinn?
31 Die Prostata-Stanzbiopsie

38 Die Therapieentscheidung – Sie entscheiden mit
38 Indikationsstellung
39 Prognosefaktoren des Prostatakarzinoms
40 Therapieoptionen des Prostatakarzinoms
41 Prognosegruppen des Prostatakarzinoms

47 Die Therapie

48 Operative Behandlungsmethoden
48 Verschiedene operative Möglichkeiten
49 Radikale Prostatektomie
56 Wiederauftreten des Krebses nach Operation
56 Lokalrezidiv oder Metastasierung?

60 Strahlentherapie
60 Therapieindikation: kurativ oder palliativ
62 Perkutane Strahlentherapie
65 Brachytherapie
68 Nebenwirkungen der perkutanen Strahlentherapie und der Brachytherapie
69 Strahlentherapie bei Wiederauftreten des Krebses

72 Antihormonale Therapie
72 Hormonentzugstherapie
73 Hormonabhängigkeit des Prostatakarzinoms
74 Von der Hodenentfernung zur Hormontherapie
75 Durchführung der antihormonalen Therapie
81 Art und Zeitpunkt der antihormonalen Therapie
82 Die maximale Androgenblockade (MAB)

86 Ernährungsempfehlung bei Hormontherapie
86 Übergewicht und Muskelabbau
87 Veränderungen des Fettstoffwechsels
88 Insulinresistenz
88 Kardiovaskuläres Risiko
89 Osteoporose
89 Küchentechniken

92 Therapieoptionen bei hartnäckigen Tumoren
92 Tumorwachstum trotz Testosteronentzug
94 Erweiterung des antihormonalen Therapieansatzes
100 Ergänzende und supportive Therapiemaßnahmen
102 Was kann man noch tun?

104 Ernährungsempfehlungen unter Chemotherapie
104 Werden Sie Teil des Therapie-Teams
104 Tumorkachexie
106 Übelkeit und Erbrechen
107 Durchfall
107 Veränderungen der Geschmackswahrnehmung
108 Entzündungen und Pilzinfektionen im Mund
108 Kau- und Schluckbeschwerden
109 Ohne Nahrung geht es nicht
110 Komplementäre Behandlungsmethoden bei Prostatakarzinom

115 Nach der Therapie

116 Rehabilitationsmaßnahmen
116 Was bedeutet Rehabilitation?
118 So beantragen Sie Ihre Reha-Maßnahme
120 Das leistet die Reha
121 Mit oder ohne Partnerin in die Reha?
122 So bereiten Sie sich vor
123 Was erwartet Sie in der Reha und was erwarten Sie von der Reha?
125 Rehabilitationsziele und Therapiebausteine
127 Therapie bei Belastungsharninkontinenz
129 Therapie persistierender Schmerzen
130 Allgemeiner körperlicher Aufbau
133 Verhaltensänderung durch Beratung und Seminare
134 Psychische Stabilisierung
137 Beratung durch den Sozialdienst
138 Selbsthilfe

142 Harninkontinenz
142 Grundlagen zur Harnkontinenz
144 Inkontinenzformen
146 Wege zur Verbesserung der Harninkontinenz
147 Beckenbodentraining
150 Übungsprogramm Kontinenztraining
152 Medikamentöse Therapie bei Belastungsharninkontinenz
153 Hilfsmittelversorgung
155 So kommen Sie im Alltag zurecht

158 Erektionsstörungen
158 Prostatakrebs hat Folgen für Partnerschaft
161 Was ist Sexualität überhaupt?
163 Was passiert bei der Behandlung des Prostatakarzinoms?
164 Hat sich Ihre Sexualität verändert?
165 Veränderung in der Paarbeziehung
168 Therapie der 1. Wahl: Phosphodiesterase-Hemmer
173 Therapien der 2. Wahl
176 Therapie der 3. Wahl
176 »Die schönste Nebensache der Welt«

180 Ernährung nach der Behandlung
180 Nach dem Krebs gesund bleiben

186 Regelmäßig zur Nachsorgeuntersuchung
187 Wie läuft die Nachsorge?
188 Therapiemöglichkeiten bei PSA-Rezidiv

191 Psychosoziale Aspekte

192 Wege der Krankheitsverarbeitung
193 Gedankenkreise

204 Behandlungsbedürftige psychische Belastungen
204 Über den Sinn der Angst
206 Ein neues Körpergefühl entwickeln
208 Veränderungen der Sexualität

210 Das Leben der anderen
210 Das richtige Maß

218 Was tun, wenn Heilung nicht möglich ist?
218 Umfassend informieren
219 Schmerzen wirksam bekämpfen
220 Fatigue
220 Den Weg zu Ende gehen

222 Hilfen und Informationen
222 Professionelle psychosoziale Hilfen und Hilfen zur Selbsthilfe

227 Danksagung
229 Stichwortverzeichnis

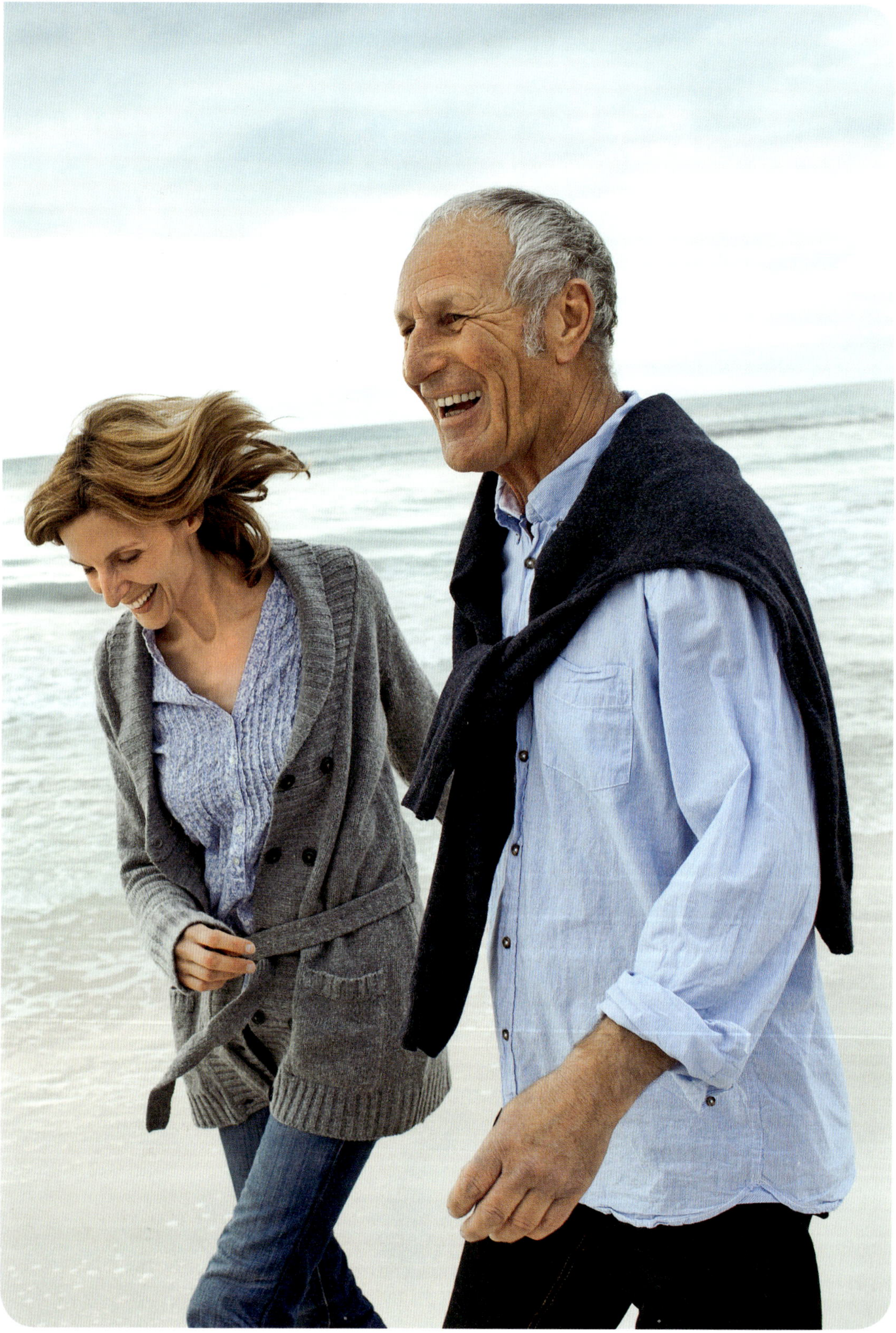

Lieber Leser, liebe Leserin

es gibt viele kontrovers diskutierte Aspekte, von Sinn oder auch Unsinn einer Vorsorgeuntersuchung über die beste Art der Therapie von Erkrankungsstadien, die auf die Prostata beschränkt und somit prinzipiell heilbar sind, bis hin zur effektivsten medikamentösen Therapie in metastasierten Stadien.

Wenn man sich über diese wichtige Erkrankung informieren will, kommt noch erschwerend hinzu, dass mehrere Fachgruppen diesen bösartigen Tumor behandeln – alle gut und zum Wohle der Patienten. Aber nicht immer gut miteinander abgestimmt – auch wenn die Zentrumsbildung und die entsprechenden Vorgaben der Deutschen Krebsgesellschaft (DKG) für eine Zertifizierung als Prostatakarzinom-Zentrum zunehmend zur strukturierten Zusammenarbeit zwingen. So wird eine objektive und transparente Bewertung der Behandlung immer wichtiger – und eine einfach richtig gute Beratung.

Wo bekommen Sie eine solche Beratung? In erster Linie natürlich bei Ihrem behandelnden Arzt, wie Ihrem Hausarzt oder Ihrem Urologen. Und auch bei Selbsthilfegruppen. Speziell die Gruppen zum Prostatakrebs sind hervorragend und im Bund der Prostatakrebs-Selbsthilfegruppen (BPS) auch sehr gut organisiert. Eine gute Beratung bekommen Sie aber auch in diesem Buch. Davon bin ich überzeugt!

Eine Reihe hoch qualifizierter Experten für den Prostatakrebs hat diesen Ratgeber erstellt. Sie alle arbeiten in Praxen oder Kliniken, die den höchsten Qualitätsansprüchen genügen, und haben eine lange und breite Erfahrung. Jeder dieser Experten beherrscht unterschiedliche Bereiche dieser Erkrankung. Aber alle beraten Patienten und Angehörige Tag für Tag, kennen die Sorgen, Nöte und Fragen. Aber eben auch die neuesten Erkenntnisse und daher die Antworten darauf.

Ich bin mir sicher, auch Sie werden die Antworten auf Ihre Fragen hier finden – transparent und objektiv. Und hoffentlich einfach gut. Wenn nicht, kommen Sie bitte einfach auf mich zu. Ich danke im Namen aller Autoren für Ihr Interesse!

Ihr Max Burger

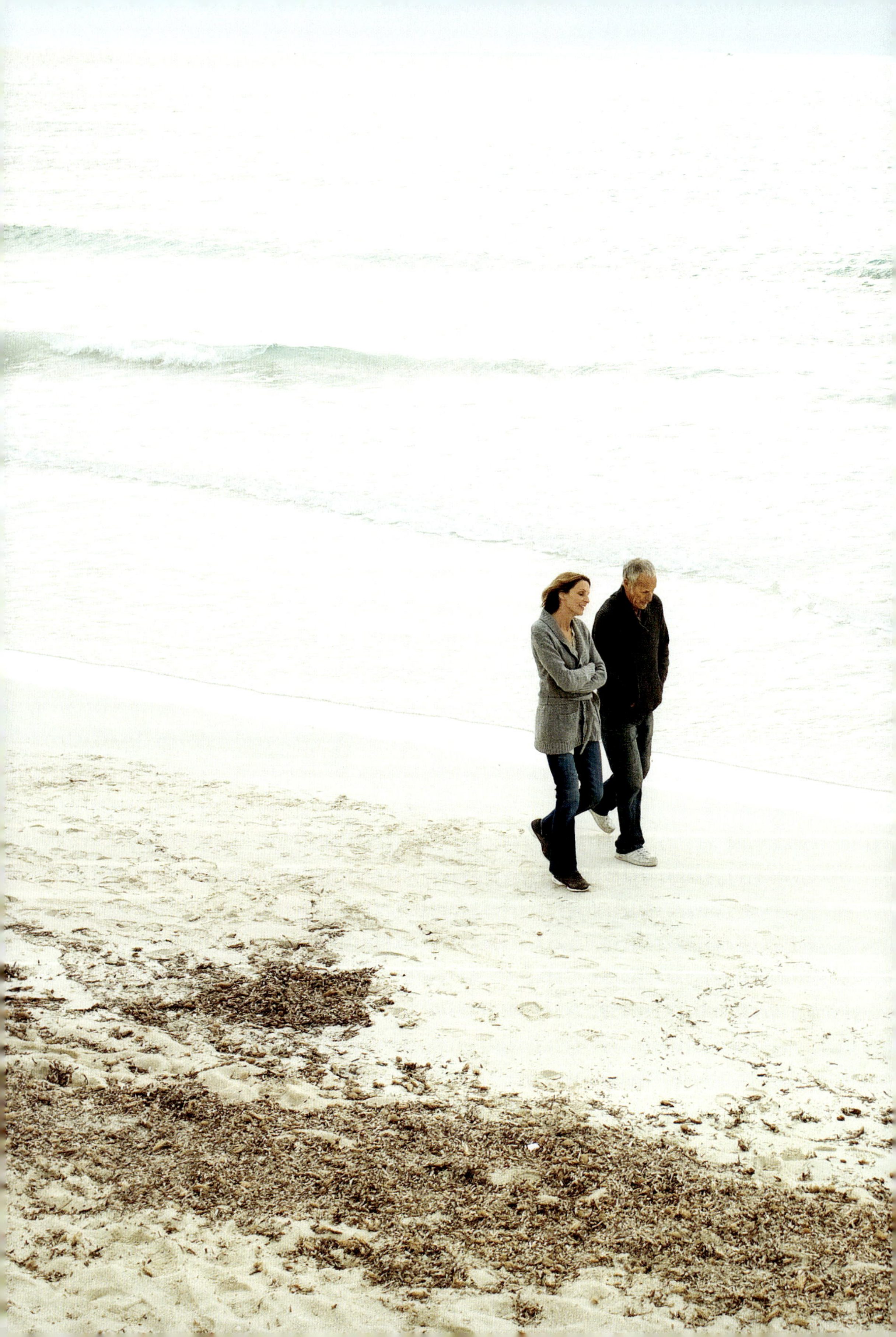

Vor der Therapie

Prostatakrebs, der häufigste bösartige Tumor bei Männern, wird heute dank der verschiedenen Methoden der Früherkennung frühzeitig entdeckt.

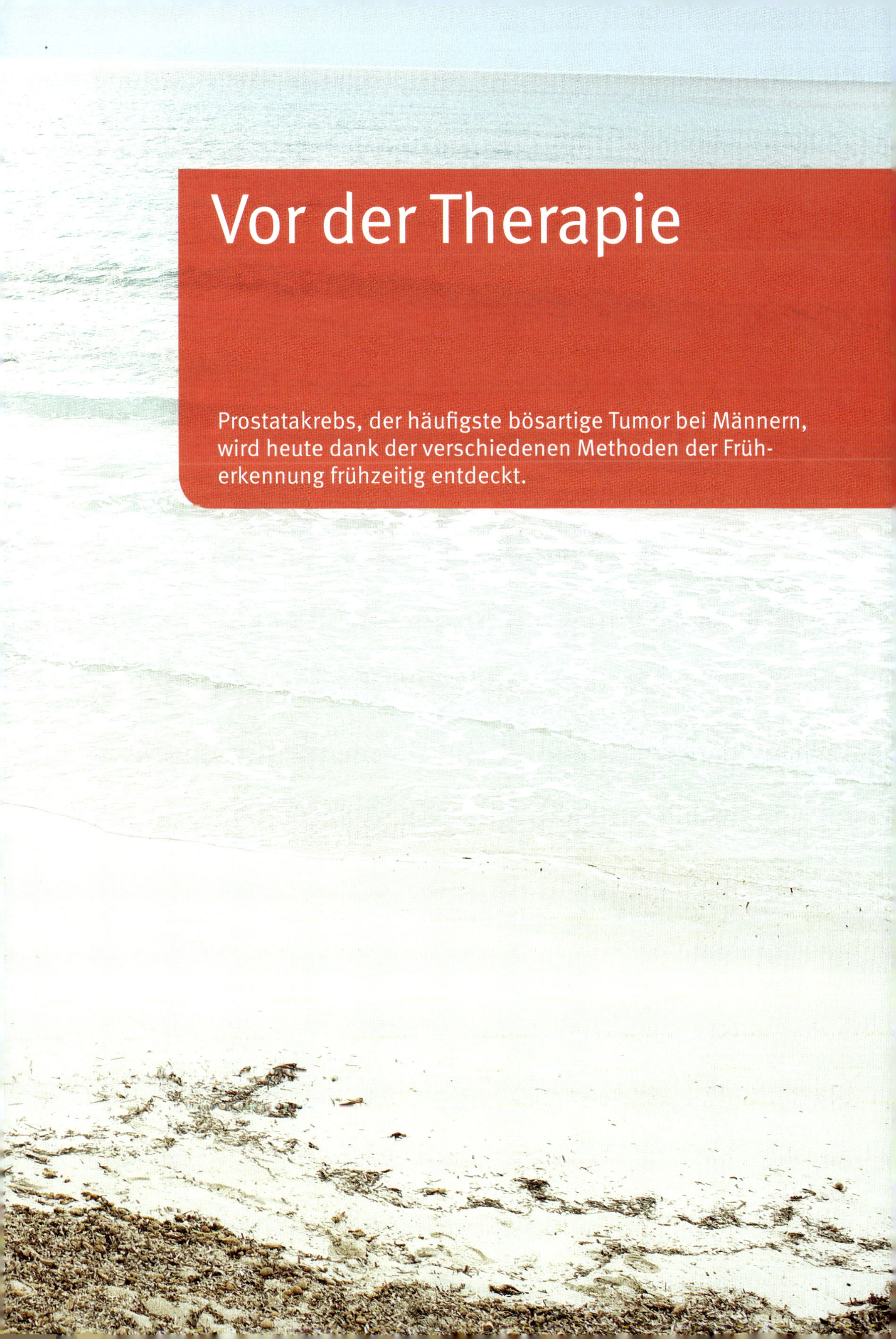

Georges Akoa

Was ist Prostatakrebs?

Wissen nützt, denn nicht jede Veränderung der Prostata ist gleichbedeutend mit Krebs und nicht jede Prostatakrebserkrankung ist gleichbedeutend mit schwerem Leiden.

Die Prostata

Die alten Schriften erzählen nicht viel über die Prostata. Vom Altgriechischen stammend »ʌprotát ēs« »Vorsteher, Türsteher« ca. 300 v. Chr., fand die Erstbeschreibung des Organs durch Herophilos von Chalkedon statt. Die Wiederentdeckung erfolgte erst 1536 durch Niccolò Massa und 1538 erschienen die ersten Skizzen von der Hand des flämischen Anatomen Andreas Vesalius. Obwohl viel über die Prostata geredet wird, wissen die allerwenigsten, wo sie liegt und welche Aufgaben sie genau hat.

Markus W.

Was wussten Sie vor der Diagnose über die Funktion und Anatomie der Prostata?

» *Über die genaue Funktion und Anatomie der Prostata wusste ich nur wenig. Sie wurde erst vor ein paar Jahren aufgrund des etwas erhöhten PSA-Wertes von etwa 4 ng/ml ein Thema. Ich radelte viel, die Prostata war nicht auffällig und weich. Deswegen war es erst mal ein Beobachten und regelmäßiges Kontrollieren des Wertes.* «

Lage und Aufbau der Prostata

Die Bezeichnung »Prostata« leitet sich von »prostates«, dem griechischen Wort für »Vorsteher« ab. Man findet sie vor der Harnblase, wenn man vom Damm zur Harnblase vordringt. Die Prostata liegt auch zwischen der Harnblase und dem Beckenboden. Sie umgreift ringförmig die Harnröhre vom Blasenausgang bis zum äußeren Harn-

röhrenschließmuskel. Mit der Rückseite grenzt sie an den Enddarm (Rektum) und ist von dort aus tastbar. Vor ihr befindet sich der Unterrand des Schambeins, mit dem sie fest verbunden ist. Nach oben und hinter der Prostata finden sich die Samenblasen und die Samenleiter, die schräg entlang der Prostata verlaufen. Die Samenleiter und die Ausführungsgänge der Samenblasen bilden zusammen die sogenannten Spritzkanälchen, die die Prostata durchziehen und am Samenhügel nahe dem äußeren Harnröhrenschließmuskel in die prostatische Harnröhre münden.

Die Prostata ist ein fibromuskuläres und drüsiges Organ, d. h., sie besteht aus gefäßreichem Bindegewebe, Muskelfasern und zahlreichen Drüsen (30–50 Einzeldrüsen), die mit ihren 15–25 Ausführungsgängen in die Harnröhre neben dem Samenhügel münden. Eine feste Bindegewebskapsel umgibt das prostatische Drüsengewebe und unterteilt es in fünf Lappen: zwei Seitenlappen und jeweils einen Vorder-, Mittel- und Hinterlappen. In der Praxis ist die Gliederung in vier Zonen üblich, diese Aufteilung verhilft zu einem besseren Verständnis des anatomischen Aufbaus der Prostata. Man unterscheidet:

- periphere Zone (Außenzone): Sie macht bei erwachsenen Männern ca. 70 Prozent des Gesamtvolumens der Prostata aus. Nur dieser Teil ist vom Darm aus zu tasten und steht unter Testosteroneinfluss.
- Übergangszone (Innenzone): Sie macht 5 Prozent des Volumens der Prostata aus und steht unter Östrogeneinfluss.
- zentrale Zone: Sie macht 25 Prozent des Volumens der Prostata aus und befindet sich unmittelbar um die Harnröhre.
- anteriore Zone (vordere Zone): Sie befindet sich vor der Harnröhre. Dieser Bereich ist klein, hat kaum noch Drüsen und besteht fast nur aus Bindegewebe und Muskulatur.

Die Prostata ist sehr gut durchblutet, die Blutversorgung und die Lymphabflusswege der Prostata stehen in enger Verbindung mit denen des Enddarms und der Harnblase. Zudem ist sie von vielen Nervenfasern umgeben. Die Nervenversorgung erfolgt durch Fasern des unwillkürlichen Nervensystems (Parasympathikus und Sympathikus).

Funktionen der Prostata

Die Prostata oder Vorsteherdrüse wird sehr oft als walnussgroßes oder kastaniengroßes Organ bezeichnet. Diese Darstellung beschreibt die normale gesunde Prostata bei einem jungen Mann, die ein Gewicht von ca. 20 bis 25 g bzw. ein Volumen von 20 bis 25 ml hat. Mit zunehmendem Alter kann das Gewicht der Prostata auf über 100 g ansteigen.

Die wenigsten Männer und Frauen wissen, dass die Prostata genauso wie die Hoden für die Fortpflanzung unverzichtbar ist. Für das Lustempfinden des Mannes sind beide Organe wichtig. Wie Hoden, Nebenhoden, Samenleiter, Samenstrang und Samenblase gehört sie zu den inneren männlichen Geschlechtsorganen.

Wachstum in der Pubertät

Erst während der Pubertät beginnt die Prostata unter dem Einfluss des männlichen Geschlechtshormons Testosteron zu wachsen und ihre Funktion, die Sekretbildung, zu erfüllen. Die Prostata selbst produziert keine Hormone, sie ist aber in erheblichem Maß am männlichen Hormonstoffwechsel beteiligt. In der Prostata findet durch den Einfluss von Enzymen (5α-Reduktase) die Umwandlung des männlichen Geschlechtshormons Testosteron in seine biologisch aktivste Form, das Dihydrotestosteron (DHT), statt. Das Dihydrotestosteron ist verantwortlich für die vermehrte Teilung der Prostatazellen und somit für die Größenzunahme der Prostata.

Aufgaben der Prostata

Eine der wichtigsten Aufgaben der Prostata besteht darin, einen Teil der Samenflüssigkeit zu produzieren, welche die Samenzellen transportiert. Diese Flüssigkeit ist für die Beweglichkeit der Samenzellen und somit für ihre Befruchtungsfähigkeit sehr wichtig.

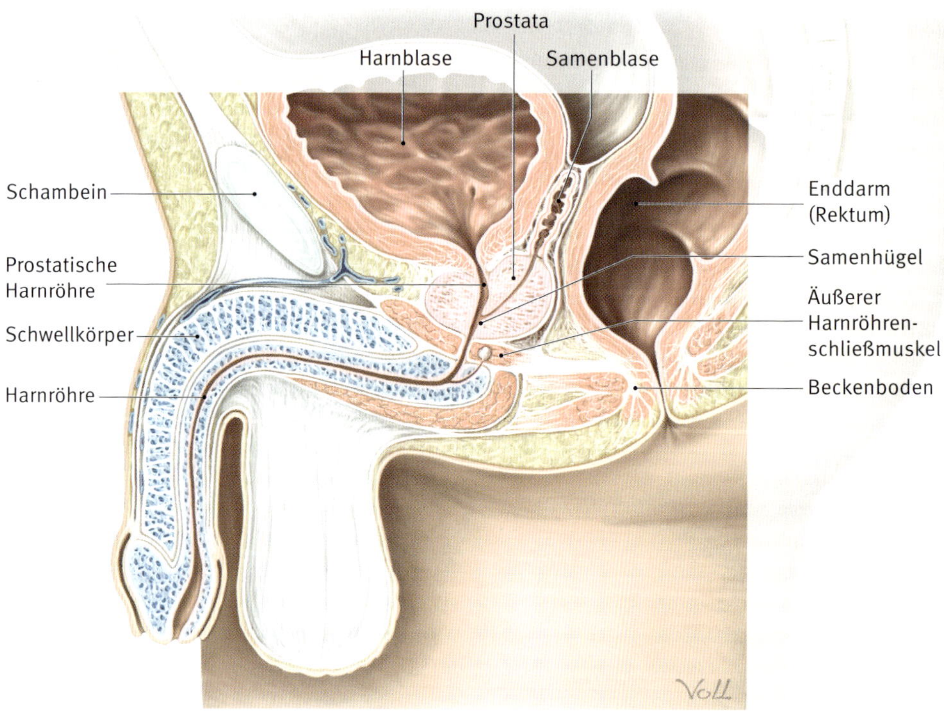

Die Anatomie der Prostata

Sie enthält unter anderem zahlreiche andere Stoffe wie zum Beispiel Enzyme (Fermente). Das sind Eiweiße mit wichtigen Aufgaben. Hierzu gehört auch das prostataspezifische Antigen, abgekürzt PSA, das für die Verflüssigung des Spermas benötigt wird. Zu einem sehr geringen Anteil gelangt das PSA in den Blutkreislauf und kann nach einer Blutabnahme im Labor gemessen werden.

Beim Geschlechtsverkehr müssen die Samenzellen mit dem Prostatasekret vermischt werden. Diese sogenannte Emission geschieht in dem von der Prostata umschlossenen Teil der Harnröhre. Aktiviert durch Nervenimpulse pressen die Samenleiter die Spermien und die Samenblasen ihr Sekret in die Harnröhre. Dorthin wird auch das Prostatasekret abgegeben.

Die Muskulatur von Prostata und Blasenhals sorgt dafür, dass das nun entstandene Sperma nicht in die Harnblase gelangt. Beim anschließenden Samenerguss (Ejakulation) ziehen sich die Beckenbodenmuskeln und die Muskulatur um die inneren Teile der Schwellkörper rhythmisch zusammen und befördern so das Sperma durch die Harnröhre nach außen. Diese rhythmischen Kontraktionen der Prostatamuskulatur bilden einen wesentlichen Teil des männlichen Orgasmus.

Die Prostata ist andererseits auch am Verschluss der Harnblase beteiligt. Beim Wasserlassen werden die Spritzkanälchen und die Ausführungsgänge der Prostata durch die Muskulatur von Blase und Prostata verschlossen. So wird gewährleistet, dass kein Urin eindringen kann.

Prostatatumoren

Unter dem Begriff »Prostatatumoren« werden sowohl gut- als auch bösartige Veränderungen der Prostata zusammengefasst. Sowohl deren Entstehung als auch die Therapie sind sehr unterschiedlich.

- Der gutartige Tumor der Prostata entsteht im Bereich der Übergangszone und macht sich hauptsächlich durch eine Blasenentleerungsstörung bemerkbar.
- Der Ursprungsort des bösartigen Tumors der Prostata befindet sich meist in den Seitenlappen. Dieser Tumor wächst sehr langsam. Bis Beschwerden auftreten können viele Jahre vergehen.

Gutartige Prostatavergrößerung

Die Prostata, die bei einem Neugeborenen nur zwei Gramm wiegt, durchläuft zwei wichtige Wachstumsphasen: Die erste Wachstumsphase findet in der Pubertät statt. Unter Einfluss des Testosterons (männliches Geschlechtshormon) entwickelt sich die Prostata zu einem funktionstüchtigen Organ.

Die zweite Phase der Entwicklung beginnt etwa mit dem 25. Lebensjahr und führt mit zunehmendem Alter zur sogenannten benignen Prostatahyperplasie (gutartige Prostatavergrößerung). Die genauen Ursachen für die Entstehung einer gutartigen Prostatavergrößerung sind nach wie vor nicht vollständig geklärt worden und werden weiter erforscht.

Folgende Faktoren können zur Entwicklung einer gutartigen Prostatavergrößerung führen:

- Alter
- genetische Faktoren (gutartige Prostatavergrößerung in der Familie)
- Bewegungsmangel
- chronische Prostatitis (chronische Prostataentzündungen)
- Adipositas (Fettleibigkeit)
- Diabetes mellitus (Zuckerkrankheit)

Obwohl die Rolle von Ernährung, Rauchen und Alkohol noch nicht geklärt ist, scheint eine gesunde Lebensweise mit gesunder Ernährung und viel Sport die Entstehung der gutartigen Prostatavergrößerung zu bremsen.

Die Entwicklung einer gutartigen Prostatavergrößerung findet üblicherweise in der Übergangszone und in der zentralen Zone (um die Harnröhre) statt. Bei einer entsprechenden Größenzunahme kann es zu einer deutlichen Einengung der Harnröhre und als Folge davon zu einer Harnabflussstörung und zu Veränderungen in der Harnblase und den Nieren kommen.

Das benigne Prostatasyndrom (BPS) beschreibt ein Krankheitsbild, in dem unterschiedliche Zusammenhänge zwischen Prostatavergrößerung, Symptomen (Beschwerden) des unteren Harntraktes (Harnblase und Harnröhre) und Blasenauslassobstruktion (Blasenauslassenge) zusammenwirken. Der früher gebräuchliche Begriff der benignen Prostatahyperplasie (BPH) beschreibt hingegen nur den histologischen Befund.

In Deutschland haben etwa 40 Prozent der Männer im Alter über 50 Jahren behandlungsbedürftige Beschwerden des unteren Harntraktes (Blase und Harnröhre). Nur knapp 20 Prozent von ihnen haben einen verminderten Harnstrahl, was für ein Blasenabflusshindernis spricht. Und etwa ein Drittel dieser Männer weist eine vergrößerte Prostata auf. Einige Untersuchungen haben gezeigt, dass die Prostatavergrößerung, die Harnstrahlabschwächung und die Beschwerden mit dem Alter deutlich zunehmen. Etwa die Hälfte der über 60-jährigen und nahezu 90 Prozent der über 80-jährigen Männer entwickeln ein benignes Prostatasyndrom.

Symptome

Die Vergrößerung der Prostata bestimmt nicht immer den Schweregrad der Beschwerden. Eine sehr große Prostata kann wenige Beschwerden bereiten, während manche schon bei geringer Vergrößerung große Beschwerden haben. Die Harnblase muss den Widerstand der vergrößerten Prostata überwinden. Dies führt zu einer Irritation der Blase, da die Harnblase Reize aussendet, damit sie sich noch entleeren kann. Beim benignen Prostatasyndrom werden verschiedene Symptome unterschieden:

Blasenentleerungssymptome
(obstruktive Symptome):

- Startverzögerung beim Wasserlassen (es vergeht Zeit, bis die Entleerung beginnt)
- Bauchpresse-Einsatz (man presst, um die Blase zu entleeren)
- schwacher Harnstrahl (der Strahl ist nicht mehr kräftig)
- Restharngefühl (die Harnblase kann nicht mehr vollständig entleert werden)
- Nachträufeln am Ende des Wasserlassens

Blasenspeichersymptome
(irritative Symptome):
- Pollakisurie (man muss öfter am Tag zur Toilette gehen als früher)
- imperativer Harndrang (plötzlicher, unwiderstehlicher Harndrang)
- Nykturie (häufiges Wasserlassen in der Nacht)
- Dranginkontinenz (starker Harndrang mit unwillkürlichem Urinverlust)
- schmerzhaftes Wasserlassen (Aligurie)

Das Fortschreiten der gutartigen Prostatavergrößerung verläuft sehr langsam. Bis Beschwerden auftreten, können viele Jahre vergehen. Deshalb kann man den Verlauf der Erkrankung und die dabei auftretenden Beschwerden je nach Schweregrad in drei Stadien (Stufen) unterteilen:
- Stadium 1 oder Reizstadium: verzögerter Miktionsbeginn, häufiges und nächtliches Wasserlassen, keine Restharnbildung
- Stadium 2 oder kompensierte Erkrankung: Restharnbildung und Zunahme der Miktionsbeschwerden.
- Stadium 3 oder dekompensierte Erkrankung: zunehmende Restharnbildung mit Überlaufblase, Harnstauungsnieren bis zum Nierenversagen.

Komplikationen
Unterbleibt im fortgeschrittenen Stadium eine entsprechende Therapie, so können folgende Komplikationen auftreten:
- akuter Harnverhalt: Die Harnblase kann spontan nicht mehr entleert werden.
- häufige Harnblasenentzündungen aufgrund der Restharnbildung
- Harnblasensteine: Kleine Harnsteine verbleiben in der Blase und werden immer größer.
- Blutbeimengungen zum Urin: Durch Pressen beim Wasserlassen kann eine von der vergrößerten Prostata gestaute Vene am Harnröhrenanfang platzen.
- Harnblasendivertikel (entsteht durch Ausstülpung der Blasenwand, was Steinbildung und Entzündung begünstigt)
- Harnstauungsnieren mit der Gefahr der Nierenbeckenentzündung bis zum Nierenversagen

Wegen zunehmender irritativer Miktionsbeschwerden mit Pollakisurie, Nykturie, imperativen Harndrangs, zudem Restharnbildung, verspüren die meisten der Betroffenen einen deutlichen Leidensdruck, der sie zum Arzt führt, weil die Lebensqualität erheblich eingeschränkt ist.

Diagnostik des benignen Prostatasyndroms

Bei der Untersuchung wird Ihr Urologe primär klären, ob Ihre Beschwerden durch eine gutartige Vergrößerung der Prostata oder eine andere Erkrankung verursacht werden. Die Diagnostik richtet sich nach den Leitlinien der Deutschen Urologen und umfasst neben der Basisdiagnostik auch eine erweiterte Diagnostik:
- Anamnese (Vorgeschichte): Dabei können sogenannte Symptom- und Lebensqualitätsfragebögen (Internationaler Prostata-Symptomen Score, abgekürzt IPSS) eingesetzt werden. Sie helfen bei der Feststellung und Beurteilung (leicht – mittel – schwer) der Beschwerden und sind auch gut geeignet für eine Verlaufskontrolle.
- Körperliche Untersuchung und Abtasten der Prostata: Bei der rektalen Untersuchung erfolgt eine Beurteilung der Abgrenzbarkeit der Prostata von der Umgebung, von Größe und Konsistenz und eventuell der Nachweis von Verhärtungen der Prostata.

- Urinuntersuchung: In erster Linie wird Urin auf Blutbeimengungen und Infektionszeichen untersucht. Diese Routineuntersuchungen sind notwendig, da eine Restharnbildung zu einer Harnblaseninfektion und diese wiederum zu einer Prostataentzündung führen kann. Blutbeimengungen können auf eine geplatzte Vene durch eine vergrößerte Prostata oder einen Blasentumor hindeuten.
- Blutuntersuchung: Neben normalem Blutbild, Nierenwerten und Elektrolyten kann auch das PSA (prostataspezifisches Antigen) bestimmt werden. Die Bestimmung des PSA erfolgt nicht routinemäßig, wird aber im Rahmen der Früherkennung des bösartigen Prostatatumors von den Urologen empfohlen. Bei einer Vergrößerung der Prostata kann der Wert Hinweise auf ein Voranschreiten der Erkrankung geben.

- Sonografie: Zum Ausschluss einer Harnstauungsniere, zur Restharn- oder Größenbestimmung der Prostata wird mit speziellen Schallsonden ein sogenannter transrektaler Ultraschall (TRUS) durchgeführt.
- Uroflowmetrie: Es handelt sich um eine Messung der Stärke des Harnstrahls in Milliliter (ml) pro Sekunde. Dabei sollte die Harnblase mit mindestens 150 ml Urin gefüllt sein. Das Messergebnis wird grafisch dargestellt. Die Messkurve gibt anschließend Auskunft über die Beeinträchtigung des Harnstrahls beispielsweise durch eine Vergrößerung der Prostata oder mögliche Einengungen der Harnröhre.

Im Einzelfall nützliche ergänzende erweiterte Untersuchungen sind:

- Miktionsprotokoll: Der Patient kann in einem Protokoll zwei bis drei Tage jedes Wasserlassen mit Uhrzeit und der jeweiligen Urinmenge eintragen.
- Urodynamik (Druck-Fluss-Messungen): Die Untersuchung wird nur bei besonderer Fragstellung durchgeführt. Sie soll helfen, zwischen Blasenauslasseinengung und Blasenschwäche zu unterscheiden.
- Sonografische Messung der Harnblasenwanddicke bei Verdacht auf Blasenauslasseinengung.
- Urethrozystoskopie (Blasenspiegelung): zum Ausschluss von Vernarbungen der Harnröhre oder Tumoren in der Blase
- Ausscheidungsurografie: Die Darstellung der Nieren, Harnleiter und der Blase mithilfe von Kontrastmittel. Ist zum Beispiel

Prostataspezifisches Antigen

Das prostataspezifische Antigen (PSA) ist eine Serinprotease – ein Enzym, das ausschließlich vom Drüsenepithel der Prostata und den periurethralen Drüsen (»um die Harnröhre herum«) produziert wird. Es dient der Samenverflüssigung. Als PSA-Test wird die Messung der PSA-Konzentration im Blutserum bezeichnet. Ab einem Wert von über 4 ng/ml besteht Klärungsbedarf. Ein erhöhter PSA-Wert kann daher mit einer Veränderung der Prostata einhergehen. Diese muss aber nicht immer bösartig sein: Bei einer benignen Prostatahyperplasie können die Werte ebenso erhöht sein wie bei einer Prostatitis, der Entzündung der Prostata. Auch Radfahren, eine Prostatamassage oder eine Ejakulation führen zu einem erhöhten PSA-Wert.

bei Blut im Urin, rezidivierenden Harnwegsinfektionen oder auffälligem Ultraschallbefund angezeigt.

Oliver K.

Was verstehen Sie unter Gesundheit?

» *Ich verstehe unter Gesundheit die weitgehende Abwesenheit von körperlichen und seelischen Beschwerden. Durch die sukzessive ansteigenden PSA-Wert habe ich mich mit dem »Krebs« schon seit Jahren beschäftigt. Das Wort »Krebs« signalisierte mir Angst vor Schmerzen, Verlust und Tod. Ich habe einige an Prostatakrebs Erkrankte im Freundes- und Bekanntenkreis. Einige hatten ein Rezidiv nach der Therapie. Da wird man schon nachdenklich.* «

Therapie des benignen Prostatasyndroms (BPS)

Die Diagnostik hat die Aufgabe, eine zielgerichtete Behandlung des BPS zu ermöglichen und krankheitsbezogene Komplikationen zu verhindern. Hat sich bei der Diagnostik der Verdacht auf das Vorliegen eines BPS bestätigt, richtet sich die Behandlung nach dem Stadium der Erkrankung, d. h. dem Schweregrad der Beschwerden, dem Leidensdruck des Betroffenen und den Untersuchungsbefunden. Man unterscheidet verschiedene Behandlungsmöglichkeiten des benignen Prostatasyndroms.

Die konservative Therapie

- **Kontrolliertes Zuwarten**: Dieses Vorgehen wird bei Patienten mit geringen und mäßigen Beschwerden des unteren Harntrakts (Harnblase und Harnröhre), ohne Leidensdruck, durchgeführt. Folgende Verhaltensmaßnahmen können empfohlen werden: Verzicht oder Reduktion des Koffein- und Alkoholgebrauchs. Als Trinkmenge (Wasser) sollten etwa 1500 ml, über den Tag verteilt, eingenommen werden. Außerdem sind regelmäßige Kontrolluntersuchungen geplant.
- **Phytotherapie (Pflanzliche Therapie)**: Nehmen die Beschwerden zu, können zunächst Pflanzenextrakte (zum Beispiel Kürbiskerne, Extrakte aus Brennnesselwurzeln, Sägezahnpalmenfrüchten) eingesetzt werden. Da die Wirkung vieler dieser Pflanzenextrakte wissenschaftlich nicht belegt wurde, sind sie auch rezeptfrei in der Apotheke zu kaufen.
- **Medikamentöse Therapie mit chemischen Arzneimitteln**: Die Konzentration von sogenannten Alpha-1-Rezeptoren ist in der Prostata und am Harnblasenhals hoch. Die **Alpha-1-Hemmer oder -Blocker** (zum Beispiel Tamsulosin, Alfuzosin, Terazosin, Doxazosin) führen zur Erschlaffung der glatten Muskulatur des inneren Schließmuskels am Harnblasenhals und an der Prostata. Die Wirkung dieser Medikamente tritt rasch ein und führt zur Verbesserung des Urinabflusses und zur Linderung der Beschwerden. Die Prostatagröße bleibt unverändert.
- **5α-Reduktase-Hemmer** sind Medikamente, die in der Prostata die Umwandlung von Testosteron in Dihydrotestosteron hemmen. Dies führt zu einer Verkleinerung der Prostata. Das weitere Wachstum wird verringert. Die Linderung der

Beschwerden tritt langsamer ein als bei Alpha-1-Blockern. Aktuell stehen in der Praxis verschiedene Kombinationspräparate zur Verfügung.

- Bei »Reizblase« mit Beschwerden wie imperativem Harndrang, Pollakisurie und Nykturie können sogenannte **Anticholinergika (Muskarinrezeptorantagonisten)** eingesetzt werden. Sie vermindern durch die Einwirkung auf die Harnblasenmuskulatur die Reizbarkeit der Harnblase.
- **Phosphodiesterase-5-Hemmer:** Tadalafil wurde für die Behandlung von Beschwerden des unteren Harntrakts im Herbst 2012 in Deutschland zugelassen.
- **operative Therapie:** Die Indikation zur operativen Therapie besteht, wenn durch medikamentöse Therapie keine Verbesserung von Beschwerden erzielt werden konnte oder Komplikationen aufgetreten sind. Abhängig von der Prostatagröße wird das Prostatagewebe entweder endoskopisch, transurethral (über die Harnröhre) oder durch offene Schnitt-Operation entfernt.

Neben den etablierten Standardverfahren (transurethrale Elektro-Resektion der Prostata (TUR-P), transurethrale Inzision der Prostata (TUI-P) und offene Operation) stehen heute sogenannte minimalinvasive Verfahren wie zum Beispiel

- Holmium-Lasertherapie,
- transurethrale Mikrowellentherapie (TUMT),
- transurethrale Nadelablation der Prostata (TUNA),
- fokussierter Ultraschall hoher Intensität (HIFU),
- Hybrid-Lasertherapie

zur Verfügung.

Prostatakrebs

Beim Prostatakrebs handelt es sich um einen bösartigen Tumor der Vorsteherdrüse des Mannes. Anderes als bei dem benignen Prostatasyndrom macht sich der Prostatakrebs am Anfang der Erkrankung überhaupt nicht bemerkbar. Der Grund liegt nicht nur bei der geringen Wachstumsgeschwindigkeit – im Alter wächst der Tumor sehr langsam; bis Beschwerden auftreten, können viele Jahre vergehen –, sondern auch am Entstehungsort. 80–90 Prozent aller Prostatakarzinome entstehen in der Außenzone der Prostata und sind dort tastbar, wenn sie sich manifestieren, oder bleiben verborgen. Etwa zehn Prozent liegen in der Innenzone (vor und seitlich des Harnröhrenbeginns) und nur wenige in der Zentralzone. Das erklärt den Schock bei vielen Männern, die sich vorher fit und gesund gefühlt haben und plötzlich mit so einer Diagnose konfrontiert werden müssen. Außerdem besteht die Gefahr, dass Sie den richtigen Zeitpunkt der Diagnose mit besseren Heilungschancen verpassen, weil Sie sich gesund fühlen und dadurch die Vorsorgeuntersuchungen (Seite 26) nicht ernst nehmen.

Man unterscheidet zwei Formen des Prostatakarzinoms:

- Adenokarzinom: bösartiger Tumor, der aus Drüsengewebe hervorgegangen ist. Es stellt die überwiegende Mehrzahl der Prostatakrebse dar. Bei frühzeitiger Diagnose mit guter Prognose verbunden.
- Neuroendokrines Karzinom: seltene Unterform des Karzinoms. Es nimmt seinen Ursprung im Neuroektoderm (Neuralleiste). Es ist mit niedrigen PSA-Werten und schlechter Prognose verbunden.

Haben Sie mit der Diagnose gerechnet?

» *Krebs? Prostatakrebs – ich glaube, das ist etwas, das andere haben und bekommen – doch nicht ich. So ist häufig das Denken – so war es bei mir, weil ich nichts Besonderes bemerkte. Ich meinte, dass ich so fit bin, dass mich das gar nichts angeht. Mein Wohlbefinden, ja – man muss schon mal schneller zur Toilette, aber deswegen sich Sorgen machen – oder gar Krebs – nein, doch nicht bei mir. So geht das Denken!!!* «

Wie entsteht Prostatakrebs?

Krebs entsteht allgemein durch veränderte Erbinformationen einzelner Zellen unter Einfluss von sogenannten Zellgiften wie zum Beispiel Umweltfaktoren, Strahlung und Chemikalien, Alkohol, Tabakrauch. Häufig kommt eine genetische Veranlagung hinzu. Gehäufte Erkrankungen in der nahen Verwandtschaft sollten Sie hellhörig machen.

Unter diesen schädigenden Einflüssen können Zellen entarten und beginnen, unkontrolliert zu wachsen. Ein bösartiger (maligner) Tumor oder ein Malignom entsteht. Zahlreiche Kontrollmechanismen der Zellen, die eigentlich unkontrolliertes Wachstum verhindern sollen, funktionieren nicht mehr. Der Tumor sichert seine eigene Blutzufuhr. Durch Wachstum dringt ein bösartiger Tumor in umliegende Gewebe ein. Im fortgeschrittenen Stadium verteilen sich einzelne Krebszellen über die Blut- oder Lymphbahnen in anderen Organen und bilden dort Metastasen (Tochtergeschwülste).

Bei Prostatakrebs weiß man, dass die Wachstumsgeschwindigkeit sehr niedrig ist, d. h., der Prostatakrebs wächst sehr langsam. Bei gleichbleibender Zellteilungsrate bedeutet dies, dass es viele Jahre dauern kann, bis aus einer einzelnen, winzigen Krebszelle ein kleiner Tumor heranwächst, der sich im Sinne eines tastbaren Knotens mit oder ohne PSA-Anstieg manifestieren kann. Die Zeitspanne zwischen dem ersten Nachweis histologischer (geweblicher) Veränderungen und dem Auftreten klinischer Symptome beträgt mehrere Jahre. Angegeben werden Zeitspannen zwischen 9,4 und 15,9 Jahren.

Von der Außenzone, dem Entstehungsort von Prostatakrebs, breitet sich der Tumor zunächst Richtung Apex (Prostataspitze) aus oder befällt die anderen Zonen. Man spricht von einem lokal begrenzten Prostatakarzinom. Kommt es zur Infiltration der Samenblasen und benachbarter Organe, wie zum Beispiel Harnblase oder Mastdarm, handelt sich hier um ein lokal fortgeschrittenes Prostatakarzinom. In der Praxis werden vier klinische Manifestationsformen des Prostatakarzinoms unterschieden:

- Latentes Prostatakarzinom (auch »schlafender« Tumor genannt): Es handelt sich um Prostatakrebs, der zu Lebzeiten des Patienten nicht auffällig geworden war, zu keinen Beschwerden geführt hat und nur zufällig bei der Autopsie entdeckt wurde. In Autopsiestudien wurde festgestellt, dass der Anteil der Männer mit latentem Prostatakrebs mit dem Alter steigt.

- Inzidentelles Prostatakarzinom: Diagnose anhand einer transurethralen Prostataresektion (TUR-P) wegen eines benignen Prostatasyndroms, ohne vorher bestehenden Verdacht auf Prostatakarzinom.
- Manifestes Prostatakarzinom: Es handelt sich um Prostatakrebs, der rektal getastet oder mit transurethralem Ultraschall (TRUS) dargestellt oder durch erhöhten PSA-Wert vermutet und mittels Stanzbiopsie der Prostata gesichert wurde.
- Okkultes (verborgenes) Prostatakarzinom: Hierbei manifestiert sich der Prostatakrebs durch Metastasierung (Tochtergeschwülste), der Tumor selbst ist durch Untersuchungen nicht zu finden.

Ursache und Risikofaktoren von Prostatakrebs

Die genaue Ursache von Prostatakrebs ist nicht bekannt. Nach derzeitigem Kenntnisstand ist die Ätiologie (Ursache) des Prostatakarzinoms multifaktoriell, d. h. durch viele Faktoren oder Einflüsse, bedingt. Bislang wurden einige Faktoren identifiziert, die sicher mit einem erhöhten Erkrankungsrisiko assoziiert sind. Als gesicherte Risikofaktoren gelten:

Alter

Der Prostatakrebs ist selten unter 50 Jahren bei Männern. Mit zunehmendem Alter steigt die Wahrscheinlichkeit für einen Mann, an einem bösartigen Tumor der Prostata zu

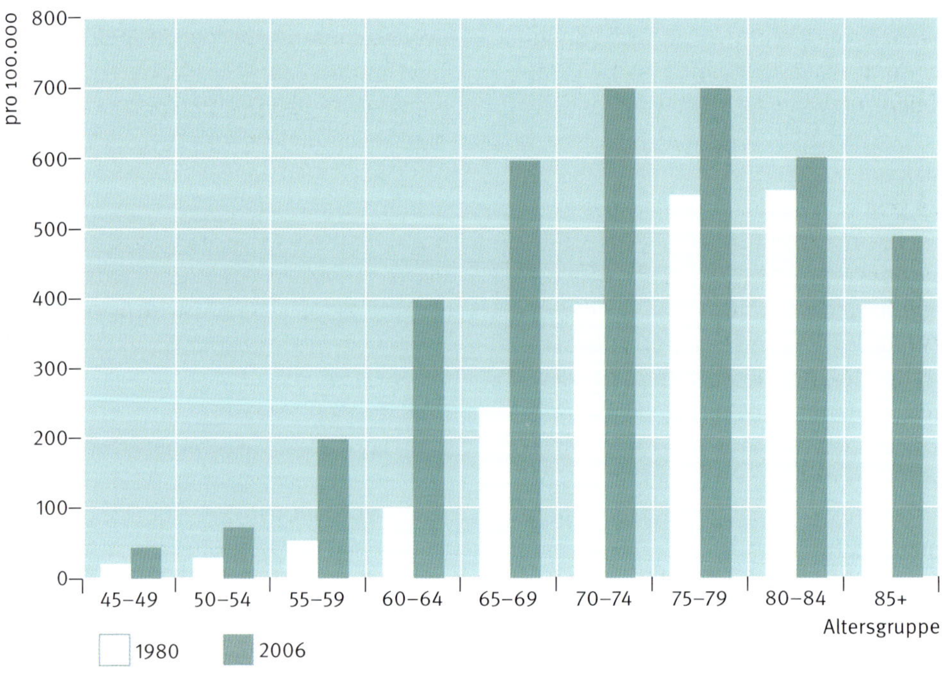

Altersspezifische Entwicklungsraten bei Prostatakrebs in Deutschland

erkranken. Während die Wahrscheinlichkeit, innerhalb der nächsten zehn Jahre an Prostatakrebs zu erkranken, bei einem 45-Jährigen bei etwa 1 : 220 liegt, steigt das Risiko bei einem 75-jährigen Mann auf 1 : 17. Der größte Risikofaktor für die Entwicklung von Prostatakrebs ist das Alter.

Familiäre Disposition

Die familiäre Häufung von Prostatakrebs ist seit über 50 Jahren bekannt. Das Risiko, an einem Prostatakrebs zu erkranken, steigt mit der Anzahl der erkrankten Familienmitglieder und deren Alter zum Erkrankungszeitpunkt steil an. Bei mehreren erkrankten erstgradigen Verwandten steigt das Erkrankungsrisiko auf das 5- bis 11-Fache. Der Prostatakrebs kann in drei Verhaltensmerkmale unterteilt werden:

Sporadisch

Es handelt sich um einen Prostatakrebsfall ohne Familienvorgeschichte (rund 75 Prozent der Fälle).

Familiär

Dabei geht es um einen Prostatakrebsfall, bei dem mindestens zwei erstgradig Verwandte (Vater, Bruder, Sohn) oder ein erstgradig und zwei oder mehr zweitgradig Verwandte betroffen sind (rund 20 Prozent der Fälle). Männer, deren Väter an Prostatakrebs erkrankt sind oder waren, haben ein mindestens doppelt so hohes Risiko, bei einem Bruder mit Prostatakrebs ist das Risiko bis zu dreimal so hoch wie in der übrigen männlichen Bevölkerung. Das Risiko steigt, je jünger die Familienangehörigen zum Zeitpunkt der Diagnose waren, je enger verwandt und zahlreicher sie sind oder waren.

Hereditär (erblich)

Ein hereditärer Prostatakrebs (rund 2,5 Prozent der Fälle) liegt vor, wenn einer der folgenden Punkte erfüllt ist:

- Prostatakrebs bei drei Verwandten ersten Grades (Vater, Bruder, Sohn)
- Prostatakrebs bei drei aufeinanderfolgenden Generationen
- Prostatakrebs bei zwei Verwandten ersten Grades, wenn beide bis zu einem Alter von 55 Jahren diagnostiziert wurden.

Es erscheint naheliegend, dass man bei Prostatakrebserkrankung eines Familienangehörigen mit der Vorsorgeuntersuchung früh beginnen soll. In diesem Fall sollten Sie ab dem 40. Lebensjahr zur Früherkennungsuntersuchung gehen.

Ethnische Herkunft

Das Risiko für Prostatakrebs ist in verschiedenen Bevölkerungsgruppen sehr unterschiedlich, gering bei den Asiaten, häufiger bei afroamerikanischen Männern als bei weißen amerikanischen Männern, höher in Nordeuropa als in Südeuropa. Diese Verteilung lässt auf folgende Faktoren schließen: Ernährung, Umwelteinflüsse und Veranlagung. Der schlechtere Zugang zur medizinischen Versorgung – wie er in Amerika für Dunkelhäutige der Fall ist – könnte auch eine wichtige Rolle spielen.

Hormonelle Faktoren

Das Dihydrotestosteron, die aktivste Form des Testosterons, ist für die vermehrte Teilung der Prostatazellen und somit für die Größenzunahme der Prostata verantwortlich. Die genaue Rolle der männlichen Geschlechtshormone (Androgene) bei der Entstehung von Prostatakrebs ist nicht eindeutig geklärt. Einiges weist darauf hin, dass sie eine wichtige Rolle spielen könnten. Denn nach der Kastration (Entfernung beider Hoden) oder Hodenverlust vor der Pubertät kann der Mann keinen Prostatakrebs bekommen. Außerdem kommt es zu einer Verkleinerung der Prostata und zur Rückbildung des Prostatakarzinoms, wenn der Testosteronspiegel durch Medikamente im Blut gesenkt wird. Wie auch bei der benignen Prostatavergrößerung hat Testosteron Einfluss auf das Wachstum der Prostatakrebszelle.

Weitere mögliche Risikofaktoren

- Ernährungs- und Umweltfaktoren: Gemäß Studien könnte das Risiko für Prostatakrebs bei kalorien- und fettreicher Ernährung (tierische Fette) steigen. Epidemiologische Arbeiten zeigen, dass Japaner, die in die USA ausgewandert sind, bereits in der zweiten Generation in der gleichen Häufigkeit eine Prostatakrebserkrankung aufweisen wie weiße Amerikaner. Nicht nur die Essgewohnheiten, sondern auch andere Faktoren (zum Beispiel Luftverschmutzung ...) könnten dabei eine Rolle spielen – weniger für die Entstehung, sondern mehr für das Wachstum von Prostatakrebs.
- Allgemein ist das Krebsrisiko durch Tabakrauchen und Alkohol erhöht. Bei Prostatakrebs wurde in vielen Studien ein Zusammenhang zwischen Rauchen und einer erhöhten Wahrscheinlichkeit der Diagnose eines metastasierten Prostatakrebses gezeigt.
- Möglicherweise könnte die Unfruchtbarkeit zur Prostatakrebsentstehung beitragen.
- Bezüglich der Fettleibigkeit gibt es widersprüchliche Angaben.
- Infektionskrankheiten: Der Einfluss von Entzündungen in der Entstehung von Prostatakrebs wird schon seit längerem untersucht. Studien zufolge scheint das Erkrankungsrisiko bei sexuell übertragbaren Krankheiten (zum Beispiel Gonorrhö, Syphilis) und Prostatitis (Entzündung der Prostata) erhöht zu sein.
- Untersuchungen zu sexueller Aktivität, Vasektomie (Unterbrechung der Samenleiter zum Beispiel wegen Sterilisation des Mannes), gutartiger Prostatavergrößerung, sozialem Status, Körpergröße und Körpergewicht, Diabetes mellitus (Zuckerkrankheit) konnten keinen Zusammenhang mit dem Prostatakrebs aufzeigen.

Da die genauen Ursachen für Prostatakrebs zum aktuellen Zeitpunkt wissenschaftlich nicht eindeutig identifiziert werden können, scheint es schwierig, über eine spezifische Prostatakrebsprävention im engeren Sinn zu sprechen. Aber es ist allgemein bekannt und auch in vielen Studien belegt, dass sich körperlich aktive Menschen auch durch spezifische Ernährungsgewohnheiten auszeichnen. Es stellt sich immer wieder die Frage: Kann die Prävention bei einem Prostatakarzinom überhaupt funktionieren?

Ist eine Prävention von Prostatakrebs möglich?

Der Begriff der Prävention umschreibt generell alle Handlungen, die einer möglichen Gefahr vorbeugen sollen. Pflanzliche Nahrungsmittel enthalten ein breites Spektrum an sogenannten Phytochemikalien. Es handelt sich dabei zum Beispiel um Antioxidanzien, Vitamine, Spurenelemente und andere bioaktive Komponenten. Ein hoher Anteil von Obst oder Gemüse an der Nahrung gilt bei mehreren Karzinomen, zum Beispiel dem Kolonkarzinom, als protektiv.

Wie sieht es mit dem Prostatakrebs aus? Seit Jahren wird untersucht, ob und inwieweit Selen, Vitamin E, Lykopen aus verarbeiteten Tomaten, Sojaextrakte, grüner Tee, Carotinoide, Phytoöstrogene sowie die Omega-3-Fettsäuren eine krebsvorbeugende Funktion haben könnten. Die meisten Studien haben bis jetzt nur ernüchternde Ergebnisse gebracht.

- Selen/Vitamin E: Selen ist ein Spurenelement, das über Getreide, Fleisch, Fisch und Eier aufgenommen wird. Selen spielt eine wichtige Rolle beim Schutz der Zellmembranen vor oxidativer Zerstörung. Die Selenium- und Vitamin-E-Präventions-Studie (SELECT) wurde 2009 abgebrochen, nachdem keinerlei Einfluss von Selen und sogar mehr Prostatakarzinome unter Vitamin E gesehen wurden. Ein protektiver Effekt einer Vitamin-E-Einnahme scheint ausgeprägter bei Rauchern als bei Nichtrauchern zu sein.
- Tomaten/Lycopin: Tomaten sind eine reiche Quelle von Lykopenen. Das Carotinoid wirkt antioxidativ und kommt in Tomaten vor, durch Erhitzung wird die Bioverfügbarkeit gesteigert. Studien zufolge ist eine Senkung von Prostatakrebs bei hohem Lykopengehalt der Nahrung möglich.
- Isoflavone (Phytoöstrogene): Phytoöstrogene sind in hoher Konzentration in der Sojabohne, aber auch in Hülsenfrüchten, Getreide und Leinsamen enthalten. Häufige in Soja enthaltende Phytoöstrogene sind Genistein und Daidzein, denen eine antioxidative Wirkung zugeschrieben wird. In den bisher durchgeführten Studien konnte kein präventiver Effekt festgestellt werden.
- Grüner Tee: Er enthält Polyphenole und hat eine hohe antioxidative Wirkung. Die Inhaltsstoffe von Tees sind sehr variabel und unter anderem abhängig von Erntezeit und Klimabedingungen. Es besteht ein reduziertes Krebsrisiko bei bestimmten Bevölkerungsgruppen.
- Kalzium und Milchprodukte: Eine hohe Kalziumzufuhr kann durch Senkung der Vitamin-D-Produktion das Prostatakrebs-Risiko erhöhen.
- Rotwein und Sägepalmöl: widersprüchliche Ergebnisse mit zum Teil präventivem Effekt, zum Teil ohne Effekt.

Eine Empfehlung zur Prävention von Prostatakrebs kann aufgrund der Datenlage nicht ausgesprochen werden. Ein maßvolles Essverhalten basierend auf gesunder, mediterraner, naturbelassener Mischkost mit wenig Fett und Fleisch wird derzeit empfohlen. Die Leitlinie der amerikanischen Krebsgesellschaft (ACS) «Nutrition and physical activity guidelines for cancer prevention« fasst das in vier Hauptempfehlungen zusammen:

- Streben Sie ein gesundes Gewicht an.
- Seien Sie körperlich aktiv.
- Achten Sie auf eine gesunde Ernährung mit dem Schwerpunkt auf pflanzlichen Produkten.
- Reduzieren Sie Ihren Alkoholkonsum.

Eine medikamentöse Therapie zur Prävention von Prostatakrebs, die sogenannte Chemoprävention, ist derzeit in Deutschland nicht zugelassen, wobei die präventive Wirkung von 5α-Reduktase-Hemmern (Finasterid und Dutasterid) auf die Entstehung von Prostatakrebs in Studien bewiesen wurde. Bei der medikamentösen Behandlung mit 5α-Reduktase-Hemmern wegen Prostatavergrößerung sollte dieser »Nebeneffekt« erwähnt werden, aber auch die Gefahr einer Fehleinschätzung des PSA-Werts durch die Verkleinerung des ebenfalls PSA hervorbringenden gutartigen Prostatagewebes.

Einige Zahlen zum Prostatakrebs

Der Prostatakrebs ist weltweit die zweithäufigste Krebserkrankung bei Männern und die sechsthäufigste Krebstodesursache mit im Jahr 2008 geschätzt 899 000 Neuerkrankungen und 258 000 Sterbefällen. Die höchsten Inzidenzraten finden sich in den Industrieländern (Nordamerika, Australien, Neuseeland, West- und Nordeuropa). Die höchsten Sterberaten anderseits finden sich in den Ländern mit niedrigem bis mittleren Einkommen (Afrika südlich der Sahara, Südamerika, Karibik).

In Deutschland ist der Prostatakrebs weiterhin die häufigste Krebserkrankung und die dritthäufigste Krebstodesursache bei Männern. Die Zahl der Neuerkrankungen ist über lange Zeit stetig gestiegen, nimmt seit 2010 (ca. 67 300 Erkrankte) jedoch leicht ab und lag im Jahr 2012 bei rund 63 700 Fällen, das mittlere Erkrankungsalter liegt bei 71 Jahren.

Frauen/Todesursache	Anteil (Prozent)	Männer/Todesursache	Anteil (Prozent)
ischämische Herzkrankheiten	13,3	ischämische Herzkrankheiten	15,6
zerebrovaskuläre Krankheiten	7,6	Lungenkrebs	6,9
Herzinsuffizienz	6,5	zerebrovaskuläre Krankheiten	5,4
Alzheimer-Krankheit und andere Demenz	5,2	chronische Krankheiten der unteren Atemwege	4,2
hypertensive Herzkrankheit, Herz- und Nierenkrankheit	4,6	Herzinsuffizienz	3,7
Brustkrebs	3,8	Darmkrebs	3,2
Lungenkrebs	3,3	Prostatakrebs	3,1
chronische Krankheiten der unteren Atemwege	3,2	Unfälle	2,6
Diabetes mellitus	3,0	Alzheimer-Krankheit und andere Demenz	2,5
Darmkrebs	2,6	Diabetes mellitus	2,4

Quelle Statistisches Bundesamt (2014)

An dieser Stelle ein persönliches Wort

Sie haben sich dieses Buch gekauft. Aus welchem Grund? Ist vielleicht ein naher Verwandter oder ein Bekannter an Prostatakrebs erkrankt? Sind Sie vielleicht sogar selbst betroffen? Ist Ihr PSA-Wert erhöht oder wurde sogar schon eine Diagnose gestellt?
Bei der heutigen Auslastung in den Akutkliniken und Arztpraxen ist es für den Arzt schwierig, wenn nicht gar unmöglich, ausführliche Informationen zu allen Behandlungsmöglichkeiten und ihren Konsequenzen zu vermitteln. Heute möchte meist auch die Partnerin genau wissen, worum es geht, um den Partner bei der Krankheitsbewältigung besser unterstützen zu können. Sie will nicht nur zuhören, sie will auch mitentscheiden können.
Fragen über Fragen gehen Ihnen beiden durch den Kopf. Wir wollen Sie dabei unterstützen, sich durch den Dschungel der Fachbegriffe zu bewegen und die Geschehnisse besser zu verstehen. Nicht jeder erhöhte PSA-Wert bedeutet gleich Krebs, aber etwa 1300 der jährlich neu diagnostizierten Prostatakarzinome sind zum Zeitpunkt der Erstdiagnose bereits in die Knochen metastasiert. Dies zeigt, wie wichtig die Früherkennung bei dieser Erkrankung ist.
Die Früherkennung von Prostatakrebs mittels PSA-Test kann zwar das Sterberisiko senken, erhöht aber auch zwangsläufig die Zahl unnötiger Prostatabiopsien und Behandlungen. Und nicht selten wird die Frage gestellt: Welchen Stellenwert hat der PSA-Test in der Früherkennung von Prostatakrebs? Auf alle diese Fragen wollen wir Ihnen Antworten geben.
Für die meisten Frauen in Deutschland ist die jährliche Vorsorgeuntersuchung auf Gebärmutterhalskrebs und Brustkrebs beim Frauenarzt selbstverständlich. Vielleicht sind sie durch die Schwangerschaften und Geburten hier etwas weniger scheu? Ermutigen Sie Ihren Mann, die Scheu zu überwinden und zum Männerarzt, sprich zum Urologen, zu gehen. Es lohnt sich!

Andreas Al Ghazal

Der Weg zur Diagnose

Je früher ein Prostatakrebs erkannt wird, desto höher ist die Wahrscheinlichkeit, dass durch eine Behandlung eine Heilung erzielt werden kann.

Ziel der Prostata-Vorsorgeuntersuchung ist es, einen Prostatakrebs rechtzeitig oder besser frühzeitig zu erkennen. Durch die regelmäßigen Untersuchungen lässt sich, anders als es der Begriff »Vorsorge« vermittelt, ein Prostatakrebs nicht vermeiden. Zutreffender ist der Begriff »Früherkennungsuntersuchung«. Für die Früherkennung stehen verschiedene Untersuchungsmethoden zur Verfügung.

Digital-rektale Untersuchung (DRU) und transrektaler Ultraschall (TRUS)

Bei der digital-rektalen Tastuntersuchung wird die Prostata durch den Enddarm (lateinisch »rectum«) mit dem Finger (lateinisch »digitus«) abgetastet. Aufgrund der Lage der Prostata unterhalb der Blase und direkt vor dem Rektum ist sie auf diese Weise mit dem Finger am besten zu erreichen und zu beurteilen. Die Digital-rektale Untersuchung, kurz DRU, nimmt nur wenig Zeit in Anspruch und ist in der Regel nicht schmerzhaft. Dennoch wird sie von einigen Männern als unangenehm oder peinlich empfunden. Die Kosten der DRU werden von den Krankenkassen übernommen. Der Untersucher überprüft die Größe und die Konsistenz der Prostata und kann so unter Umständen einen größeren Krebsherd in der Prostata bereits ertasten. Jedoch bedeutet nicht jeder unauffällige Tastbefund, dass kein Prostatakrebs vorliegt und umkehrt bedeutet ein auffälliger Tastbefund nicht automatisch, dass es sich bei dem Befund um einen Prostatakrebs handelt. Die DRU kann nur einen Hinweis darauf geben, dass eine weitere Prostatakrebs-Abklärung zu empfehlen ist.

Große Studien zeigen, dass mit einer Tastuntersuchung nur etwa jeder dritte Tumor wirklich erkannt wird. Bei Männern, die zusätzlich an einer gutartigen Vergrößerung der Prostata (BPH) leiden, sind es noch weniger. Somit ist eine alleinige digital-rek-

tale Untersuchung zur Früherkennung nicht ausreichend. Eine Kombination aus der Bestimmung des PSA-Wertes und der DRU erhöht die Genauigkeit der Früherkennungsuntersuchung.

Bei einem transrektalen Ultraschall (TRUS) kann die Prostata ebenfalls über den Enddarm mit Hilfe einer speziellen Ultraschallsonde untersucht werden. Dieses Untersuchungsverfahren wird vom Urologen zur weiteren Beurteilung der Prostata, v.a. zur Größenbestimmung, aber auch zur Beurteilung des Aufbaus der Prostata angewandt. Im Rahmen der Früherkennung hat der TRUS wie jedes andere bildgebende Verfahren aufgrund der Ungenauigkeit und Untersucherabhängigkeit keinen hohen Stellenwert. Ein TRUS muss nicht zwingend durchgeführt werden, kann aber in Kombination mit den Untersuchungsbefunden der DRU und dem PSA-Wert weitere Informationen im Rahmen der Prostatakrebsfrüherkennung erbringen.

PSA-Wert-Kontrollen – Sinn oder Unsinn?

Eine sogenannte kurative, also heilende Behandlung eines Prostatakrebses ist nur in einem organbegrenzten, also auf die Prostata beschränkten Stadium möglich. Mithilfe des PSA-Wertes kann ein Prostatakrebs unter Umständen frühzeitig entdeckt werden, lange bevor er Beschwerden bereitet, wenn er in einer digital-rektalen Untersuchung noch nicht zu ertasten ist oder durch andere Untersuchungen sichtbar gemacht werden kann.

Unbehandelt hat ein Prostatakrebs in den häufigsten Fällen einen langsamen Erkrankungsverlauf. In der Regel vergehen vom Zeitpunkt der Diagnose bis zum Auftreten von Beschwerden wie Blutungen oder Schmerzen ca. 10–15 Jahre. Dies bedeutet im Umkehrschluss, dass letztendlich vor allem Männer mit einer entsprechend hohen Lebenserwartung von einer aktiven Therapie eines diagnostizierten Prostatakrebses Vorteile erzielen können.

Viele Männer erkranken jedoch erst im hohen Alter. Dass diese Männer jemals an den Folgen ihres Prostatakrebses leiden oder gar versterben, ist selten.

Ziel der Bestimmung des PSA-Wertes ist eine Früherkennung eines Prostatakrebses in einem frühen Stadium. Es sollen organbegrenzte oder aggressive Tumoren bei bisher beschwerdefreien Patienten mit einer mutmaßlichen Lebenserwartung von mindestens 10 Jahren erkannt werden. Diesen Patienten soll dann frühzeitig eine potentiell heilende Behandlung des Prostatakrebses angeboten werden können.

Karl-Gustav S.

Wann haben Sie von Ihrer Erkrankung erfahren?

» *Ich stand kurz vor meiner Rente und ging zum «Gesundheits-Check« zu meinem Hausarzt. Wenn man so will, eine Art TÜV für die Rente. Na klar, der PSA-Wert wird neben Blutdruck, Zucker und Co. mitbestimmt. Gehört zum guten Gesundheits-Check dazu. Und plötzlich sagte mein Hausarzt: »Ihr PSA-Wert liegt bei 7 ng/ml, das ist zu viel. Ich überweise Sie einmal zum Urologen. Der schaut danach.« Mir kam sofort unser Nachbar in den Sinn, der einen ähnlichen PSA-Wert hatte und operiert werden musste. Und ich wollte eigentlich nur fit in die Rente gehen.* «

Andererseits werden durch die frühere Erkennung im Rahmen einer Vorsorgeuntersuchung auch Prostatakrebse entdeckt, die wahrscheinlich niemals zu Beschwerden geführt hätten, also symptomatisch geworden wären. Bis zum Zeitpunkt des Todes wäre der Prostatakrebs wahrscheinlich niemals in Erscheinung getreten.

Durch die Suche nach noch heilbaren Prostatakrebsen kann es somit im Umkehrschluss letztendlich für einige Männer zu unnötigen Untersuchungen und Behandlungen mit all den damit verbundenen Nebenwirkungen kommen.

Anwendungsgebiete des PSA-Wertes:

- dient der Erkennung von Erkrankungen der Prostata (akute oder chronische Entzündung an der Prostata, gutartige Prostatavergrößerung und Prostatakrebs)
- dient als Tumormarker im Rahmen der Früherkennung des Prostatakrebses
- ist als Prognosefaktor vor und nach der Behandlung eines Prostatakrebses von Bedeutung

Wie wird der PSA-Wert bestimmt?

Das prostataspezifische Antigen, kurz PSA, ist ein Bluteiweiß, welches ausschließlich von Prostatazellen gebildet wird. Vom Prostatagewebe wird es in das Ejakulat abgesondert und ist für dessen Verflüssigung bedeutsam. Das PSA ist also auch bei gesunden Männern nachweisbar.

PSA wird demnach sowohl von normalen, gesunden Prostatazellen als auch von erkrankten, bösartigen Prostatakrebszellen produziert. Es ist ein sogenannter »organspezifischer«, also speziell auf die Prostata beziehbarer, aber nicht »karzinomspezifischer« Blutwert. Das soll heißen, dass auch trotz Vorliegen eines Prostatakrebses der PSA-Wert unauffällig sein kann.

Die Bestimmung des PSA-Wertes erfolgt über eine Blutabnahme aus einer Vene. Erfolgt sie bei Ihrem behandelnden niedergelassenen Arzt in einer Praxis, erhalten Sie das Ergebnis der Blutuntersuchung üblicherweise einige Tage später. Weil sich die Bedeutung einer Veränderung des PSA-Wertes nur ungenau einschätzen lässt, werden die Kosten für die Bestimmung zur Früherkennung eines Prostatakrebses von den gesetzlichen Krankenkassen nicht übernommen. Sie ist in der Praxis eine sogenannte »IGeL-Leistung«, d. h., der Patient muss die Kosten hierfür (ca. 20 bis 35 €) selber tragen. Die Krankenkassen übernehmen aktuell zur Früherkennungsuntersuchung nur die Kosten einer digital-rektalen Tastuntersuchung der Prostata.

Die Höhe des PSA-Wertes im Blut wird in Nanogramm/Milliliter (ng/ml) oder Mikrogramm/Liter (µg/l) angegeben. Ist der PSA-Wert erhöht, deutet dies auf eine Veränderung in der Prostata hin. Diese muss jedoch nicht zwingend bösartig, also durch einen Prostatakrebs bedingt sein. Auch entzündliche Veränderungen oder eine gutartige Vergrößerung der Prostata können eine Erhöhung des PSA-Wertes verursachen. Dies soll bedeuten, dass ein einmalig auffällig erhöht gemessener PSA-Wert nur wenig aussagekräftig ist. Erst die Feststellung mehrerer erhöhter PSA-Werte, die im Laufe der Zeit festgestellt wurden, kann aussagekräftige Hinweise auf das Vorliegen einer bösartigen Veränderung der Prostata, also einen Prostatakrebs, geben. Gemäß den aktuellen urologischen Leitlinien soll daher ein einmalig erhöhter Wert grundsätzlich und am besten mit dem gleichen Messsystem im selben Labor kontrolliert werden.

Derzeit wird eine PSA-Wertkontrolle zur Vorsorge bzw. Früherkennungsuntersuchung ab einem Lebensalter von frühestens 45 Jahren und bei einer wahrscheinlichen Lebenserwartung von mehr als 10 Jahren empfohlen. Bezüglich der Abstände der PSA-Bestimmungen empfiehlt die aktuelle Leitlinie folgende Vorgehensweise:

- PSA-Wert unter 1 ng/ml: Kontrolle alle 4 Jahre
- PSA-Wert 1-2 ng/ml: Kontrolle alle 2 Jahre
- PSA-Wert über 2 ng/ml: Kontrolle jedes Jahr

Für Männer über 70 Jahren und einen PSA-Wert < 1ng/ml werden weitere PSA-gesteuerte Früherkennungsuntersuchungen nicht empfohlen. Ab einem Lebensalter von 80 Jahren sollte eine routinemäßige Bestimmung des PSA-Wertes zur Vorsorge nur in gesonderten Fällen erfolgen.

PSA-Schnelltests

Neben dem oben genannten sog. quantitativen Messverfahren, also der Angabe einer Konzentration im Blut, werden von manchen Hausärzten auch semiquantitative bzw. qualitative Verfahren, sog. PSA-Schnelltests, angeboten. Hier wird keine genaue PSA-Konzentration im Blut angegeben. Die PSA-Teststreifen zeigen nur ab einer bestimmten Menge von PSA im Blut einen positiven Befund. Die Zuverlässigkeit dieser Teststreifen ist insbesondere in dem PSA-Konzentrationsbereich, der für eine Früherkennung aussagekräftig und maßgebend ist, nicht ausreichend. Des Weiteren kann mit diesen Teststreifen eine sogenannte PSA-Dynamik, also die Höhe des Anstiegs im zeitlichen Verlauf durch die Abnahme mehrerer Messungen in gewissen zeitlichen Abständen, nicht erfasst werden. Sie sind wie der Name schon sagt nur für einen Schnelltest geeignet, aber wenig aussagekräftig.

Interpretation des PSA-Wertes

Die Höhe des PSA-Wertes ist durch mehrere Umstände beinflussbar. Entzündliche Veränderungen der Prostata wie z. B. eine Prostatitis oder eine Harnwegsinfektion können den PSA-Wert verändern, in der Regel teilweise deutlich erhöhen. Auch vorherige Manipulationen an der Prostata, wie z. B. eine digital-rektale Untersuchung, Katheterisierungen der Harnblase oder eine Darmspiegelung können einen Einfluss auf die Konzentration des PSA-Wertes im Blut ausüben. Ob Radfahren oder Ejakulationen den PSA-Wert bedeutsam verändern wird widersprüchlich diskutiert. Ein Einfluss ist aber durchaus möglich.

Auch die Größe der Prostata, das sog. Prostatavolumen, kann einen Einfluss auf die Höhe des PSA-Wertes haben. Bei einer großen Prostata kann der PSA-Wert deutlich erhöht sein, ohne dass ein Prostatakrebs vorliegt. Nach Literaturangaben führt eine gutartige Prostatavergrößerung um 1 g zu einem durchschnittlichen Anstieg des PSA-Wertes um ca. 0,3 ng/ml, während 1 g Prostatakrebsgewebe den PSA-Wert um ca. 3–3,5 ng/ml erhöhen kann. Ebenso kann die Höhe des PSA-Wertes durch die Einnahme von Medikamenten, insbesondere jene, die zur Behandlung einer gutartigen Vergrößerung der Prostata dienen, beeinflusst werden. Zudem kann der PSA-Wert auch altersabhängig verändert sein.

Faktoren, die zu einer Erhöhung des PSA-Wertes führen:

- akute/chronische Entzündung der Prostata
- gutartige Prostatavergrößerung
- Prostata-Massage
- erfolgte Darm- oder Blasenspiegelung
- erfolgter transrektaler Ultraschall
- erfolgte Prostatabiopsie

Faktoren, die zu einer Erniedrigung des PSA-Wertes führen:

- falsche Lagerung der Blutprobe
- Hormontherapie
- medikamentöse Therapie mit sog. 5α-Reduktase-Hemmern wie z. B. Dutasterid (Avodart®, DuoDart ®) oder Finasterid (Proscar®)

Als Orientierung für die weiteren Schritte gelten folgende Werte:

- Ein erstmalig gemessener PSA-Wert von weniger als 1 ng/ml gilt üblicherweise als unbedenklich. In einer Studie, die viele Männer über einen langen Zeitraum beobachtete, konnte gezeigt werden, dass Männer, die im Alter von 60 Jahren einen PSA-Wert von höchstens 1 ng/ml hatten, im Laufe ihres Lebens keinen bedrohlichen Prostatakrebs entwickeln. Selbstverständlich sind Ausnahmen möglich.
- Werte, die zwischen 1 und 2 ng/ml liegen, sollten gemäß der aktuellen Leitlinie zur Erkennung und Behandlung eines Prostatakrebses alle 2 Jahre kontrolliert werden.
- Für Werte zwischen 2 und 4 ng/ml wird derzeit eine jährliche Kontrolle empfohlen.
- Ab einem in der erstmaligen Früherkennungsuntersuchung gemessenen PSA-Wert über 4 ng/ml, der sich auch in einer Kontrolle bestätigt, bzw. einem auffälligen PSA-Wertanstieg (Anstieg von 0,35–0,75 ng/ml/Jahr, sog. PSA-Dynamik, oder Velocity) im Verlauf auch bei Werten die unter 4 ng/ml liegen, sollte eine weitere Abklärung bzgl. einer Prostatakrebserkrankung erfolgen. Dies ist insbesondere bei Vorliegen einer auffälligen digital-rektalen Untersuchung der Fall. Aber auch hier gilt, dass Einflussfaktoren auf den PSA-Wert für die weitere Entscheidungsfindung berücksichtigt werden müssen.

Weitere PSA-Parameter

Für die bessere Interpretation des PSA-Wertes bei Verdacht auf das Vorliegen eines Prostatakrebses können folgende Parameter behilflich sein:

PSA-Dichte: Es handelt sich dabei um den berechneten Quotienten des Gesamt-PSA (ng/ml) geteilt durch das Prostatavolumen (ml). Bei Werten über 0,15 besteht eine erhöhte Wahrscheinlichkeit für das Vorliegen eines Prostatakrebses. Da die Volumenbestimmung der Prostata vom jeweiligen Untersucher abhängig ist, unterliegt sie starken Schwankungen. Nimmt das Prostatavolumen zu, steigt auch der PSA-Wert an.

Freies PSA (fPSA) und PSA-Quotient: Um zwischen einer gutartigen Prostatavergrößerung und einem Prostatakrebs differenzieren zu können, wurde der PSA-Quotient definiert. Der Quotient aus freiem und Gesamt-PSA bleibt das aussagekräftigste und in der Praxis am besten einsetzbare Verfahren, um die Interpretation des PSA-Wertes weiter zu verbessern. Das fPSA variiert mit Alter und Prostatavolumen. Bei einem fPSA unter 25% ist die Prostatakrebs-Wahrscheinlichkeit erhöht.

PSA-Anstiegsgeschwindigkeit (PSA-Velocity): Die PSA-Anstiegsgeschwindigkeit setzt regelmäßige PSA-Bestimmungen (min. 3 Werte über einen Zeitraum von 18 Monaten) voraus. Sie ist die absolute jährliche Zunahme des PSA-Wertes, ausgedrückt in ng/ml pro Jahr. Ein Anstieg von über 0,35–0,75 ng/ml pro Jahr kann für eine erhöhte Prostatakrebs-Wahrscheinlichkeit sprechen.

Die Prostata-Stanzbiopsie

Weisen die Befunde in den Früherkennungsuntersuchungen auf das Vorliegen eines Prostatakrebses hin, sind weitere Untersuchungen notwendig. Bei einem bestätigten auffälligen PSA-Wert oder einem auffälligen PSA-Wert-Anstieg und/oder bei Vorliegen einer auffälligen Tastuntersuchung der Prostata wird zur weiteren Diagnosefindung, sprich also zur weiteren Suche nach einem Prostatakrebs, eine Gewebeentnahme aus der Prostata, eine sogenannte Prostata-Stanzbiopsie, empfohlen.

Im Vorfeld einer Gewebeentnahme sollte auf jeden Fall ein ausführliches und persönliches Beratungsgespräch mit Ihrem Urologen stattfinden. Jeder Einzelfall ist anders gelagert. Nicht immer muss bei einem auffälligen PSA-Wert auch eine Prostatabiopsie erforderlich sein, wenn z. B. eine Ursache für die Erhöhung des PSA-Wertes bekannt ist, wie z. B. eine Prostataentzündung.

Als eine Hilfestellung zur Entscheidungsfindung, ob eine Prostatastanzbiopsie durchgeführt werden sollte oder nicht, können sogenannte Nomogramme hinzugezogen werden. Bei nachgewiesenem Prostatakarzinom können diese auch zur Stadieneinteilung und Prognoseeinschätzung herangezogen werden.

Ablauf der Prostata-Stanzbiopsie

Bei dieser Untersuchung werden Gewebeproben der Prostata entnommen und auf das Vorhandensein von Krebszellen untersucht. Eine solche Gewebeentnahme nennt man Prostatabiopsie oder auch Prostata-Stanzbiopsie.

Im Rahmen der transrektalen Prostata-Stanzbiopsie wird unter Ultraschallkontrolle über den Enddarm (transrektal, TRUS) mit einer dünnen Hohlnadel an verschiedenen, festgelegten Stellen in die Prostata gestochen, um in der Regel 10–12 Gewebeproben zu entnehmen. Dies erfolgt in der Regel ambulant in der Praxis Ihres Urologen. Die Biopsieentnahme kann schmerzhaft sein. Deshalb empfiehlt die Leitlinie, diese unter örtlicher Betäubung durchzuführen. Um das Risiko einer Infektion durch Darmbakterien zu verringern, sollte vor dem Eingriff ein Antibiotikum eingenommen werden. Entsprechende Vorbereitungen, wie die vorherige Verschreibung eines Abführmittels und des entsprechenden Antibiotikums, werden durch Ihren Urologen automatisch und routinemäßig veranlasst. Die entnommenen Proben werden nach der Entnahme zur Untersuchung in ein histopathologisches Labor gesandt. Bis das Ergebnis vorliegt, vergehen üblicherweise mehrere Tage.

Große Untersuchungen zeigten, dass ernstzunehmende Komplikationen nach einer Biopsie bei knapp 7 von 1000 Männern auftreten können. Dazu zählen in erster Linie Infektionen der Prostata, Blutungen sowie Beschwerden beim Wasserlassen. Nach dem Eingriff kann es zu Blutungen aus der Harnröhre, zu Blut im Urin oder nicht selten auch zu einem blutigen, rostbraunen Ejakulat kommen. Üblicherweise verschwindet das Blut im Urin innerhalb weniger Tage. Im Ejakulat kann dies unter Umständen erst nach einigen Wochen der Fall sein. In der Regel ist eine Behandlung hier nicht nötig.

Für die Entnahme der Proben werden derzeit unterschiedliche Verfahren angeboten. Letztendlich empfiehlt die aktuelle Leitlinie ausschließlich die transrektale Prostata-Stanzbiopsie als erstes durchzuführendes Standardverfahren. Diese Methode ist zudem auch die am weitesten verbreitete und wird hoch standardisiert und routinemäßig angeboten.

Eine sog. perineale Biopsie (über den Damm) oder eine durch andere bildgebende Verfahren unterstützte Biopsie bleibt Sonderfällen vorbehalten. Sie sollten erst bei unklaren Ergebnissen in den erfolgten Standardverfahren oder in Fällen erfolgen, in denen z. B. eine transrektale Prostata-Stanzbiopsie nicht möglich ist. Dies kann beispielsweise nach einer Entfernung des Enddarms bei Darmkrebs der Fall sein. Ihr Urologe wird Sie in solchen Sonderfällen diesbezüglich weiter informieren, wenn es angebracht ist.

Bildgebende Verfahren

In der Mehrzahl der Fälle (ca. ⅔) sind in den entnommenen Proben keine Tumorzellen nachzuweisen. Es liegt eine sog. »negative Biopsie« vor. Der Prostatakrebs lässt sich in den entnommenen Proben nicht nachweisen. Es kann aber sein, dass die sonstigen erhobenen Befunde, wie beispielsweise ein weiterhin steigender PSA-Wert oder ein auffälliger Tastbefund, so stark für das Vorliegen eines Prostatakrebs sprechen, dass eine erneute Prostatabiopsie notwendig oder zumindest empfohlen wird. Unter Umständen wurde also der vermutete Prostatakrebs in der vorherigen Biopsie nicht getroffen.

Möglicherweise wird der Urologe weitere Untersuchungen der Prostata, vor allem bildgebende Verfahren, zur Erhebung genauerer Befunde veranlassen. Die Diagnostik kann z. B. mittels einer MRT-Untersuchung der Prostata (Magnetresonanz- oder auch Kernspintomographie) ergänzt werden. Durch die hier gewonnenen Ergebnisse können gezieltere Proben aus der Prostata entnommen werden.

In neuesten Verfahren lassen sich sogar die erhobenen MRT-Befunde im Rahmen der erneuten ultraschallgesteuerten Prostata-Stanzbiopsie mit einbringen, es erfolgt eine sogenannte »MRT/TRUS-fusionierte« Biopsie. Diese Verfahren werden derzeit jedoch nur in ausgewählten Zentren in Deutschland angeboten und sollten Sonderfällen vorenthalten bleiben. Auch hier wird Ihr Urologe Ihnen zu gegebenem Zeitpunkt beratend zur Seite stehen und Sie entsprechend weiterbehandeln oder an ein spezialisiertes Zentrum überweisen.

Gleason-Score

Die entnommenen Proben werden zur weiteren feingeweblichen Untersuchung in ein histopatholgisches Labor gesandt. Mittels spezieller Verfahren kann dort das entnommene Prostatagewebe von einem Pathologen auf das Vorliegen von Krebszellen untersucht werden. Lassen sich Krebszellen nachweisen, erfolgt eine Einteilung nach dem sog. Gleason-Score (benannt nach dem amerikanische Pathologen Donald F. Gleason), um zu beurteilen, wie aggressiv der Prostatakrebs einzustufen ist. Dabei bestimmt der Pathologe zwei Werte: das am häufigsten vorkommende und das am zweithäufigsten vorkommende Wachstumsmuster der Krebszellen im Prostatagewebe:

Krebszellen, die dem normalen Prostatagewebe noch sehr ähnlich sind, haben einen niedrigen Gleason-Grad.

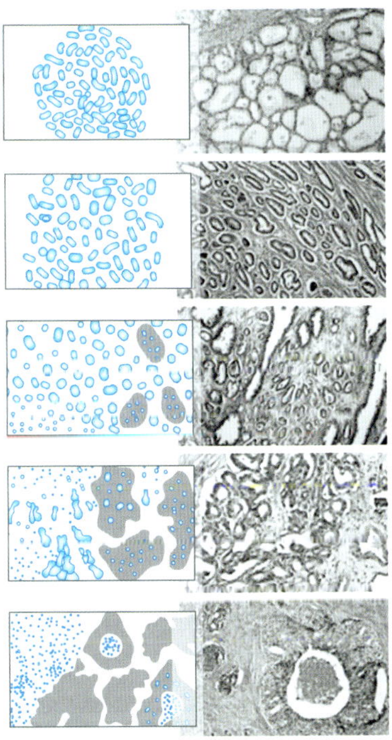

Muster 1: Umschriebener Tumorherd mit dicht beieinander liegenden, gut voneinander abgrenzbaren, gleichförmigen rund bis ovalären mittelgroßen Drüsenazini.

Muster 2: Wie Muster 1, weitgehend umschriebener Tumorherd, jedoch am Rand bereits mit minimaler Infiltrationstendenz. Die Drüsen sind weniger gleichförmig konfiguriert als Muster 1.

Muster 3: Diskrete glanduläre Einheiten, mit deutlicher Variation in Größe und Form. Drüsen typischerweise kleiner als im Muster 1 und 2, Tumordrüsen mit infiltrativem Wachstum zwischen nichttumorösen Drüsen. Kribiforme Herde klein und glatt begrenzt.

Muster 4: Verschmolzene mikroazinäre Drüsen. Drüsen nicht voneinander abgrenzbar mit schlecht entwickelten Drüsenlumina, große kribiforme Drüsen mit unregelmäßiger Randkontur, hypernephromatoides Wachstumsmuster.

Muster 5: Im Wesentlichen keine drüsige Differenzierung mehr, Wachstumsmuster teils solide, teils in Strängen, teils als Einzelzellen. Komedokarzinom mit zentraler Nekrose, umgeben von papillären, kribiformen oder soliden Tumormassen.

Schema Gleason-Pattern

Krebszellen, die sich vom gesunden Gewebe sehr stark unterscheiden, haben einen hohen Gleason-Grad.

Die Werte liegen hierbei zwischen 1 (dem gesunden Gewebe sehr ähnlich) und 5 (stark verändertes Prostatagewebe). Die Summe der beiden Werte ergibt den sogenannten Gleason-Score (also z. B. Gleason-Score 3 + 3 = 6), der für die weiteren notwendigen Untersuchungen und die möglichen Therapieentscheidungen eine wichtige Rolle spielt. Ein Gleason-Score von z. B. 6 deutet auf einen weniger aggressiven, ein Gleason-Score von 8 und mehr auf einen aggressiveren Prostatakrebs hin.

T-Stadium (Größe und Ausdehnung des Tumors)

T1: Der Prostatakrebs ist weder tastbar noch in bildgebendem Verfahren sichtbar, es wurde Prostatagewebe im Rahmen einer Operation bei der gutartigen Prostatavergrößerung gewonnen, z.B. TUR-Prostata, oder aufgrund eines veränderten PSA-Wertes eine Prostatastanzbiopsie durchgeführt.

- T1a Prostatakrebs als Zufallsbefund in weniger als 5% des Prostata-Gewebes
- T1b Prostatakrebs als Zufallsbefund in mehr als 5% des Prostata-Gewebes
- T1c Tumor wurde nach erhöhtem PSA-Wert durch eine Prostatabiopsie diagnostiziert

T2: Der Prostatakrebs ist innerhalb der Prostatakapsel begrenzt.

- T2a Tumor in weniger als 50% eines Prostata-Seitenlappens
- T2b Tumor in mehr als 50% eines Prostata-Seitenlappens
- T2c Tumor in beiden Prostata-Seitenlappen

T3: Der Prostatakrebs wächst über Prostatakapsel hinaus (lokal fortgeschrittenes Karzinom).

- T3a Tumorausbreitung ein- oder beidseitig über Prostatakapsel hinaus
- T3b Tumorausbreitung ein- oder beidseitig über Prostatakapsel hinaus und in Samenblasen

T4: Ausbreitung des Prostatakrebs in benachbarte Organe, z.B. Harnblase, oder Enddarm

N-Stadium (Lymphknotenmetastasen)

N0 keine Metastasen in benachbarten (regionären) Lymphknoten (Beckenlymphknoten)
N1 Metastasen in benachbarten Lymphknoten

M-Stadium (Fernmetastasen)

M0 Es sind keine Fernmetastasen nachweisbar.
M1 Fernmetastasen sind nachweisbar

- M1a Metastasen in nicht benachbarten (regionären) Lymphknoten
- M1b Knochenmetastasen
- M1c Metastasen in anderen Organen und/oder Strukturen

Ausbreitungsuntersuchung «Staging«

Um die richtige Behandlungsmethode für einen Prostatakrebs wählen zu können sind weitere Untersuchungen zur Lage und Ausbreitung des Tumors notwendig. Therapieentscheidend ist zudem, ob der Prostatakrebs zum Zeitpunkt der Diagnose bereits gestreut hat oder nicht. Man spricht von einer Metastasierung. Diese erfolgt hauptsächlich in die zu der Prostata gehörigen Lymphknoten im Beckenbereich, in späteren Stadien aber auch vor allem in die Knochen und andere Organe wie die Leber oder Lunge. Im Falle einer Metastasierung ist eine Heilung des Prostatakrebses unglücklicherweise nicht mehr möglich.

Wie ein Prostatakrebs behandelt wird, richtet sich also nach seiner Ausbreitung und dem Krankheitsstadium. Die Einteilung des Stadiums, auch »Staging« genannt, erfolgt nach dem sogenannten TNM-System, das für alle Krebserkrankungen angewendet wird. Dafür sind drei Kriterien entscheidend:

- **T**: Größe und Ausdehnung des Tumors
- **N**: Befall der Lymphknoten
- **M**: Vorhandensein von Metastasen

Zahlen hinter den Buchstaben geben Hinweise auf die lokale Ausdehnung des Tumors (T1 – 4), Zahl und Lage der befallenen Lymphknoten (N0 und N1) und das Vorhandensein oder Fehlen von Metastasen in anderen Organen (M0 und M1).

Risikogruppen helfen bei der Entscheidungsfindung

Aus der Summe aller erhobenen Befunde ergibt sich eine Einteilung in Risikogruppen. Je nachdem, in welche Risikogruppe die Einteilung erfolgt, sind ausgedehntere Untersuchungen im Rahmen der o.g. Ausbreitungsdiagnostik zur Entscheidungsfindung für die richtige Therapie des Prostatakrebses notwendig.

Unter der Bezeichnung »lokal begrenztes Prostatakarzinom« werden jene Prostatakrebserkrankungen zusammengefasst, die sich lediglich auf die Prostata beschränken. Eine Streuung oder ein sog. organüberschreitendes Wachstum lässt sich nicht nachweisen. Sie werden bezüglich der Rezidivbildung, also ob sie nach einer Behandlung wieder auftreten, in bestimmte Risikogruppen eingeteilt. Diese Risikoeinteilung liegt vielen klinischen Studien zugrunde:

- niedriges Risiko:
  PSA ≤ 10 ng/ml und Gleason-Score 6 und niedriges T-Stadium (cT1c oder cT2a)

- mittleres Risiko:
  PSA > 10 ng/ml – 20 ng/ml oder Gleason-Score 7 oder höheres T-Stadium (cT2b)

- hohes Risiko:
  PSA > 20 ng/ml oder Gleason-Score ≥ 8 oder hohes T-Stadium (cT2c)

Als »lokal fortgeschrittenes Prostatakarzinom« werden jene Prostatakrebserkrankungen bezeichnet, die sich bereits über die Prostata hinaus ausgedehnt, aber noch nicht gestreut habe.

Als »fortgeschrittenes oder metastasiertes Prostatakarzinom« wird der Zustand bezeichnet, in dem neben dem Krebswachstum über die Prostata hinaus auch in umliegenden Organen wie der Harnblase oder dem Enddarm Metastasen vorliegen.

Schritte der Diagnostik

Zur Bestimmung der lokalen Ausbreitung (T-Stadium) wird als einfachste Methode die digital-rektale Untersuchung (DRU) und der transrektale Ultraschall (TRUS) empfohlen. Patienten in der Tumorkategorie cT1 und Einteilung in die Niedrigrisikogruppe sollten keine weiteren bildgebenden Untersuchungen zum Staging (z. B. MRT, CT oder PET-CT) erhalten.

Für Patienten in der Gruppe mit dem mittleren Risiko können derzeit aufgrund der mangelnden Datenlage keine genauen Empfehlungen zur Bildgebung im Rahmen des Stagings ausgesprochen werden. Hier sollten weitere Untersuchungen entsprechend den patientenbezogenen Befunden erfolgen.

Patienten mit einem Gleason-Score von ≥ 8 oder einer Kategorie cT_3 oder cT_4, also im Falle eines Verdachtes auf das Vorliegen eines prostataüberschreitenden Wachstums des Krebses, sollten vor der Entscheidung über eine Behandlungsmaßnahme und abhängig von der Fragestellung eine MRT- oder CT-Untersuchung der Beckenorgane erhalten. Mit Hilfe dieser Untersuchungen können zudem die zu der Prostata gehörigen Lymphknoten (N-Stadium) und weitere Körperorgane wie z. B. die Leber und die Lunge (M-Stadium) auf einen Krebsbefall untersucht und beurteilt werden.

Ab einem PSA-Wert >10 ng/ml oder einem Gleason-Score von mindestens 8 oder bei bestehenden Knochenschmerzen sollte zum Ausschluss einer Streuung des Prostatakrebses in die Knochen eine sog. Skelettszintigraphie angefertigt werden. Mithilfe dieser speziellen nuklearmedizinischen Untersuchung können nach Gabe eines schwach radioaktiven Medikamentes auffällige Befunde in den Knochen nachgewiesen und falls notwendig spezielle weitere Untersuchungen wie eben die o.g. CT- oder MRT-Untersuchung veranlasst werden.

Eine sogenannte PET-CT-Untersuchung, also eine Kombinationsuntersuchung aus der Positronen-Emissions-Tomografie (PET) und der Computertomografie (CT), sollte im Rahmen des Stagings bei der Erstdiagnose eines Prostatakrebses nicht oder nur in ganz speziellen Ausnahmefällen erfolgen. Diese Untersuchung bringt hauptsächlich wegweisende Befunde nach einer erfolgten Behandlung eines Prostatakrebses, um im Falle z. B. eines erneuten PSA-Anstieges versteckte Metastasen ausfindig zu machen.

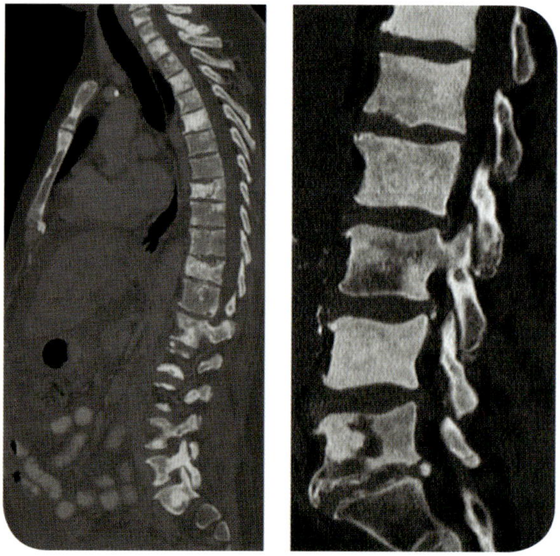

Knochenmetastasen in einer Computertomografie

An dieser Stelle ein persönliches Wort

Als von einer Krebsdiagnose Betroffener machen Sie es sicher wie viele andere Betroffene heutzutage: Sie beginnen eine Eigenrecherche im Internet. Sie werden auf vielen Seiten auf Inhalte stoßen, die Sie zutiefst verunsichern und Ängste und Fragen hervorrufen. Und auch selbsternannte Experten aus dem Kegelclub oder Kollegenkreis haben viele wertvolle und sicherlich gut gemeinte Vorschläge. Und wie geht es Ihrer Partnerin?

Die Diagnose »Krebs« bewirkt oft einen tiefen Einschnitt im Familienalltag. Nicht nur der gesundheitliche Aspekt hat Auswirkungen auf das gemeinsame Leben. Wie wird sich das Sexualleben entwickeln? Ist der Ehemann nach einer möglichweise notwendigen Prostataoperation noch als Mann »komplett«? Kann er die alltäglichen Aufgaben weiterhin wie gewohnt durchführen? Bei berufstätigen Patienten stellt sich oft die Frage nach der weiteren Belastungsfähigkeit im Berufsleben. Kann der Mann die Familie weiterhin wie gewohnt versorgen? Wie wird sich unter Umständen die finanzielle Situation durch die Krebsdiagnose verändern? Viele Fragen erweisen sich im Laufe der Zeit als unnötig, andere Aspekte ergeben sich erst zu einem späteren Zeitpunkt. Ein starker Familienzusammenhalt ist in der Zeit vom ersten Verdacht auf eine Prostatakrebserkrankung bis zum Ausschluss oder im Falle einer Bestätigung des Verdachts eine große Hilfe. Unter Umständen ist es ratsam und hilfreich Beistand von Außenstehenden in Anspruch zu nehmen.

Ihr Urologe hilft Ihnen bei der richtigen Interpretation des erhöhten PSA-Wertes. Sie sollten gemeinsam mit ihm und Ihrer Familie die richtigen Entscheidungen zur weiteren Abklärung treffen. Ist eine Prostatastanzbiopsie zu empfehlen und auch notwendig? Häufig entspannt sich nach der Kontrolle des PSA-Wertes nach einer gewissen Zeit die Situation. Auch über die Konsequenzen, die sich aus einer Prostatabiopsie ergeben, sei sie nun negativ (also kein Krebs) oder erbringt sie doch den Befund eines Prostatakrebses, wird Ihr Urologe Sie aufklären. Die Entscheidungen über die weiteren notwendigen Untersuchungen und letztendlich richtige Therapie werden Sie mit Ihrem Urologen UND Ihrer Familie gemeinsam treffen. Dafür ist natürlich ein gewisses Vertrauen in das Wissen des Urologen und seine Kompetenzen notwendig.

Oft haben Patienten Zweifel, ob die getroffene Entscheidung die richtige ist. Aufgrund des umfangreichen Informationsangebotes im Internet oder auch in Zeitschriften usw. werden die Zweifel nicht selten größer. Als Betroffener haben Sie selbstverständlich das Recht zur Einholung einer zweiten, in ganz speziellen Fällen vielleicht sogar einer dritten Meinung von einem anderen Arzt. Wichtig ist es jedoch hierbei, nicht den roten Faden zu verlieren. Der Urologe Ihres Vertrauens hilft Ihnen dabei. Wir hoffen, Ihnen mithilfe unserer Erklärungen in diesem Ratgeber Ängste zu nehmen und viele offene Fragen zu beantworten und Sie so ein Stück auf Ihrem Weg zu begleiten.

Wolfgang Otto, Maximilian Burger

Die Therapieentscheidung – Sie entscheiden mit

Um an der Therapiefindung mitwirken zu können, sind gewisse Kenntnisse von den unterschiedlichen Prognosegruppen des Prostatakarzinoms hilfreich.

Indikationsstellung

Die wichtigste Maßnahme vor jeder Art von medizinischer Therapie ist stets eine gründliche Indikationsstellung. Nicht für jeden Patienten mit Prostatakarzinom sind alle heute bekannten Therapiemöglichkeiten geeignet und medizinisch sinnvoll. Die Kriterien, die dabei zur Anwendung kommen sollten, betreffen den Schweregrad des Prostatakarzinoms, aber auch die medizinischen Voraussetzungen sowie persönliche Haltungen des Erkrankten. Nicht zuletzt spielen für den Therapieerfolg auch das Wissen und die Erfahrung Ihres Arztes eine wichtige Rolle. Im Einzelnen sind folgende Parameter zu beachten:

Prognostische Faktoren des Tumors

- klinisches Stadium
- Gleason-Score (Seite 33) der Biopsie
- Zahl befallener Gewebeproben (Stanzzylinder) und Tumorausdehnung darin
- PSA-Wert (Seite 27)

Patientenfaktoren

- statistische Lebenserwartung
- biologisches Patientenalter
- Patientenwunsch

Behandlungsfaktoren

- verfügbare Behandlungsformen
- Kompetenz und Erfahrung der Operateure bzw. Strahlentherapeuten

Vor jeder therapeutischen Entscheidung sollten die genannten Aspekte Berücksichtigung finden und im Gespräch zwischen Ihrem Arzt und Ihnen, ggf. auch im Beisein Ihrer Partnerin oder eines anderen Angehörigen, erörtert werden.

Ingrid W.

Wie kam es zu der Entscheidung für die Therapie?

» *Die Entscheidung für die OP wurde nach Beratung und Austausch mit dem Urologen getroffen. Er konnte alles gut und vor allem beruhigend erklären. Alles war für uns schlüssig und nachvollziehbar. Er ließ uns Zeit für Entscheidungen und drängte nicht. Unser Urologe nahm sich Zeit, wirkte beruhigend, war offen in den Themen Inkontinenz und Erektion. Er legte sich auf keinen Zeitraum fest, in dem es wieder »funktioniert«, machte aber Hoffnung, dass es wieder funktionieren kann, wenn wir dem Ganzen die Zeit geben, die es braucht. Seine Art und Weise gab uns die Zuversicht, dass es wieder gut wird. Ich habe für mich alles Nötige erfahren. Ich habe keine Informationen übers Internet gesucht, um mich nicht »verrückt« zu machen.* «

Markus W.:

» *Die Beratung durch meinen Urologen war sehr gut. Fragen wurden gut beantwortet. Erklärungen zum Wie und Was konnte ich nachvollziehen. Im Beratungsgespräch durch meinen Urologen wurden wir auf mögliche Folgen hingewiesen.* «

Prognosefaktoren des Prostatakarzinoms

Anhand von im Rahmen der Diagnose eines Prostatakarzinoms erhobenen Parametern lassen sich bereits wichtige Rückschlüsse auf die Prognose und auf notwendige und sinnvolle Therapiemaßnahmen ziehen. Hier sind insbesondere der PSA-Wert vor der stanzbioptischen Sicherung des Prostatakarzinoms und das Ergebnis der Auswertung der Stanzbiopsie durch den Pathologen zu beachten.

Über das Ausmaß des Prostatatumors gibt bereits der PSA-Wert Auskunft. Aus älteren Untersuchungen ist bekannt, dass pro Milliliter Karzinomvolumen ein PSA-Wert von 4,5 ng/ml erwartet wird. Gleichwohl muss beachtet werden, dass der PSA-Wert auch durch gutartige Faktoren beeinflusst wird. So muss ein PSA-Wert > 10 ng/ml nicht immer mit einem größeren Tumorvolumen in Zusammenhang stehen, sondern kann auch durch eine ausgeprägte gutartige Vergrößerung der Prostata oder chronische Infektionen des Organs (mit)verursacht sein. Aus diesen Erläuterungen wird klar, dass der PSA-Wert zwar einen wichtigen Hinweis auf das Tumorstadium geben kann, alleine aber niemals Auskunft für die Prognose vor Therapie geben kann.

Unerlässlich ist vor der Therapieentscheidung daher eine umfangreiche histopathologische Beurteilung der Biopsate. Die Grundlage einer ausreichenden Beurteilung der Tumorsituation wird bereits bei der Prostatabiopsie selbst gelegt. Es ist noch nicht lange her, da galt die Sextanten-Biopsie, d. h. die Entnahme von sechs Stanzbiopsien aus der Prostata, als Standard. Oftmals wurde hier nicht einmal eine Seitenangabe durch die biopsierenden Urologen dem Pathologen an die Hand gegeben. Auch durch die Weiterentwicklung der Therapie-Möglichkeiten ist es heute jedoch unerlässlich, dass eine genaue Zuschreibung der Stanzlokalisationen der zehn bis zwölf Proben im Rahmen der Erstbiopsie erfolgt. So kann unter bestimmten Voraussetzungen bei einer einseitigen Betroffenheit der Prostata etwa ein nervschonendes Verfahren auf der gesunden Seite der Prostata im Rahmen der Prostatektomie (Seite 49) erwogen werden. Aber nicht nur Anzahl und Lokalisation der Stanzbiopsien, sondern auch das Ausmaß des Tumors im einzelnen Stanzzylinder kann für die Prognose entscheidend sein und damit auch die Therapiewahl beeinflussen. Sind etwa nur wenige Stanzen eines Prostataseitenlappens betroffen, so kann der in Prozent anzugebende Anteil des Tumors an der Stanzenlänge darüber entscheiden, ob ein abwartendes Verhalten unter regelmäßigen Kontrollen von PSA und regelmäßigen stanzbioptischen Kontrollen eine Therapieoption darstellt.

All diese Parameter werden jedoch nach wie vor von der histopathologischen Differenzierung des vorgefundenen Karzinoms geschlagen. So spielt bei Feststellung einer schlechten Tumordifferenzierung (Gleason-Score 9–10) die Anzahl der betroffenen Stanzbiopsien oder auch der PSA-Wert für die Prognose und die Therapieentscheidung nur eine untergeordnete Rolle und ein radikales Therapievorgehen ist abhängig vom Ergebnis der Umfelddiagnostik zu wählen.

Konservatives Management von T_{1-2} N0 M0 Prostatakarzinomen (PCa) bei Männern über 65 Jahren

	10-Jahres-PCa-spezif. Mortalität (%)	Risiko aus anderem Grund zu sterben (%)
Gleason 2–4	8,3	59,8
Gleason 5–7	9,1	57,2
Gleason 8–10	25,6	56,5

Darstellung des tumorspezifischen Überlebens nach PSA-Wert bzw. Gleason-Score

Therapieoptionen des Prostatakarzinoms

Das Prostatakarzinom im lokal begrenzten Stadium gehört zu den wenigen bösartigen Tumoren, für die es mehr als nur die operative oder strahlentherapeutische Behandlungsoption gibt. Dabei gelten die radikale operative Entfernung von Prostata und Samenblasen und die perkutane Bestrahlung (Bestrahlung von außen durch die Haut) als gleichwertig, was das onkologische Ergebnis angeht. Aber auch Brachytherapie (Bestrahlung von innen durch Einsetzen kleinster Strahlungsquellen in die Prostata), fokale Therapie und die sogenannte »active surveillance«-Strategie, bei der unter regelmäßigen PSA-Kontrollen und Prostatabiopsien zunächst auf eine definitive Therapie verzichtet wird, gelten – unter genau definierten Voraussetzungen – als akzeptable Therapieformen. In den folgenden Kapiteln wird über die einzelnen interventionellen Möglichkeiten im Detail berichtet werden.

Werden im Rahmen der Umfelddiagnostik mittels Computertomografie und Skelettszintigrafie bereits bei Diagnosestellung Absiedelungen des Prostatakarzinoms festgestellt, so ist eine lokale Therapie nicht mehr zielführend und eine systemische Behandlung ist erforderlich (siehe Kap. 2).

»active surveillance« oder »watchful waiting«?

Immer wieder wird an die Ärzteschaft der Vorwurf herangetragen, Patienten mit Prostatakarzinom würden zu oft zu aggressiv behandelt. Es ist in der Tat so, dass eine bestimmte Untergruppe von Patienten auch durch eine »aktive Überwachung«, durch Übernahme aus dem englischen Sprachgebrauch als »active surveillance« bezeichnet, suffizient behandelt werden kann. Voraussetzung ist eine profunde Indikationsstellung.

Klar zu trennen vom »active surveillance« ist das sogenannte »watchful waiting« (beobachtendes Abwarten), bei dem vor allem aufgrund von Patientenkriterien (hohes Lebensalter, umfangreiche Nebenerkrankungen) von einer Therapie abgesehen wird, weil bekannt ist, dass das lokal begrenzte Prostatakarzinom bei guter und moderater Differenzierung auch unbehandelt 5-Jahres-Überlebensraten von 97 Prozent tumorspezifisch aufweist. Hier wird die Erkrankung erst dann behandelt, wenn sie Symptome, z. B. durch Metastasen, verursacht.

Die »active surveillance« betrifft dagegen Patienten, die von Lebenserwartung und allgemeinem Gesundheitszustand her durchaus für eine kurative Therapie qualifiziert wären. Die größten Studien zur »active surveillance« umfassten folgendes Kollektiv:

Tumorstadium T1c und T2a mit ≤ 2 betroffenen Stanzzylindern (mit jeweils < 20 Prozent Tumorinfiltration), Gleason-Score max. 7a und PSA ≤10ng/ml.

Im Gegensatz zum »watchful waiting« sind bei der »active surveillance« regelmäßige PSA-Kontrollen (vierteljährlich) und anfangs jährliche Rebiopsien fester Bestandteil der Behandlung. Bei einer PSA-Verdopplungszeit von weniger als zwei Jahren oder dem Nachweis eines ungünstigeren histopathologischen Stanzbefundes muss von dieser Therapiestrategie abgegangen werden und eine definitive Behandlung angestrebt werden. In einer ersten Untersuchung mit über zehnjähriger Beobachtung lag das tumorspezifische Überleben bei über 97 Prozent, wobei noch etwa 60 Prozent der Patienten ohne Änderung des Therapievorgehens geblieben waren. Nicht selten scheiden Patienten aus der »active surveillance« Behandlung auch aus, obwohl es nicht zu einem relevanten Progress gekommen war: Nicht für jedermann ist diese Maßnahme auf Dauer psychisch tolerierbar.

Prognosegruppen des Prostatakarzinoms

Zur Verbesserung der richtigen Therapieentscheidung wurden Risikogruppen für das lokal begrenzte, also nicht metastasierte, Prostatakarzinom gebildet. Diese helfen bei der Einschätzung der Prognose und erleichtern die Wahl einer »active surveillance« – Strategie für Niedrigrisiko-Patienten bzw. einer invasiven Therapie bei intermediärem und hohem Progressionsrisiko. Mit Progression bezeichnet man das erneute Auftreten und die Ausbreitung der Erkrankung in Form von metastatischen Absiedelungen.

Prostatakarzinom mit niedrigem Progressionsrisiko

Zur Niedrigrisiko-Gruppe des lokal begrenzten Prostatakarzinoms gehören Patienten mit einem stanzbioptisch gesicherten Tumor (Stadium T1c) oder im Rahmen einer Prostataresektion bei Störungen des Wasserlassens zufällig entdecktem Prostatakarzinom (Stadien T1a-b), dessen Gleason-Score ≤ 6 beträgt und bei PSA-Werten <10 ng/ml.

Inzidentelles Prostatakarzinom (Stadium T1a-b)

Freilich kann und muss zwischen den Stadien T1a-b und T1c unterschieden werden, schon, weil das Alter von Patienten, bei denen beim Benignen Prostatasyndrom eine transurethrale Resektion (»Hobelung«) der Prostata vorgenommen wird, im Durchschnitt höher ist als bei Stanzbiopsien durch erhöhte PSA-Werte. Liegt die durch Patientenalter und Vorerkrankungen zu erwartende Lebenserwartung des Patienten über zehn Jahren, sollte jedoch auch nach Feststellung eines solchen »inzidentellen« Prostatakarzinoms eine definitive Therapie mittels radikaler Prostatektomie oder Bestrahlung erfolgen, insbesondere, wenn in diesen Fällen der Gleason-Score ausnahmsweise bereits ≥7 ist und ein intermediäres Risikoprofil vorliegt. Letztere Therapieform, also die Bestrahlung, wird hier zumeist bevorzugt, da nach transurethaler Resektion (TUR-P) eine operative Behandlung hinsichtlich möglicher Komplikationen zumeist erschwert ist.

Aus dem Geschilderten wird deutlich, dass auch bei der histopathologischen Beurteilung solcher Karzinome eine Feststellung des Gleason-Scores an den Resektionsspänen erfolgen muss. Ist dies z. B. wegen Koagulationsartefakten im Rahmen der Prostataresektion nicht ausreichend möglich, kann es auch sinnvoll sein, einige Wochen postoperativ eine Prostatastanzbiopsie folgen zu lassen.

Niedrigrisiko-Prostatakarzinom im Stadium T1c

Aus den genannten Aspekten wird sehr deutlich, dass eine PSA-Bestimmung vor jeder geplanten Resektion der Prostata wegen störender Miktionssymptomatik und bei entsprechender Lebenserwartung des Patienten sinnvoll ist. Im Falle einer suspekten PSA-Konstellation sollte dann vor der geplanten Resektion eine Biopsie der Prostata erfolgen.

Da bis zur Hälfte der Patienten, bei denen auf diese Weise ein Prostatakarzinom festgestellt wird, eine Progression der Erkrankung zu erwarten haben, ist zumindest bei einer Lebenserwartung von mehr als zehn Jahren heute die radikale Prostatektomie zu empfehlen. Eine erweiterte Lymphknotenentfernung ist in dieser Gruppe mit niedrigem Risiko jedoch nicht erforderlich, da in mehreren umfangreichen Studien festgestellt wurde, dass bei einem PSA-Wert < 10 ng/ml und einem Gleason-Score ≤ 6 die Wahrscheinlichkeit von Lymphknotenmetastasen unter 5 Prozent beträgt.

Bei Wunsch des Patienten sind in diesem Stadium der Erkrankung neben radikaler

Entfernung der Prostata oder Strahlentherapie auch eine »active surveillance«-Strategie oder neue Ansätze einer fokalen Therapie, die inzwischen in Studien angeboten wird, möglich.

Prostatakarzinom mit intermediärem Progressionsrisiko

Patienten, bei denen aufgrund des Anteils der vom Tumor betroffenen Stanzbiopsien von einem größeren Karzinomvolumen auszugehen ist, bei denen – unabhängig vom Tumorvolumen – ein Gleason-Score von 7 oder PSA-Werte zwischen 10 und 20 ng/ml vorliegen, müssen in über 70 Prozent der Fälle von einem Progress innerhalb von fünf Jahren ausgehen. Eine abwartende Haltung im Sinne einer »active surveillance« ist in solchen Fällen daher nicht anzuraten. Die Art der Therapie – radikale Prostatektomie oder perkutane Radiatio – sollte hier von der zu erwartenden Lebenserwartung und den Nebenerkrankungen des Patienten, die möglicherweise die Komplikationsrate insbesondere der Operation negativ beeinflussen können, abhängig gemacht werden. Hier sollte nicht anders als bei anderen wichtigen Entscheidungen stets eine Nutzen-Risiko-Abwägung erfolgen, getragen von der Erkenntnis, dass das tumorspezifische Überleben nach adäquater Therapie zwischen 94 und 98 Prozent beträgt. Eine im Resektionsfeld erweiterte Lymphknotenentfernung wird hier empfohlen.

Prostatakarzinom mit hohem Progressionsrisiko

Trotz zunehmender Bedeutung der PSA-Vorsorge im klinischen Alltag wird auch heute noch etwa ein Viertel der Patienten mit lokal begrenztem Prostatakarzinom mit Hochrisiko-Konstellation für späteren Progress diagnostiziert. Kriterien sind:

- klinischer Hinweis auf eine Infiltration der Prostatakapsel
- PSA-Werte > 20 ng/ml oder
- Gleason-Score ≥ 8

Von einer radikalen Prostatektomie wird hier oftmals Abstand genommen und zur Bestrahlung tendiert. Insbesondere dann, wenn eine Infiltration des Beckenbodens oder des Harnblasen-Schließmuskels vermutet wird und eine Resektion mit hohem Risiko von Resttumorgewebe postoperativ oder einer massiven Beeinträchtigung des Kontinenzmechanismus infolge der Operation verbunden wäre.

Eine höhere Wahrscheinlichkeit von bereits vorliegenden Lymphknotenmetastasen erschwert die Entscheidung für ein rein lokales Therapieverfahren zudem, sodass in diesen Fällen lange die perkutane Bestrahlung bevorzugt wurde – nicht selten kombiniert mit antihormonaler Therapie, was einen Überlebensvorteil zeigte.

Verbesserte operative Techniken haben hier inzwischen zu einem Umdenken geführt, sodass auch beim Hochrisiko-Prostatakarzinom eine radikale Prostatektomie anerkannte Therapiemethode ist. Stets sollte diese jedoch von einer extendierten Lymphknotenentfernung begleitet werden. Das onkologische Ergebnis dieses Vorgehens ist gleichwertig mit der Bestrahlung mit begleitender zwei- bis dreijähriger antihormonaler Therapie. Obwohl Patienten mit hohem Progressionsrisiko in 40 Prozent der Fälle bereits Lymphknotenmetastasen aufweisen und nur bis zu zwei Drittel der Tumoren komplett reseziert werden können, sind tumorspezifische Überlebensraten bis zu 92 Prozent nach zehn Jahren in Studien ermittelt worden, wenn Patienten mit verbliebenen Krebszellen am Schnittrand oder weiter exprimiertem PSA im Serum einer nachfolgenden Bestrahlung zugeführt werden. Voraussetzung für ein möglichst gutes klinisches (geringe Belastungsharninkontinenz) und onkologisches Ergebnis durch die radikale Prostatektomie sind nicht zuletzt Kompetenz und Erfahrung des Behandlers.

Prostatakarzinom mit sehr hohem Progressionsrisiko

Nochmals von der Gruppe der Hochrisiko-Prostatakarzinome zu differenzieren sind Patienten mit sehr hohem Risiko, das immer vorliegt, wenn die Samenblasen infiltriert werden (Stadium T3b) oder nach der Bildgebung Verdacht auf Vorliegen von regionalen Lymphknotenmetastasen besteht (Stadium N1). Wurde hier noch vor zehn bis 15 Jahren von einer Entfernung des Tumors abgesehen und bei Nachweis von Lymphknotenmetastasen im Schnellschnitt der Eingriff ohne Prostatektomie beendet, so weiß man heute, dass ein multimodales Vorgehen mit Operation (wenn technisch möglich) als wesentlichem Anteil der Behandlung der alleinigen Behandlung mit Bestrahlung oder antihormonaler Therapie überlegen ist. Möglicherweise notwendig werdende ergänzende Therapiemaßnahmen richten sich dann nach der Abschlusshistologie und dem postoperativen PSA-Wert. Auch im Falle von positiven Lymphknoten-Metastasen kann eine Kombination von Operation und zumindest zeitlich begrenzter antihormonaler Therapie 10-Jahres-Überlebensraten bis zu 80 Prozent erreichen.

Metastasiertes Prostatakarzinom

Werden extraregionäre Lymphknotenmetastasen (Stadium N1b) oder Organmetastasen, zumeist skelettal (Skelett = Metastasen, Stadium M1), festgestellt, so kann das Prostatakarzinom nicht mehr »geheilt« werden. Dieses Erkrankungsstadium war bei Erstdiagnose vor Einführung der PSA-basierten Vorsorge Ende der 1980er-Jahre die Hauptgruppe, da lokale Stadien in der Regel keine Beschwerden verursachen, macht heute jedoch nur noch unter zehn Prozent der Fälle aus. Mit adäquater antihormonaler Behandlung ist normalerweise – im großen Gegensatz zu vielen anderen metastasierten Tumoren – auch in dieser Situation ein Leben bei guter Lebensqualität noch über Jahre möglich. Dies gilt auch, wenn erst Jahre nach Primärtherapie eines Prostatakarzinoms Fernabsiedelungen des Tumors auftreten.

An dieser Stelle ein persönliches Wort

Die Diagnose »Krebs« ist für alle Betroffenen – für Sie als Patient und für Ihre Partnerin sowie selbstverständlich auch für die nächsten Angehörigen – zunächst oft ein Schock. Wichtig ist hier eine sachgerechte Aufklärung durch Ihren behandelnden Urologen. Dieser wird die Prognose einschätzen und Ihnen alle Optionen der Therapie präsentieren.

Durch die PSA-basierte Vorsorge wird heute in über 90 Prozent das Prostatakarzinom in einem lokal begrenzten Stadium diagnostiziert. Ein Großteil dieser Patienten kann mit seit Jahrzehnten etablierten Therapieverfahren geheilt werden. Und selbst bei ungünstigen Faktoren der Tumoren ist, wenn auch etwas aufwendiger, eine langfristige Aufrechterhaltung guter bis sehr guter Lebensqualität möglich.

Natürlich bleiben bei Ihnen, insbesondere im Falle einer geplanten radikalen Prostatektomie, Sorgen hinsichtlich der Behandlungsfolgen im Sinne unkontrollierten Urinverlusts und von Erektionsstörungen. Auch hier kann Ihr Urologe Sie beruhigen. Durch wenig aufwendige Maßnahmen, wie die Beckenbodengymnastik, kann hier in der Regel eine sehr gute Kontinenzsituation hergestellt werden und auch Potenzstörungen kann – wenn nicht bereits vor der Behandlung Einschränkungen bestanden hatten – mit entsprechenden Maßnahmen entgegengewirkt werden. All diese Maßnahmen können Sie als Angehöriger verständig und auch mit Verständnis für die persönlichen Haltungen und Bedürfnisse des Erkrankten wesentlich unterstützen.

Hilfreich kann es sein, sich einer Selbsthilfegruppe von Betroffenen anzuschließen. Ziehen Sie sich nicht zurück, sondern profitieren Sie von den Erfahrungen anderer. Sie werden merken, viele Ihrer Fragen haben sich andere auch schon gestellt.

In einer Runde von Betroffenen lassen sich die mitunter sehr persönlichen und intimen Themen unbefangener ansprechen. Zugleich erfahren Sie, welche professionellen Hilfen und Dienste Ihnen bei Bedarf zur Verfügung stehen.

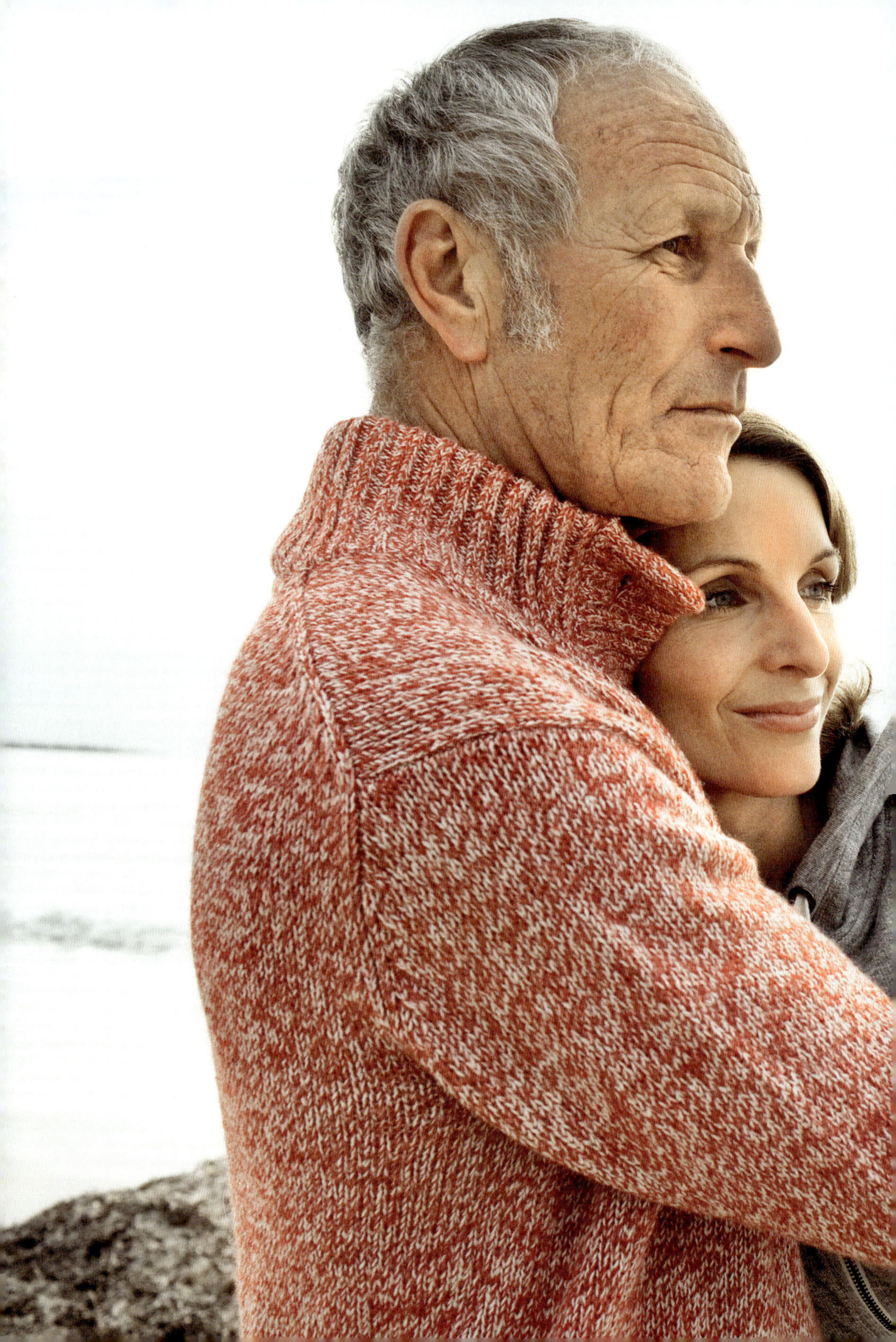

Die Therapie

Operation, Strahlentherapie, Brachytherapie, »active surveillance« – für kaum eine andere Krebserkrankung bestehen so viele Therapieoptionen wie für das Prostatakarzinom.

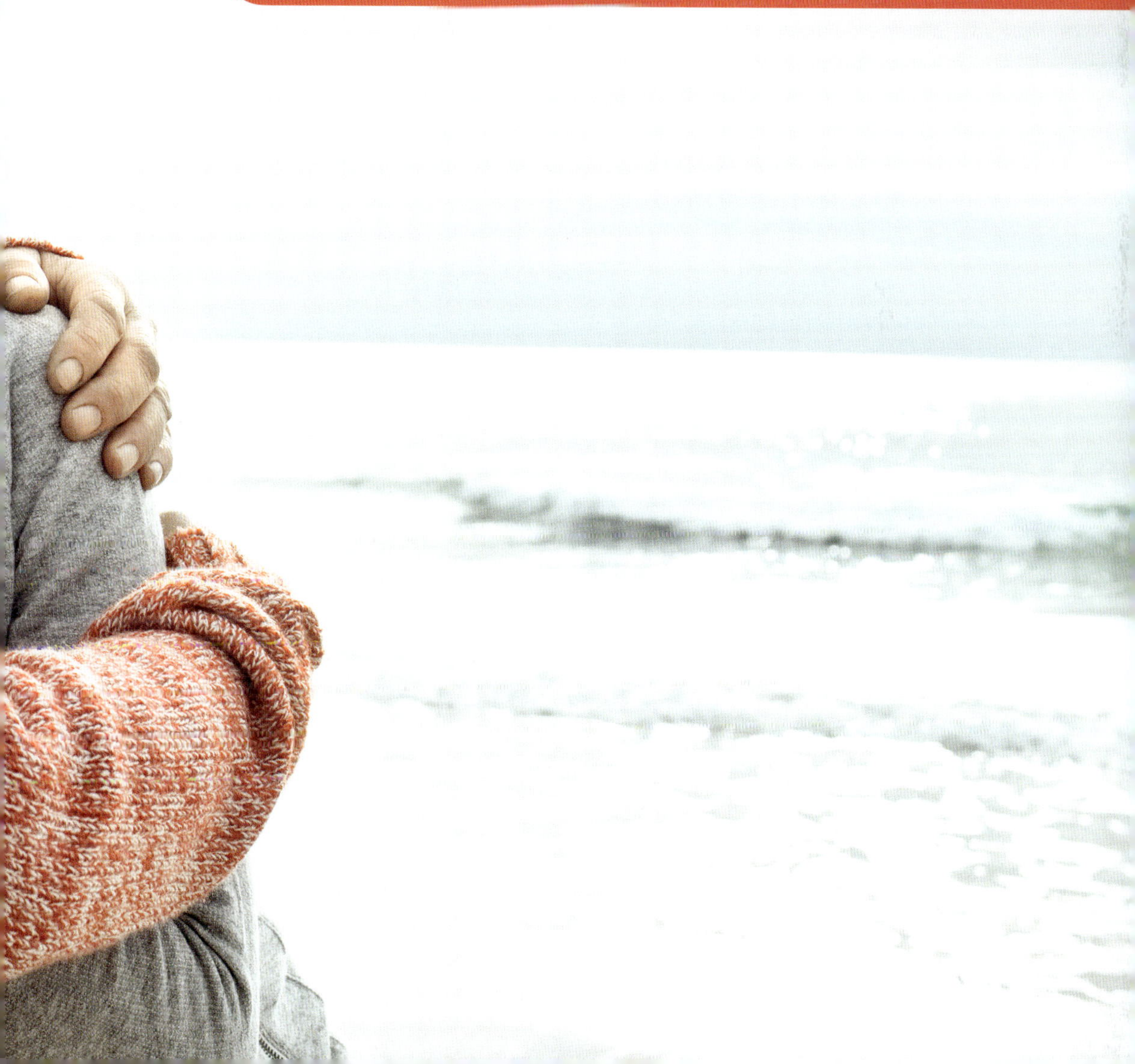

Wolfgang Otto, Maximilian Burger

Operative Behandlungsmethoden

Die operative Therapie des Prostatakarzinoms hat sich in den letzten Jahrzehnten mit der Entwicklung der endoskopischen Technik rasant weiterentwickelt.

Verschiedene operative Möglichkeiten

Während des gesamten Krankheitsverlaufs des Prostatakarzinoms kommen immer wieder auch operative Maßnahmen zur Anwendung. An erster Stelle steht hier die radikale Prostatektomie, also die Entfernung von Prostatadrüse und Samenblasen, zumeist begleitet von einer Lymphknotenentfernung unterschiedlichen Ausmaßes. Dies ist heute die häufigste und zumeist auch heilende (kurative) Therapiemaßnahme beim lokal begrenzten Prostatakarzinom.

Aber auch bei Patienten, die zunächst anders behandelt werden, beispielsweise mit der perkutanen Strahlentherapie (Seite 62), wird immer wieder ein operativer Eingriff notwendig. Vor einer geplanten Bestrahlung kann eine transurethrale Resektion der Prostata (»Postatahobelung«) bei großem Prostatavolumen oder bereits vorausgehenden Schwierigkeiten beim Wasserlassen sinnvoll sein. Andernfalls kommt es nach der Bestrahlung vermehrt zu Harnverhaltungen. Auch im Rahmen der sehr selten ausgeführten »Salvage«-Prostatektomie, die eine operative Entfernung der Prostata bei Lokalrezidiv nach Bestrahlung bedeutet, kann so ein Eingriff notwendig werden.

Aber auch, wenn aufgrund des Tumorstadiums oder des Patientenalters zunächst auf eine kurative lokale Therapie verzichtet wird, kann im Krankheitsverlauf durch ein Tumor-verursachtes Wachstum der Prostatadrüse oder Blutungen die Entfernung der Prostata über die Harnröhre doch erforderlich werden. Nicht selten muss diese durch Schienungen der Harnleiter begleitet werden, wenn Tumorgewebe in den Harnblasenboden oder in die Harnleitermündungen einwachsen oder Lymphknotenmetastasen die Harnleiter abdrücken.

Neue Einsatzgebiete des Urologen liegen in der Behandlung des Prostatakarzinoms mit einem Ultraschall-gestützten System, der

sogenannten fokalen Therapie. Diese wird seit 2015 in Studien als Alternativtherapie zur radikalen Prostatektomie Patienten mit Niedrigrisiko-Prostatakarzinom angeboten.

Radikale Prostatektomie

Eines der Haupteinsatzgebiete der Urologie in der Behandlung des Prostatakarzinoms ist und bleibt die radikale Prostatektomie, die bei mehr als der Hälfte der betroffenen Patienten die Therapie des lokal begrenzten Prostatakarzinoms darstellt. Das nicht-metastasierte Prostatakarzinom kann damit geheilt werden. In den letzten Jahren hat sich aber auch beim Hochrisiko-Kollektiv für Progression der Stellenwert der Operation erhöht und gilt heute gegenüber einer Strahlentherapie mit begleitender antihormonaler Therapie als onkologisch gleichwertig.

Bei der radikalen Prostatektomie werden neben der Prostatadrüse im Rahmen der radikalen Prostatovesikulektomie, wie der Name sagt, auch die Samenblasen entfernt. Mit Ausnahme von Patienten mit einem Niedrigrisiko-Karzinom, das nur eine sehr geringe Wahrscheinlichkeit von Lymphknotenmetastasen aufweist, gehört zudem eine Lymphknotenentfernung zur Therapie dazu. Liegt das Risiko eines Stadiums N1 bei über 5 Prozent, sollte eine erweiterte Lymphknotenentfernung über die direkt benachbarten (lokoregionären) Lymphknoten hinaus erfolgen. Dabei werden nicht nur die obturatorischen, sondern auch die Lymphknotenstationen im Bereich der Beckengefäße beidseits zusammen mit dem sie umgebenden Fettgewebe entfernt.

1. Schritt: Entfernung der Lymphknoten

Die Entfernung von Lymphknoten, die sogenannte Lymphadenektomie, steht traditionell am Anfang der Operation. Dies hat zunächst einen rein praktischen Grund: Nach der radikalen Prostatektomie ist die Sicht im Operationsfeld durch die gute Durchblutung der Prostata eingeschränkt und so wächst die Gefahr von Gefäß- und Nervverletzungen bei der Lymphknotenentfernung.

Aber auch historische Zusammenhänge spielen eine Rolle. Es ist noch nicht lange her, da wurde bei Nachweis einer regionären Lymphknotenmetastase der Eingriff abgebrochen, da durch den Eingriff alleine eine Heilung als nicht mehr möglich erachtet wurde.

Neueren Untersuchungen zufolge ist jedoch in diesem Stadium mit einer Kombination von Operation und antihormonaler Therapie ein besseres Ergebnis zu erreichen als mit der antihormonalen Therapie alleine. Selbst der Verdacht auf Lymphknotenmetastasen in der präoperativen (also vor der Operation) Bildgebung lässt heute die radikale Prostatektomie nicht automatisch als Therapieoption ausfallen. Immer mehr geht man heute auch in Situationen, in denen von vornherein klar ist, dass die Operation alleine die Erkrankung nicht mehr heilen kann, von einstigen Vorstellungen ab und führt – vorausgesetzt der Patient erfüllt bestimmte Kriterien von Lebenserwartung und Gesundheitszustand – die radikale Prostatektomie dennoch durch. Insbesondere das Wissen um lokale Komplikationen im Spätstadium der Erkrankung bei belassener Prostata wie Blutungen oder Harnstauungsnieren rechtfertigen besonders bei jüngeren Patienten auch im metastasierten Stadium diesen Schritt. Hier spielt wie bei anderen fortgeschrittenen Tumoren seit langem auch der Aspekt einer die Tumormasse reduzierenden Wirkung eine Rolle (die sogenannte »zytoreduktive Prostatektomie«).

2. Schritt: Die Entfernung der Prostata

Der US-amerikanische Urologe Hugh H. Young war 1904 der Erste, der eine radikale Prostatektomie wagte. Angesichts der eingeschränkten technischen Möglichkeiten damals kein einfaches Unterfangen. Young wählte damals noch den Zugang über den Damm, der heute nur noch an wenigen Einrichtungen regelmäßig durchgeführt wird. In Einzelfällen – etwa bei ausgeprägten Voroperationen des Bauchraums – stellt er eine gute Alternative zum heute etablierten Zugangsweg über den Unterbauch dar. Seit Mitte des 20. Jahrhunderts haben sich der retropubische Zugangsweg über einen Unterbauchschnitt, aber auch laparoskopische Verfahren durchgesetzt. In den letzten zwei Jahrzehnten hat sich allmählich die laparoskopische Operationsmethode, das sogenannte »Schlüsselloch-Verfahren«, etabliert, die heute an größeren Zentren robotisch-assistiert angeboten wird.

Vorteile des endoskopischen Vorgehens gegenüber dem offenchirurgischen Eingriff sind:

- bessere Sicht durch Vergrößerung des Eingriffsorts anhand der Optik
- geringerer Blutverlust
- raschere Rekonvaleszenz
- geringere Wahrscheinlichkeit eines Narbenbruchs

Ergänzend erlaubt die robotisch-assistierte laparoskopische Prostatektomie:

- nochmals verbesserte Einsehbarkeit und Vergrößerung des Operationssitus
- feinere und bessere Beweglichkeit der Operationsinstrumente

Die Nachteile, wie höhere Kosten der Therapie, eine steilere Lernkurve, also eine höhere Anzahl von Eingriffen, die für den Operateur erforderlich sind, um die operative Qualität zu erreichen, betreffen die entsprechenden Krankenhäuser und beeinträchtigen das onkologische und operative Ergebnis für den Patienten nicht. Entscheidend hierbei, wie für alle Tumoroperationen, ist die Wahl einer entsprechenden Klinik mit ausreichend hohen Operationszahlen.

Eine wesentliche Verbesserung der Versorgungsqualität wurde durch neue anatomische Erkenntnisse zur periprostatischen Gefäß- und Nervenversorgung von Patrick Walsh erreicht. Auf diese Weise kann, wenn es onkologisch vertretbar ist, mithilfe des sogenannten nervschonenden Operationsverfahrens die postoperative Kontinenz und Potenz des Patienten verbessert werden.

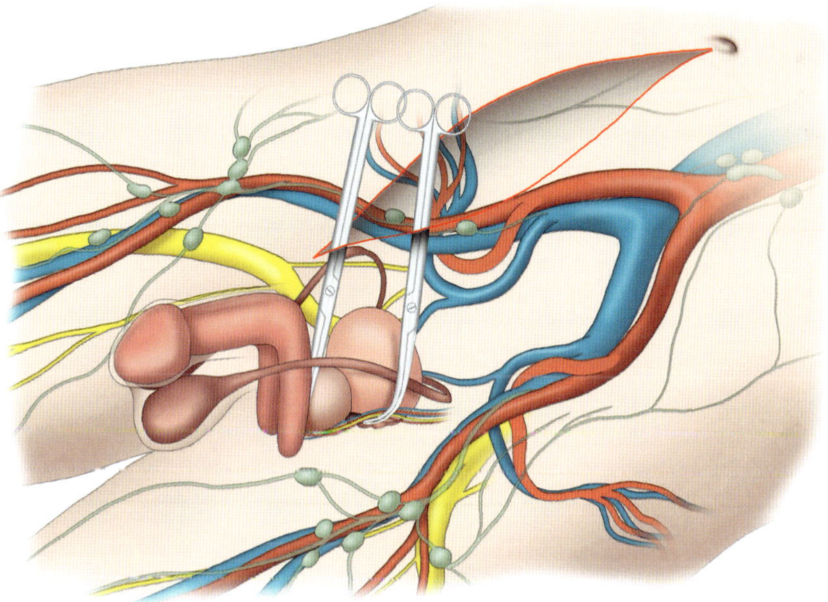

Retropubische Operation

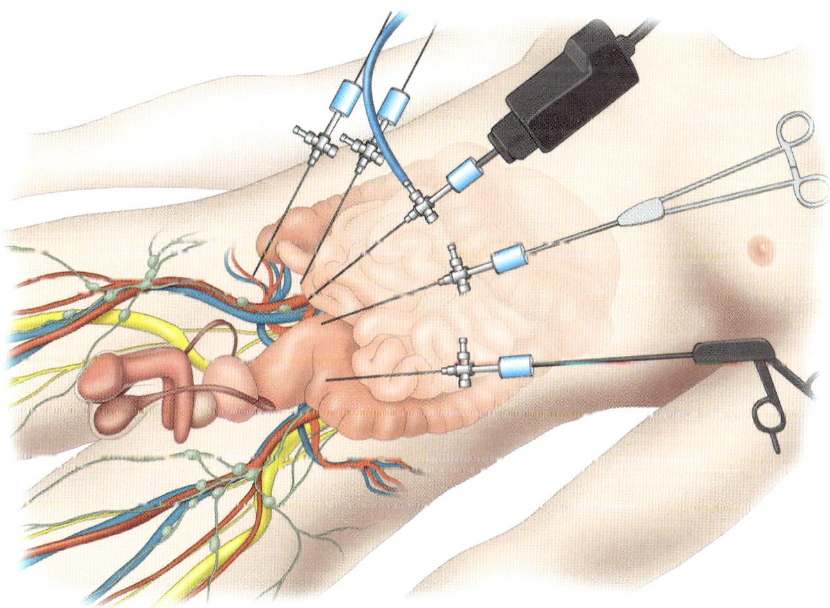

Trokarlokalisation zur Durchführung einer robotisch-assistierten Prostatektomie

Alternative operative Methoden der Prostatakarzinom-Behandlung

Es gibt Patienten, die aus gesundheitlichen oder Altersgründen nicht für eine radikale Prostatektomie in Frage kommen oder aufgrund zu erwartender Nebenwirkungen eine Operation oder Bestrahlung ablehnen, aber dennoch eine lokale Therapie wünschen. Hier haben sich in den letzten Jahrzehnten zwei thermische Verfahren etabliert, die als Alternativen zum Einsatz kommen können. Während die sogenannte Kryoablation (Wirkung über Kälte) zumindest von den Leitlinien der Amerikanischen Gesellschaft für Urologie anerkannt ist, hat die hochintensive fokussierte Ultraschalltherapie (HIFU, Wirkung über Hitze) diesen Status nicht erreichen können, wird aber gerade in Deutschland sehr viel häufiger als die Kryoablation durchgeführt.

Ein Prostatavolumen < 40 ml bei der Kryoablation und < 30 ml bei der HIFU wird für ein optimales Therapieansprechen vorausgesetzt, sodass in manchen Fällen eine volumenreduzierende transurethrale Resektion vorausgehen muss.

Bei beiden Verfahren wird die gesamte Prostatadrüse einer thermischen Behandlung ausgesetzt – wobei –40 °C bei der Kryoablation und +65 °C bei der HIFU erreicht werden sollen. Vor allem Letzteres kann immer wieder zu ernsten Komplikationen wie Verletzungen des Enddarms führen. Außerdem sind im Falle der HIFU rezidivierende Harnblasenauslassengen und Enddarmverengungen möglich. Ein weiterer Schwachpunkt der klassischen HIFU ist ein fehlender prognostischer Nadir, also der niedrigste durch eine Strahlentherapie erreichbare PSA-Wert. Bei der Kryoablation beträgt dieser < 0,1 ng/ml.

Dennoch scheint das Konzept der Ultraschall-Behandlung der Prostata derzeit eine Renaissance zu erleben mit der sogenannten fokalen Therapie. Dahinter steckt die ausschließliche Behandlung des im Rahmen der MRT-gestützten Stanzbiopsie festgestellten Tumorareals. Daraus wird deutlich, dass diese Behandlungsmethode nur für ausgewählte Patienten mit Niedrigrisiko-Konstellation in Frage kommt. Da für diese erst seit 2015 angebotene Therapieoption noch keine Prognosekriterien existieren, ist eine Behandlung nur im Rahmen von mehreren aktuell laufenden Studien möglich.

Wie ging es Ihnen nach der Operation?

Markus W.:

» *Vor und nach der Operation habe ich durch die gute Betreuung im Krankenhaus das Ganze gut verarbeitet und mich doch recht gut gefühlt. Ein Problem war eher, nichts tun zu dürfen und zu können. Jede Anstrengung machte mich fertig, zugleich war aber jeder Schritt mehr eine Motivation.* «

Oliver K.:

» *Unmittelbar nach der Operation litt ich unter der allgemeinen Schwäche, hatte leichte Schmerzen und depressive Momente.* «

Typische Operationskomplikationen

Die Hauptfolgen, die bei allen Patienten mit radikaler Prostatektomie unabhängig von Zugangsweg oder Methode mehr oder weniger stark auftreten, sind Belastungsinkontinenz und erektile Funktionsstörung. Durch die bereits angesprochenen Verbesserungen des anatomischen Wissens und dessen Umsetzung in die OP-Methodik konnte das Ausmaß dieser Störungen in den letzten Jahrzehnten deutlich verringert werden.

Grundsätzlich sind Komplikationsmöglichkeiten während (intra-) und nach (postoperativ) der Operation zu unterscheiden:

Intraoperative Komplikationen:
- Blutungen und Nachblutungen (bis zu 5 Prozent)
- Enddarmverletzungen (0,5–1 Prozent)
- Harnleiterverletzungen (< 1 Prozent)
- Lungenembolien (sehr selten)

Postoperative Komplikationen:
- Belastungsharninkontinenz (anfangs 100 Prozent, dauerhaft belastend < 5 Prozent)
- Erektile Dysfunktion (anfangs 100 Prozent, bis zu 24 Monate verbesserungsfähig)
- Wundheilungsstörungen (< 5 Prozent)
- Lymphzystenbildung (v.a. nach extendierter Lymphadenektomie häufig, aber selten behandlungsbedürftig)
- Anastomosenengen durch Vernarbungen (selten)

Hierbei sind insbesondere Wundheilungsstörungen stark von der körperlichen Konstitution des Patienten bei offenchirurgischen Eingriffen abhängig. Sie werden auch beim seltenen Operationszugang über den Dammbereich öfter angetroffen. Auch Anastomosenengen, also Vernarbungen an der Vereinigungsnaht von Harnröhre und Harnblasenhals, sind stark patientenabhängig. Lymphzystenbildung tritt zumeist erst Wochen nach dem Eingriff auf und entsteht in der Regel nur nach einer Lymphknotenentfernung. Die dünnen Lymphgefäße sind nicht sichtbar und können daher nicht unterbunden werden. So läuft die Lymphe in den Bauchraum, wo sich langsam sogenannte Lymphozelen bilden, wenn durch Verwachsungen die Resorption der Lymphe im Bauchraum nicht gelingt. Nur bei Beschwerden, etwa Unterbauchschmerzen oder Fieber, muss eine Behandlung erfolgen.

Was die häufige Operationsfolge Potenzstörung angeht, so ist wichtig zu wissen, dass sich diese zumindest teilweise spontan in einem Zeitraum von zwei Jahren erholen kann. Hilfsmittel unterschiedlicher Art sind jedoch zumeist dauerhaft erforderlich. Die Belastungsharninkontinenz kann in der überwältigenden Mehrheit der Fälle durch einfache Beckenbodengymnastik so gelindert werden, dass nur noch eine Sicherheitseinlage dauerhaft vonnöten ist. Vor allem bei lokal fortgeschrittenen Tumoren kann es aber nötig werden, die Prostata sehr tief am Schließmuskel abzusetzen. In diesen seltenen Fällen (2 bis 3 Prozent) erholt sich die Inkontinenz oftmals nicht zufriedenstellend und die Anlage eines künstlichen Schließmuskels oder einer Kontinenz fördernden Harnröhrenschlinge kann erforderlich werden.

Fragen rund um die radikale Prostatektomie

Es ist ganz normal, dass Sie als Patient und Ihre Partnerin trotz in der Regel guter Prognose und eines sehr etablierten Therapieverfahrens viele Fragen zum Vorgehen haben.

Wie komme ich zu einem Operationstermin?
Ihr Urologe wird im Normalfall nach der gemeinsamen Festlegung auf eine Therapiestrategie mit Ihnen einen Operationstermin für Sie vereinbaren. Wählen Sie, wenn möglich, eine heimatnahe Klinik, die über eine entsprechende Erfahrung mit dem gewählten Eingriff verfügt. Rechnen Sie mit einer Wartezeit von bis zu zwei Monaten. Es ist verständlich, dass Sie so schnell wie möglich den Eingriff hinter sich bringen wollen. Jedoch gilt hier wie immer, dass Sorgfalt vor Schnelligkeit geht. Die schnellste Terminzusage bedeutet nicht automatisch auch die bestmögliche Qualität für das onkologische Ergebnis. Es ist bekannt, dass für das im Allgemeinen sehr langsam wachsende Prostatakarzinom eine Therapie innerhalb von zwei bis drei Monaten ohne Nachteil für Sie ist.

Welche Form der Prostatektomie ist für mich am besten?
Die Entscheidung, welche Form der Therapie – offenchirurgisch oder laparoskopisch, konventionell oder robotisch-assistiert – bei Ihnen angewendet wird, trifft nach sorgfältiger Prüfung der Operateur. Dazu werden Sie mindestens einen Tag vor dem geplanten Operationstermin in die Klinik gebeten, wo Sie nochmals untersucht werden und Ihre Vorerkrankungen und Voroperationen aufgenommen werden. Hier wird auch eine ausführliche Aufklärung über alle Schritte der Operation erfolgen und Sie werden vom Narkosearzt für den Eingriff vorbereitet.

Wie geht es mir nach der Operation?
In der Regel werden Sie wenige Stunden nach der Operation wieder auf die urologische Station verlegt, bei bestimmten Vorerkrankungen werden Sie ggf. aber auch ein oder zwei Tage auf der Intensivstation überwacht werden. Bereits am ersten Tag postoperativ werden Sie vom Pflegepersonal mobilisiert werden, das heißt, Sie werden mit Unterstützung aufstehen und sich ein wenig bewegen.

Schmerzen sind nach einem so umfangreichen Eingriff wie der radikalen Prostatektomie völlig normal, Sie werden natürlich entsprechende Schmerzmittel erhalten. Das

Schmerzempfinden ist aber bei jedem Patienten anders, sodass Sie sich bei Schmerzen jederzeit an ihren betreuenden Stationsarzt oder das Pflegepersonal wenden dürfen und sollen.

Ein anderes auftretendes Problem nach der Operation ist eine gewisse Neigung zur Verstopfung durch die intraoperativ herbeigeführte Darmlähmung. In manchen Fällen muss der Stuhlgang nach der Operation medikamentös wieder angeregt werden.

Die Krankenhausverweildauer beträgt in der Regel fünf bis acht Tage, wobei nach offenchirurgischem Eingriff der Aufenthalt in der Regel länger als nach laparoskopischer Operation ist.

Werde ich einen Harnröhrenkatheter erhalten?
Eine Harnableitung nach Operation ist unerlässlich. Die im Rahmen des Eingriffs erfolgte Naht zwischen Harnröhre und Harnblasenauslass muss möglichst rasch zusammenwachsen, was aber nur funktioniert, wenn die Blasenentleerungsfunktion für einige Tage ausgeschaltet wird. In den meisten Fällen wird der Katheter heute jedoch bereits nach fünf bis sieben Tagen entfernt. Dem geht eine Dichtigkeitsprüfung der Anastomose voraus. Dies ist eine Röntgenuntersuchung nach Einfüllung von Kontrastmittel über den liegenden Katheter. Diese Untersuchung ist für Sie schmerzlos.

Brauche ich eine Nachbehandlung oder REHA-Maßnahme?
Sobald der Katheter entfernt werden konnte, in der Regel noch während ihres stationären Aufenthalts, erhalten Sie von der physiotherapeutischen Abteilung des Sie versorgenden Krankenhauses eine erste Einführung in die Beckenbodengymnastik. Diese ist ganz wesentlich, da nach Entfernung des Katheters nahezu jeder Patient eine mehr oder weniger ausgeprägte Harninkontinenz aufweist. Durch regelmäßige Durchführung der einfachen Übungen kann schon sehr bald eine beachtliche Frühkontinenz erreicht werden, die im Rahmen der sich anschließenden REHA-Maßnahme, die stationär oder ambulant erfolgen kann, weiter optimiert wird. Die Planung einer stationären Anschlussheilbehandlung, sollten Sie sich dafür entscheiden, wird vom Sozialdienst des Krankenhauses zusammen mit Ihnen und Ihrer Krankenkasse erfolgen.

Wiederauftreten des Krebses nach Operation

Beim initial lokal begrenzten Prostatakarzinom ist auch nach radikaler Prostatektomie in bis zu 15 Prozent (Stadium pT2) bzw. 40 Prozent (Stadium pT3) der Fälle von einem PSA-Anstieg als Zeichen des Wiederauftretens des Krebses auszugehen. Dieses sogenannte Rezidiv ist meist lokal begrenzt. Daher ist die regelmäßige Nachsorgeuntersuchung des Patienten erforderlich.

Erst recht gilt das für Fälle, in denen bei Untersuchung des OP-Präparats ein Einwachsen des Tumors (Infiltration) in die Samenblasen oder eine unvollständige Entfernung des Karzinoms (R1-Situation) festgestellt wird. Hier wird immer, vor allem aber bei postoperativem PSA-Wert über der Nachweisgrenze, eine Nachbestrahlung der einstigen Prostataregion empfohlen.

Lokalrezidiv oder Metastasierung?

Während ein rapider PSA-Anstieg postoperativ zumeist für das Vorliegen von Lymphknoten- oder Organmetastasen spricht, ist ein langsamer PSA-Anstieg typisch für das Lokalrezidiv, also das erneute Wachstum von Karzinomzellen im Bereich der einstigen Prostataloge. Dann handelt es sich bei der empfohlenen Bestrahlung nicht mehr um eine begleitende Behandlung, sondern um eine sogenannte Salvage-Radiatio bei Lokalrezidiv.

Nicht immer kann sicher zwischen einem Lokalrezidiv und einer bereits eingetretenen systemischen Metastasierung unterschieden werden. Das gilt vor allem bei schnell steigenden PSA-Werten. Neben der transrektalen Sonografie, die ein Lokalrezidiv vermuten lassen kann, gibt es hier seit

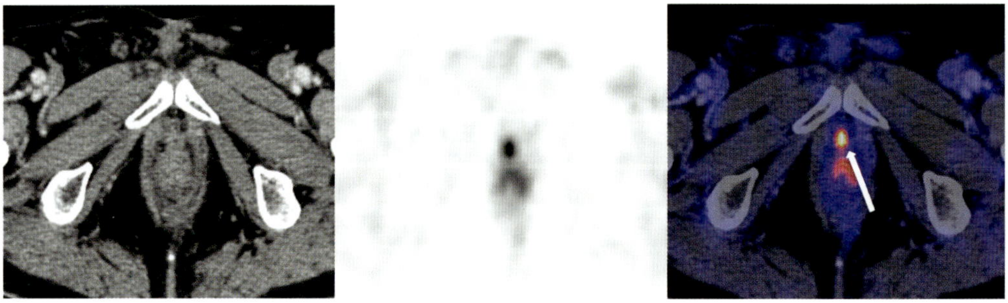

Lokalrezidiv nach radikaler Prostatektomie (PSA 0,7 ng/ml) im 68Ga-PSMA-PET/CT. Die einzelnen Abbildungen zeigen von links nach rechts ein konventionelles Kontrast-verstärktes Computertomogramm, den PET-Datensatz und die Fusion beider Bilder. Der gelblich leuchtende Herd entspricht einem Lokalrezidiv (Pfeil) (Quelle: Nuklearmedizinische Klinik und Poliklinik des Klinikums Rechts der Isar, München. Abdruck mit freundlicher Genehmigung von PD Dr. Matthias Eiber).

wenigen Jahren eine neue diagnostische Methode, mit der festgestellt werden kann, ob und, wenn ja, welche Art von Rezidiv bei PSA-Anstieg (sogenannter biochemischer Progress) vorliegt. Waren in früheren Jahrzehnten lediglich Knochenmetastasen per Skelettszintigrafie oder Magnetresonanztomografie (MRT) nachzuweisen (zumeist aber erst bei PSA-Werten > 10 ng/ml), lassen sich nun mit dem PET-Computertomogramm auch Lymphknotenmetastasen und Lokalrezidive relativ sicher radiologisch nachweisen (in der Regel ab PSA-Werten von 1 bis 2 ng/ml).

Da bekannt ist, dass die Höhe des PSA-Werts für den Therapieerfolg insbesondere einer Radiatio bei Lokalrezidiv von großer prognostischer Bedeutung ist, wurde in den letzten Jahren immer wieder versucht, die Sensitivität nuklearmedizinischer Methoden zu verbessern. Durch das sogenannte PSMA-PET-CT, das bereits bei PSA-Werten von unter 1 ng/ml nicht nur Lokalrezidive, sondern auch kleine Lymphknoten-Metastasen nachweisen kann, ist hier seit kurzem eine revolutionäre Neuerung in der Diagnostik des Prostatakarzinoms verfügbar. Dadurch kann zum einen ein Lokalrezidiv ausgeschlossen und damit eine Bestrahlung vermieden werden, wenn der PSA-Anstieg durch hier und da im Rahmen der Operation zurückbleibende und ebenfalls durch Wachstum gekennzeichnete gutartige Restzellverbände verursacht wird, zum anderen aber auch frühzeitig systemische Metastasierung unabhängig von einem Lokalrezidiv nachgewiesen werden.

Vor allem bei schlecht und entdifferenzierten Tumoren (Gleason-Score ≥ 8) verlieren die Krebszellen zunehmend die Fähigkeit zur PSA-Expression, sodass im Rahmen der neuen diagnostischen Methode immer wieder

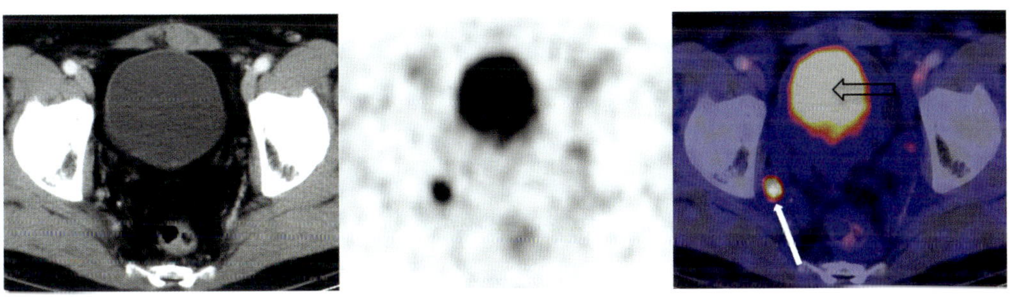

Singuläre Lymphknotenmetastase nach radikaler Prostatektomie (PSA 0,5 ng/ml) im 68Ga-PSMA-PET-CT. Die einzelnen Abbildungen zeigen von links nach rechts ein konventionelles kontrast-verstärktes Computertomogramm, den PET-Datensatz und die Fusion beider Bilder. Der kleine leuchtende Herd zeigt eine erhöhte PSMA Expression in einem kleinen Lymphknoten passend zu einer Lymphknotenmetastase (Pfeil), die größere Anreicherung (Hohlpfeil) stellt Aktivität in der Harnblase dar. (Quelle: Nuklearmedizinische Klinik und Poliklinik des Klinikums Rechts der Isar, München. Abdruck mit freundlicher Genehmigung von PD Dr. Matthias Eiber).

auch Skelettmetastasen bei überraschend kleinen PSA-Werten festgestellt werden. Vor allem bei einzelnen Lymphknotenmetastasen ergeben sich so ganz neue Therapieoptionen, etwa die Resektion gut zugänglicher Metastasen, was eine antihormonale Behandlung vermeiden oder zumindest deutlich verzögern kann.

An dieser Stelle ein persönliches Wort

Die operative Behandlung des Prostatakarzinoms ist zunächst von der zeitlichen Perspektive her sehr überschaubar. Nach weniger als einer Woche Krankenhausaufenthalt ist in der Regel die eigentliche Therapie abgeschlossen und Sie können wieder nach Hause.

Gleichwohl ist die Zeit bis zur vollständigen Rekonvaleszenz deutlich länger. Und diese Zeit gilt es nun für Sie beide zu gestalten und mit den Problemen vertrauensvoll umzugehen.

Für Sie als Betroffener stehen zunächst die Bemühungen zur Wiedererlangung der Kontinenz im Vordergrund. Im Rahmen des stationären Aufenthalts, aber auch der sich anschließenden Anschlussheilbehandlung werden Sie intensiv in die Übungen zur Beckenbodengymnastik eingeführt. Entscheidend für die langfristige Entwicklung einer zufriedenstellenden, zumeist sogar sehr guten Möglichkeit, den Urin zu halten, ist die kontinuierliche Fortsetzung der einfachen Übungen. Patienten, die bei Erreichen guter Kontinenzbedingungen mit den Übungen aufhören, erleben meist wieder eine Verschlechterung der Kontinenzsituation.

Hier können Sie als Partnerin durch Motivierung des Patienten einen großen Beitrag leisten. Schon zehn Minuten Beckenbodengymnastik am Tag sind für einen dauerhaften Therapieerfolg ausreichend. So können Sie erreichen, dass der Patient entweder gar keine oder nur noch eine Sicherheitseinlage benötigt. Es ist keine Schande, eine solche Einlage zu tragen, auch wenn das viele Männer so empfinden. Sie können hier die Lebensqualität Ihres Partners durch entgegengebrachtes Verständnis deutlich verbessern. Vielleicht erinnern Sie ihn an die Zeit, als Sie nach der Geburt Ihrer Kinder gerade auch solche Übungen gemacht haben?

Dasselbe gilt selbstverständlich für die Störungen der Potenz, die natürlicherweise nach jeder operativen Therapie bestehen. Wenn nicht schon präoperativ massive Störungen der erektilen Funktion existiert haben, lässt sich mit einfachen Maßnahmen ein zufriedenstellendes Liebesleben erhalten. Wichtiger noch als alle Therapiemaßnahmen des weiterbehandelnden Urologen ist jedoch auch hier Ihr Verständnis für Ihren Partner. Erfahrungen zeigen, dass sich die sexuelle Funktion bis zu zwei Jahre nach der Operation nach und nach wieder bessern kann. Entdecken Sie andere Formen des sexuellen Erlebens und gehen Sie behutsam miteinander um.

Dirk Böhmer

Strahlentherapie

Die Strahlentherapie ist eine der wirksamsten Methoden zur Therapie des Prostatakarzinoms. Die Möglichkeiten und Standards der Strahlentherapie sind vielfältig.

Therapieindikation: kurativ oder palliativ

Patienten, die an einem Prostatakarzinom erkranken, haben meist mehrere Therapiemöglichkeiten. Die erste Entscheidung betrifft die Frage, ob eine Heilung möglich ist (kurativ) oder nicht (palliativ). Die Antwort hängt von mehreren Faktoren ab. Dabei spielen das Alter, schwere Begleiterkrankungen und die Lebenserwartung des Patienten eine entscheidende Rolle.

Alter Ist der Patient alt (z. B. >80 Jahre) und hat er schwere Begleiterkrankungen wie zum Beispiel Herz- oder Lungenleiden, ist ein Therapieansatz, der eine Heilung verfolgt (kurativer Ansatz), oft nicht sinnvoll, da der Patient ein hohes Risiko hat, die kurative Therapie nicht oder nur mit großer Verschlechterung der Lebensqualität zu überleben.

Begleiterkrankungen Der zweite wichtige Faktor ist die Ausbreitung der Erkrankung. Hat sich das Prostatakarzinom bereits bei der Diagnose im Körper ausgebreitet (Fernmetastasen), so ist eine kurative Behandlung des Prostatakarzinoms in der Regel nicht mehr möglich. Hier stehen die Verbesserung der Lebensqualität und die Bekämpfung von Symptomen (z. B. Schmerzen) im Vordergrund.

Lebenserwartung Für Patienten mit einer Lebenserwartung von mehr als zehn Jahren und gutem Allgemeinzustand mit einem begrenzten Prostatakarzinom ist die kurative Therapie anzustreben. Es stehen mehrere Therapieoptionen zur Verfügung.

Einteilung in Risikogruppen

Die Therapieentscheidung wird nach Risikofaktoren und dem Behandlungswunsch sowie dem Alter des Patienten getroffen. Die Risikogruppen werden anhand des Gleason-Summen-Wertes, des PSA-Wertes und des Tastbefundes bzw. des Ergebnisses einer Ultraschall- oder MRT-Untersuchung

bestimmt und zeigen an, wie hoch das Risiko eines Rückfalls nach leitliniengerechter Therapie ist. Im Kapitel »Die Therapieentscheidung – Sie entscheiden mit« (Seite 38) werden die Zusammenhänge ausführlich beschrieben. Die Tabelle zeigt eine Übersicht die Risikogruppen mit den entsprechenden Werten.

Für Patienten mit niedrigem Risiko steht die Option einer sogenannten »active-surveillance«-Strategie (aktive Überwachung) zur Verfügung, da man festgestellt hat, dass eine aktive Therapie (Operation oder Bestrahlung) zu keiner Verbesserung der Lebenserwartung führt. Patienten, die trotzdem eine Behandlung wünschen, haben die Wahl zwischen einer radikalen Operation mit Entfernung der Prostata, der Samenblasen und der Lymphknoten und einer Strahlentherapie, die entweder als äußere Bestrahlung (auch perkutane Radiatio genannt) oder als innere Bestrahlung (sogenannte Brachytherapie) erfolgen kann.

Argumente für eine Strahlentherapie

Die Entscheidung für oder gegen eine Bestrahlung oder eine Operation ist von Patient zu Patient individuell zu treffen. Dabei spielen auch der Wunsch des Patienten (Angst vor Operation oder Bestrahlung etc.) und die jeweiligen Risiken und Nebenwirkungen der einzelnen Therapiearten eine Rolle.

Ein wichtiges Kriterium für die Entscheidung ist die Operationsfähigkeit: Bestehen Erkrankungen, die eine Operation nicht möglich machen (Narkosefähigkeit eingeschränkt, schwere Allgemeinerkrankungen, etc.), so ist die primäre Strahlentherapie zu empfehlen. Auch das Alter spielt hier eine wichtige Rolle. Ab einem Alter von ca. 70 Jahren bringt die Operation keinen Vorteil im Überleben mehr. Außerdem, und das ist für die Lebensqualität der Patienten besonders wichtig, nimmt die Rate der Inkontinenz (Unfähigkeit den Urin zu halten) postoperativ ab ca. 70 Jahren deutlich zu.

Umgekehrt gibt es Erkrankungen, die eine Strahlentherapie unmöglich machen

Risikogruppen

Risiko	Gleason-Summe	PSA-Wert	Tastbefund oder Bildgebung
Niedriges Risiko	2–6	‹10	T1c–T2a
Mittleres Risiko	7	10–20	T2b
Hohes Risiko	8–10	›20	T2c–T4

(z. B. Fanconi-Anämie, Ataxia teleangiectatica (Louis-Barr-Syndrom)) oder bei denen eine Strahlentherapie mit einer erhöhten Nebenwirkungsrate einhergeht (z. B. schwere Störungen beim Wasserlassen, chronisch-entzündliche Darmerkrankungen (z. B. Colitis ulcerosa und Morbus Crohn etc).

Man unterscheidet neben den Risikogruppen ein lokal begrenztes von einem lokal fortgeschrittenen Prostatakarzinom. Im Gegensatz zu fortgeschrittenem Prostatakrebs ist der lokal begrenzte Tumor auf die Prostata begrenzt und zeigt keine Lymphknotenabsiedlungen. Je weiter der Krebs fortgeschritten ist und je nach Risikofaktoren ändert sich die Therapieempfehlung.

Perkutane Strahlentherapie

Die Strahlentherapie ist eine nebenwirkungsarme Therapie für Patienten mit Prostatakrebs. Werden moderne Behandlungstechniken eingesetzt, wie die intensitätsmodulierte Strahlentherapie (IMRT) und die bildgestützte Strahlentherapie (IGRT), und eine ausreichend hohe Strahlendosis verabreicht (mindestens 76 Gray), so ist eine hohe Tumorkontrolle mit einer nur geringen Rate von Nebenwirkungen, welche die Lebensqualität beeinträchtigen können, zu erreichen.

Je nach Risikogruppe sind zwischen 70 Prozent und 90 Prozent der Patienten innerhalb von fünf Jahren nach der Therapie ohne PSA-Rückfall. Im Vergleich zur radikalen Operation sind die Ergebnisse der Strahlentherapie für die jeweilige Risikogruppe gleich gut. Bei hohem Risiko reichen oft die alleinige Operation oder Bestrahlung nicht aus. Es muss eine zusätzliche Bestrahlung nach Operation oder eine Medikamententherapie mit der Bestrahlung erfolgen, um eine möglichst geringe Rückfallrate zu erreichen.

Durchführung der perkutanen Strahlentherapie

Als perkutane Strahlentherapie bezeichnet man eine Behandlung mit beschleunigten Röntgenstrahlen (genannt Photonen), die in einem Linearbeschleuniger erzeugt werden. Sie wird häufig auch als 3-dimensionale konformale Strahlentherapie (3D-CRT) bezeichnet. Als Standard wird die Behandlung in ca. 40 Einzelsitzungen mit einer Dosis von 1,8–2,0 Gray und Gesamtdosen von mehr als 74,0 Gy bis ca. 80,0 Gray durchgeführt.

Die intensitätsmodulierte Strahlentherapie (IMRT) ist eine verbesserte 3D-CRT, bei der durch kontinuierliche Veränderungen des Photonenstrahls mittels beweglicher Bleilamellen die Volumina des Bestrahlungsgebietes unterschiedlich hohe Dosen erhalten. Dadurch ist eine Schonung der umliegenden gesunden Gewebe bei optimaler Erfassung des Zielgebietes möglich. Analysen mit insgesamt 6102 und 7244 Patienten, die entweder eine IMRT oder eine 3D-CRT erhalten hatten, zeigten eine signifikante Verminderung sowohl der Akut- und Spätdarmnebenwirkungen als auch der Rate von Darmentzündungen/Blutungen durch die IMRT. In Deutschland hat die Anwendung der IMRT bei Prostatakarzinomen eine hohe Verbreitung erlangt und kann als Standard angesehen werden.

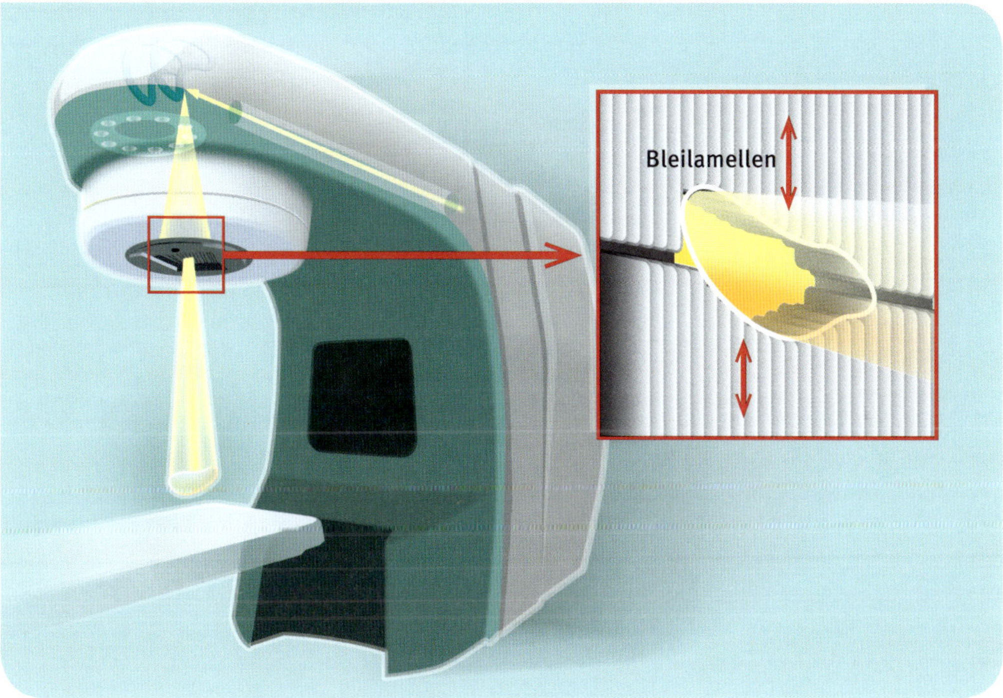

Schema eines Linearbeschleunigers. Das Strahlbündel wird mit Bleilamellen, die im Strahlerkopf liegen, moduliert (roter Pfeil). Feine Bleilamellen, die die Form des Strahls an den Tumor anpassen.

Schädigen die Strahlen benachbarte Gewebe?

Die vom Körper aufgenommene Strahlendosis wird in Gray (Gy) angegeben. Die nötige Gesamtmenge der Strahlentherapie richtet sich nach der Art des Krebses. Während einige Tumoren (z. B. Lymphknotenkrebs) sehr strahlenempfindlich sind und schon mit einer Dosis von ca. 40 Gy geheilt werden können, ist die notwendige Heilungsdosis bei einem Prostatakarzinom ca. doppelt so hoch. Die tägliche Strahlenmenge von 1,8 Gy bis 2,0 Gy wird von den meisten gesunden Geweben im Körper sehr gut toleriert, vor allem wenn der bestrahlte Bereich sehr klein ist. Je größer das Bestrahlungsvolumen, umso stärker können Nebenwirkungen sein.

Wie die Tumoren, so reagieren auch die gesunden Gewebe unterschiedlich empfindlich auf die Bestrahlung. Zum Beispiel ist das Knochenmark (Ort der Produktion von Blutzellen) sehr strahlenempfindlich. Hier führt eine Ganzkörperdosis von nur 4 Gy bei den meisten Menschen zum Tode durch einen Verlust der Bildung von gesunden Blutzellen. Die Organe im Bereich der Prostata dagegen (Darm, Harnblase und Harnröhre) sind gegen die Bestrahlung relativ unempfindlich, sodass ein dauerhafter schwerer Gewebeschaden eher unwahrscheinlich ist.

Weiterentwicklung: bildgeführte Bestrahlung
Zur Sicherstellung der korrekten Patientenposition während der Bestrahlung wird zunehmend die bildgeführte Bestrahlung (Image-Guided-Radiotherapy, IGRT) in Deutschland eingesetzt. Die Möglichkeiten einer genauen Positionierung der Prostata mithilfe von in die Prostata implantierten Goldmarkern, mittels Ultraschall oder mit einer unmittelbar vor der Bestrahlung durchgeführten Computertomografie erhöhen die Genauigkeit der Bestrahlung noch weiter und führen gleichzeitig zu einer Verminderung von Nebenwirkungen.

Als Beispiel ist ein Bild einer Marker-basierten IGRT zu sehen (Abbildung Seite 65). Nachdem der Patient bequem auf dem Behandlungstisch liegt, wird eine Aufnahme erstellt und diese mit der optimalen Position des Patienten elektronisch verglichen. Eine eventuelle Abweichung wird durch eine automatische Tischbewegung korrigiert und der Patient dann in der präzisen Position bestrahlt. Die Bestrahlung selbst dauert nur etwa zwei bis drei Min., für die gesamte Sitzung sind ca. 12 bis 15 Minuten zu erwarten. Diese Prozedur wird täglich wiederholt, um eine exakte Positionierung während der gesamten Strahlentherapie zu gewährleisten.

Perkutane Strahlentherapie mit Hormontherapie?

Viele Studien mit vielen Tausend Prostatakrebspatienten, die eine alleinige Bestrahlung mit einer Bestrahlung und zusätzlicher Hormontherapie (Seite 72) verglichen haben, sind in den letzten 25 Jahren durchgeführt worden. Die Ergebnisse sind für viele Patienten sehr eindeutig:

Für Patienten mit einer gutartig vergrößerten Prostata (größer als ca. 60 cm³) kann eine vorausgehende drei- bis sechsmonatige Hormontherapie die Prostata derart verkleinern, dass die Bestrahlung sicherer und schonender erfolgen kann.

- Patienten mit niedrigem Risiko benötigen keine Hormontherapie, da die Ergebnisse nicht verbessert werden, aber die Nebenwirkungen der Hormontherapie erheblich sein können.
- Patienten mit mittlerem Risiko können mit zwei gleichwertigen Therapiekonzepten bestrahlt werden. Eine sechsmonatige Hormontherapie zusätzlich zur Bestrahlung verbessert die Heilungschancen gegenüber einer alleinigen Bestrahlung mit niedriger Dosis. Die zweite Alternative ist ein Verzicht auf die Hormontherapie und die Dosiserhöhung der Bestrahlung auf über 76 Gray. Die erhöhte Strahlendosis scheint die Hormontherapie zu kompensieren, sodass sie nicht notwendig wird.
- Patienten mit hohem Risiko müssen eine Hormontherapie für die Dauer von 18 bis 36 Monaten erhalten, wenn sie die optimale Sicherheit haben wollen. Diese Langzeithormontherapie verringert gegenüber einer sechsmonatigen die Chancen für das Krebsüberleben, das Auftreten eines PSA-Rezidivs oder von Metastasen sicherer.

An dieser Stelle ein persönliches Wort

Zunächst ein wichtiger Hinweis: Kommen Sie gut vorbereitet zur perkutanen Bestrahlungssitzung. Eine falsche Vorbereitung kann die Nebenwirkungen erhöhen und den Therapieerfolg verschlechtern. In der Regel erfolgt die perkutane Bestrahlung mit halb gefüllter Blase und entleertem Darm. Bevor Sie zur Bestrahlung gehen, sollten Sie noch einmal zur Toilette gehen und anschließend auf dem Weg zur Therapie 500 bis 700 ml Wasser trinken. Das gewährleistet eine gute Blasenfüllung.
Auch die Pflege der Haut, vor allem im Analbereich, ist wichtig. Für die Details sollte jeder Patient mit dem behandelnden Radioonkologen besprechen, da es viele individuelle Möglichkeiten der geeigneten Pflege gibt. Zum Beispiel ist eine vorsichtige Reinigung nach dem Stuhlgang wichtig, um das Risiko für Hautentzündungen im Analbereich zu verringern. Die individuelle Qualitätssicherung und Pflege wird von Klinik zu Klinik verschieden geplant und durchgeführt. Über die Einzelheiten der Qualitätssicherung während Ihrer Bestrahlung wird Sie Ihre behandelnde Ärztin / Ihr behandelnder Arzt genau informieren.
An Ihrem Alltag wird sich während der Bestrahlungstherapie kaum etwas ändern. Ernähren Sie sich ganz normal, aber meiden Sie blähende Speisen (Hülsenfrüchte, Zwiebeln, Äpfel oder Birnen etc.). Auch zusätzliche Vitamine sollten Sie nicht einnehmen, da die Vitamine A, C und E als »Radikalfänger« wirken und somit der Strahlenwirkung entgegenwirken können. Die perkutane Strahlentherapie wird ambulant durchgeführt, was die gute Verträglichkeit der Therapie zeigt. Nach einer perkutanen Therapiesitzung geht es Ihnen sehr gut. Sie sind in der täglichen Lebensqualität nicht oder nur geringgradig eingeschränkt. Meist können Sie Ihrem Job normal nachgehen. Viele Patienten berichten über eine gewisse Müdigkeit oder einen Leistungsverlust (Fatigue-Syndrom (Seite 220)), die einige Zeit nach der Bestrahlung auftreten, aber wieder verschwinden. Betätigen Sie sich körperlich, aber meiden Sie eine übermäßige Belastung sowie Radfahren, Schwimmen oder Saunabesuche während der Therapie.

Brachytherapie

Das Wort »brachy« kommt aus dem Griechischen und bedeutet »kurz« oder »nah«. Daher wird die Brachytherapie oft auch als »Nahbestrahlung« bezeichnet. Es handelt sich dabei um eine Strahlentherapiemethode, bei der eine hochaktive Strahlenquelle direkt an oder in einen Tumor eingebracht wird. Bei der Brachytherapie der Prostata unterscheidet man die LDR-Brachytherapie (»Low-Dose-Rate«), auch Seeds-Therapie genannt, von der HDR-Brachytherapie (»High Dose Rate«), auch als Afterloading bezeichnet.

Durchführung der Brachytherapie

Bei beiden Therapien werden unter Vollnarkose und mittels Ultraschall im Enddarm Hohlnadeln über den Damm in die Prostata eingeführt, über die dann die Strahler in den Körper eingebracht werden. Dies erfolgt unter direkter Sicht mittels Ultraschallkontrolle im Enddarm. Nach Einlage der Nadeln werden die Nadelpositionen bestimmt und eine aktuelle Berechnung der Strahlendosis in der Prostata durchgeführt, um eine individuell optimale Therapie zu erreichen. Diese zielt darauf ab, mit einer hohen Dosis im Bereich der Prostata und einer möglichst geringen Dosis im Bereich der gesunden umgebenden Organe, insbesondere des Enddarmes und der Harnblase sowie der Harnröhre, zu bestrahlen.

LDR-Brachytherapie: Bei dieser Therapie werden kleine radioaktive Stäbchen, sogenannte Seeds, über offene Hohlnadeln in die Prostata eingebracht und verbleiben für immer dort (permanente Brachytherapie), Diese Therapie wird als einmalige Sitzung in Narkose durchgeführt, damit ist die Einlage der strahlenden Seeds beendet. Bei dieser Therapie strahlen die radioaktiven Stäbchen über einen langen Zeitraum (mehrere Monate).

HDR-Brachytherapie: Bei der HDR-Brachytherapie werden verschlossene Hohlnadeln verwendet. Hierbei wird die Strahlenquelle erst im Patienten platziert, wenn das behandelnde Personal den Raum verlassen hat (»Nachladeverfahren«, sog. Afterloading). Dies geschieht mit einer Maschine, die die Strahlenquelle, die an einen Stahldraht geschweißt ist, automatisch an die vorher berechneten Positionen

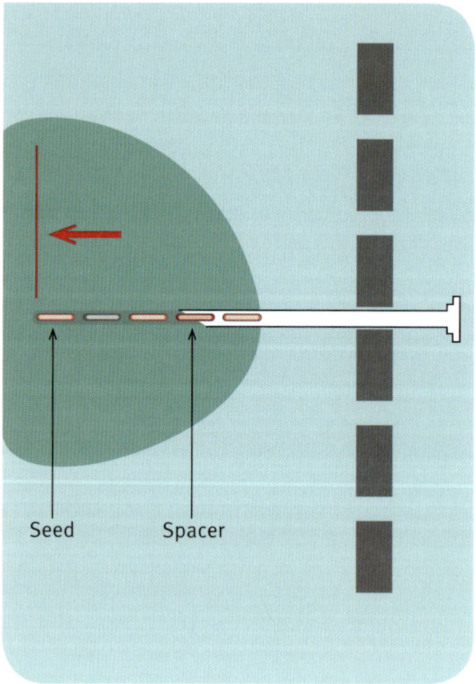

▲ LDR-Brachytherapie. Die Nadeln sind am Ende offen, damit die radioaktiven Seeds in der Prostata abgelegt werden können.

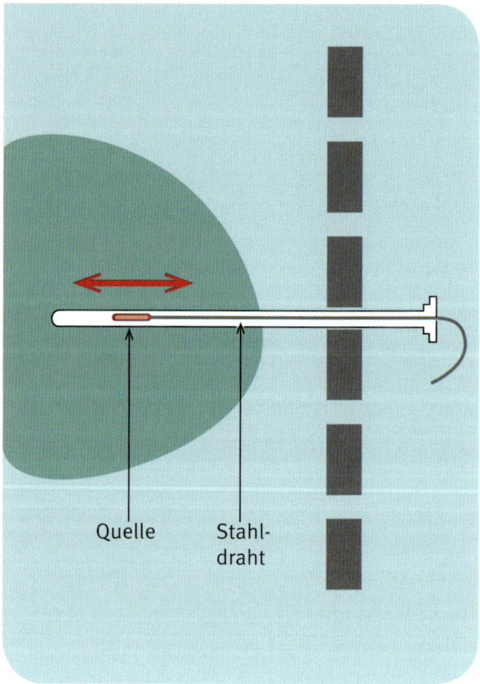

▲ HDR-Brachytherapie. Die Nadeln sind am Ende verschlossen, die Strahlung erfolgt durch die Nadelwand hindurch.

im Patienten fährt, wo sie wenige Minuten verbleibt. Nach Abschluss der Therapie werden die Nadeln wieder aus dem Körper entfernt, sodass nichts im Körper zurückbleibt (temporäre Brachytherapie). Die Nadeln werden am Ende der Therapie wieder in einen Blei-Sicherheitsbehälter zurückgefahren. Die HDR-Brachytherapie wird in der Regel zweimal, jeweils im Abstand von einer Woche, durchgeführt. Bei den meisten Patienten wird sie mit einer Bestrahlung von außen kombiniert.

Mögliche Komplikationen

Wie bei jeder Behandlung, bei der die intakte Haut verletzt wird, kann es zu Blutungen im Becken und Entzündungen der Prostata kommen. Zur Vorbeugung gegen eine Entzündung werden vor der Brachytherapie Antibiotika verabreicht (meist in die Vene), die bei manchen Patienten auch noch einige Tage nach der Behandlung notwendig sind. Eine Blutung lässt sich nie ganz vermeiden, schwere Blutungen, die eine Transfusion von Fremdblut oder eine Operation notwendig machen, sind sehr selten.

So bereiten Sie sich vor

In den Tagen vor einer Brachytherapie sollten Sie keine schweren Nahrungsmittel essen. Bevorzugen Sie leichte Kost, die gut verdaulich ist. Zur Vorbereitung auf die Behandlung werden Sie von einem Narkosearzt über die Narkose während der Nadeleinlage informiert und aufgeklärt. Vor der eigentlichen Prozedur dürfen Sie mindestens vier Stunden nichts essen und trinken. Die Haare im Bereich des Dammes werden rasiert, um die Entzündungsgefahr zu vermindern. Patienten, die blutverdünnende Medikamente nehmen, müssen diese meist einige Tage vor der Therapie absetzen. Das genaue Vorgehen werden Ihr behandelnder Arzt und Ihr Narkosearzt mit Ihnen besprechen.

Wie geht es Ihnen danach?
Nach einer Seed-Brachytherapie geht es den meisten Patienten sehr gut. Die Patienten sind in der täglichen Lebensqualität nicht oder nur geringgradig eingeschränkt. Meist können berufstätige Patienten ihrem Beruf ohne größere Einschränkungen nachgehen. Da der Patient strahlende Stäbchen in seiner Prostata hat, muss vor der Entlassung eine »Freimessung« erfolgen. Dabei wird in einem Meter Abstand die vom Patienten ausgehende Strahlung gemessen. Liegt der Wert unterhalb des Grenzwertes, ist die Entlassung möglich, was bei den meisten Patienten der Fall ist. Trotzdem sollten Sie vorsichtig sein, da immer noch eine geringe Strahlenmenge von Ihnen ausgeht. So ist mindestens während der ersten drei Monate nach der Therapie der enge räumliche Kontakt mit Kindern (z. B. ein Enkelkind auf dem Schoß) zu vermeiden. Der nahe körperliche Kontakt mit Ihrer Partnerin führt zu einer geringen Strahlenbelastung, die jedoch bei erwachsenen Menschen als unkritisch angesehen wird. Eine genaue Einschätzung muss individuell vorgenommen werden. Fragen Sie daher Ihren Arzt nach der Freimessung.

Brachytherapie mit Hormontherapie?

Bisher existieren keine überzeugenden Daten, die eine Verbesserung der Strahlenwirkung durch eine gleichzeitige oder nachfolgende Hormontherapie zeigen, sodass diese bei Einsatz einer Brachytherapie wahrscheinlich nicht notwendig ist. Bei Hochrisikopatienten kann eine zusätzliche Hormontherapie möglicherweise die Behandlungsergebnisse verbessern.

Nebenwirkungen der perkutanen Strahlentherapie und der Brachytherapie

Nebenwirkungen der Strahlentherapie werden in Akut- und Spätnebenwirkungen eingeteilt. Die meisten Nebenwirkungen sind bei der perkutanen und der Brachytherapie identisch, deshalb werden sie gemeinsam betrachtet.

Akutnebenwirkungen

Als häufigste Akutnebenwirkung kommt es durch die in der Prostata wirkende Strahlung zu einer Entzündung der Harnröhre und des prostatanahen Harnblasengewebes. Dies führt zu häufigem Wasserlassen (auch nachts) und verstärktem Harn- und Stuhldrang.

Milde bis mäßige Beschwerden treten nach vielen Studien häufig auf, starke Akutnebenwirkungen jedoch nur bei ein bis drei Prozent der Patienten. Bei der Brachytherapie halten die Symptome insgesamt über einige Wochen bis Monate an, lassen aber schon nach vier bis sechs Wochen deutlich nach.

Bei ein bis zwei Prozent der Patienten kommt es nach einer Brachytherapie durch eine Schwellung der Harnröhre zu einem Harnverhalt. Diese Patienten benötigen für einen in der Regel kurzen Zeitraum einen Harnröhrenkatheter, um den Urinabfluss zu gewährleisten. Bei der perkutanen Strahlentherapie ist dies eine extrem seltene Nebenwirkung.

Auch eine Entzündung der hinter der Prostata liegenden Darmwand kann entstehen. Diese äußert sich in einem vermehrten Stuhldrang und gehäuften Stuhlgängen, aber keinem Durchfall. In schweren Fällen (weniger als ein Prozent der Patienten) sind auch Blut- oder Schleimabgänge möglich. Dann ist gegebenenfalls eine lokale Therapie mit antientzündlichen Medikamenten wie Kortison oder Salizylaten in Zäpfchenform notwendig. Auch diese Nebenwirkungen lassen im Laufe der Zeit nach und verschwinden bei den meisten Patienten vollständig.

Spätnebenwirkungen

Nach einer symptomfreien Zeit von mehreren Monaten bis Jahren kann es bei einem kleinen Teil der Patienten zu Spätnebenwirkungen kommen. Die häufigste Spätnebenwirkung ist eine Harnröhreneinengung mit schwachem Harnstrahl und unvollständiger Blasenentleerung. Sie tritt bei zwei bis drei Prozent der Patienten nach Brachytherapie und bei etwa einem Prozent nach der perkutanen Therapie auf. Oft ist diese nicht behandlungsbedürftig. Sollte eine Therapie notwendig sein, ist die enge Zusammenarbeit des behandelnden Urologen mit dem Radioonkologen notwendig, um ein optimales Ergebnis zu erzielen.

Schwere Spät-Nebenwirkungen wie höhergradige Inkontinenz, Harnröhrenstrikturen oder dauerhafte Blutungen treten nach einer modernen perkutanen Strahlentherapie relativ selten auf.

Eine weitere Spätfolge ist eine Verschlechterung der Erektionsfähigkeit. Untersuchungen im Vergleich bestrahlter und nicht bestrahlter Patienten haben gezeigt, dass die Erektionsfähigkeit bei bestrahlten Patienten in gleichem Maße abnimmt wie bei unbestrahlten Männern. »Mann« kann damit rechnen, dass innerhalb von ca. vier Jahren etwa 20 bis 30 Prozent der Männer, die vorher voll potent waren, eine Verschlechterung der Erektion feststellen. Hier sind Medikamente, wie Sildenafil (z. B. Viagra), sehr wirkungsvoll. In jedem Fall ist die Betreuung und Mitbehandlung durch einen erfahrenen Urologen bzw. Andrologen sinnvoll.

Risikofaktoren für Nebenwirkungen

Patientenseitige Risikofaktoren für das erhöhte Risiko eines Auftretens von Akut- und Spätnebenwirkungen sind

- höheres Alter
- ein großes Darmvolumen bei der Therapie
- Bauchoperationen in der Vorgeschichte
- vorbestehender Diabetes mellitus
- Hämorrhoiden
- entzündliche Darmerkrankungen

Risikofaktoren für Spätfolgen nach der Therapie sind

- vorbestehende Beschwerden beim Wasserlassen
- erfolgte Ausschabung der Prostata (TUR)
- das Vorhandensein akuter Nebenwirkungen während der Strahlentherapie

Die Therapie von Strahlennebenwirkungen sollte immer in Zusammenarbeit mit einem Radioonkologen erfolgen, um eine optimale Bündelung der Erfahrungen und eine hohe Effektivität des Nebenwirkungsmanagements fur den Patienten zu gewährleisten.

Krebs durch Strahlentherapie?
Eine häufig genannte Nebenwirkung nach Strahlentherapie ist die Krebsentstehung durch die Behandlung selbst. Es ist eine Tatsache, dass Patienten, die einer Ganzkörperbestrahlung ausgesetzt waren (z. B. Hiroshima, Tschernobyl etc.) ein erhöhtes Risiko für die Entwicklung eines Malignoms haben. Auch weiß man, dass Kinder und junge Erwachsene entsprechend häufiger so reagieren als ältere Erwachsene.

Ob allerdings eine lokalisierte Bestrahlung der Prostata bei älteren und alten Männern eine Krebsentstehung erzeugt, ist bis heute nicht eindeutig geklärt. Untersuchungen an Hunderttausenden von Patienten ergaben ein extrem geringes Risiko für diese Krebsentstehung, v.a. von Harnblasen- und Darmtumoren. In kürzlich veröffentlichten weiteren Analysen konnte ein erhöhtes Krebsrisiko nicht bestätigt werden. Nichtsdestotrotz wird im Aufklärungsgespräch ein mögliches Risiko in einer Höhe von 0,5 Prozent in 10 bis 30 Jahren nach Strahlentherapie genannt.

Strahlentherapie bei Wiederauftreten des Krebses

Therapiemöglichkeiten bei PSA-Rezidiv nach Operation

Bei einem PSA-Rezidiv nach radikaler Operation bestehen mehrere Therapiemöglichkeiten. Einzige kurative Behandlung ist die sogenannte Salvage-Strahlentherapie. Dabei werden die Region der Prostata und gegebenenfalls auch die Lymphabflusswege bestrahlt. Die besten Erfolgsaussichten haben Patienten, bei denen die Operation länger als drei Jahre zurückliegt und der PSA-Wert nur langsam ansteigt, also die PSA-Verdopplungszeit sehr lang (länger als zwölf Monate) ist.

- Im Falle eines steigenden PSA-Wertes unter 0,2 ng/ml besteht eine Wahrscheinlichkeit von ca. 20 bis 30 Prozent, dass der PSA-Wert im Verlauf nicht weiter als um 0,2 ng/ml ansteigt und so eine Strahlentherapie vermieden werden kann. Dies wird so erklärt, dass im Gebiet der Prostata nach der Operation noch gesundes Prostatagewebe verblieben ist, welches eine geringe Menge PSA ins Blut freisetzt.

- Die Strahlenbehandlung sollte beginnen, wenn der PSA-Wert 0,2 ng/ml überschreitet, aber 0,5 ng/ml noch nicht erreicht hat. Bei ca. 70 Prozent der Patienten ist so der Tumor zu beherrschen und der PSA-Wert sinkt unter die Nachweisgrenze.
- Beginnt die Strahlentherapie erst bei einem PSA-Wert über 0,5 ng/ml, so sinkt diese Chance auf unter 50 Prozent; bei noch höheren Werten sinkt sie weiter und führt bei PSA-Werten über 2,0 ng/ml nur noch zu einer Heilungschance bei weniger als 20 Prozent der Patienten.

Therapiemöglichkeiten bei PSA-Rezidiv nach Strahlentherapie

Zunächst einmal ist ein messbarer PSA-Wert nach Strahlentherapie normal, da Teile des gesunden Prostatagewebes noch PSA produzieren. Durch eine erfolgreiche Strahlentherapie sinkt der PSA-Wert zunächst schnell, dann langsamer ab. Bis zum Erreichen des niedrigsten Werts (genannt Nadir) kann es zwei bis drei Jahre dauern.

Für die Diagnose eines PSA-Rezidivs gilt die Regel, dass der PSA-Wert den Nadir um 2,0 ng/ml überschritten haben muss. In diesem Fall ist eine erneute Diagnostik notwendig. In der Regel finden sich keine sichtbaren Herde im Körper. Findet man bei den Untersuchungen (CT, Ultraschall, PET-CT, MRT, Knochenszintigrafie etc.) einen Herd, so muss geprüft werden, ob und wie dieser behandelbar ist. Bei den meisten Patienten mit einem PSA-Rezidiv findet sich dieses nicht ausschließlich in der Prostata, sondern kann auch in Lymphknoten oder auch als Fernabsiedlung (Metastase) vorkommen. Nur bei einem ausschließlichen Rückfall in der Prostata kann eine radikale Operation der Prostata notwendig werden.

Therapiemöglichkeiten bei Rezidiv nach Strahlentherapie und Operation

Die Situation eines erneut steigenden PSA-Wertes nach einer Operation und einer durchgeführten Strahlentherapie erhärtet den Verdacht auf einen erneuten Rückfall der Erkrankung. Dann ist die Erkrankung meist nicht heilbar, man spricht bei jeglicher Therapie dann von einer palliativen Behandlung. Für die meisten Patienten stellt in dieser Lage der Einsatz einer medikamentösen Therapie die optimale Behandlungsstrategie dar.

Als palliativer Behandlungsweg, wenn beispielsweise eine Bestrahlung nicht durchgeführt werden kann (z. B. Wunsch des Patienten, schlechter Allgemeinzustand oder hohes Alter des Patienten oder auch eine bereits durchgeführte Operation und Bestrahlung) kommt eine »watchful-waiting«-Strategie infrage, bei der eine Therapie erst dann erfolgt, wenn der Patient Beschwerden hat, wie beispielsweise Knochenschmerzen durch Metastasen oder Probleme beim Wasserlassen.

Dann ist eine sogenannte »Hormontherapie (Seite 72)« sinnvoll, die den PSA-Wert senkt und die Erkrankung zurückdrängt.

Prostataoperation nach Strahlentherapie

Um einen weit verbreiteten Irrtum aufzuklären: Eine Prostataoperation ist auch nach einer Strahlentherapie mit sehr guten Ergebnissen möglich. Dazu wird eine erneute Probe entnommen, um zu beweisen, dass ein aktiver Tumor vorliegt. Die Prostataoperation sollte jedoch nur in spezialisierten Zentren durchgeführt werden, in denen eine große Operationserfahrung vorliegt.

Ziel ist die Linderung oder das Hinauszögern von Beschwerden durch den Prostatakrebs. Alternativ zur Watchful-Waiting-Strategie kann auch eine frühzeitige Hormontherapie erfolgen, wenn der Patient eine Behandlung wünscht oder der PSA-Anstieg sehr rasch erfolgt, also die PSA-Verdopplungszeit sehr kurz ist (z. B. kürzer als sechs Monate).

Die Strahlentherapie wird in der palliativen Situation sehr häufig eingesetzt, um beispielsweise eine Knochenmetastase zu therapieren. Bei Knochenschmerzen ist durch die Strahlenbehandlung des betroffenen Knochens bei mehr als 80 Prozent der Patienten eine Schmerzlinderung oder ein vollständiger Schmerzrückgang erreichbar.

Auch eine Behandlung von Knochenmetastasen mit einer radioaktiven Substanz (Alpharadin®), einem Alpha-Strahler, ist erfolgreich durchgeführt worden. Neue Ansätze in der Nuklearmedizin verwenden ebenfalls einen radioaktiven Marker (Lutetium-177-PSMA-Therapie), der sich an den Prostatakrebszellen anlagert und sie dann zerstört, er wirkt aber nicht nur im Knochen, sondern auch in Weichgeweben, wie z. B. Lymphknoten.

An dieser Stelle ein persönliches Wort

Wenn Ihr Ehemann oder Angehöriger wegen eines Prostatakarzinoms bestrahlt wird, ist in dieser Zeit die Unterstützung der Partnerin und der Familie besonders wichtig.
Für fast alle Patienten ist die Diagnose »Krebs« derart einschneidend, dass sie mit der Situation überfordert sind. Diese Patienten befürchten durch die Krebserkrankung eine Lebensbedrohung, die ihr gesamtes persönliches und soziales Gefüge stört oder auch zerstört. Der Patient fühlt sich oft in seiner Integrität eingeschränkt. Auftretende Nebenwirkungen der Strahlentherapie können zu Stimmungsschwankungen bis hin zu Depressionen führen. Insbesondere bei einer gleichzeitigen Hormontherapie treten diese auf. Patienten fühlen sich beispielsweise nicht mehr als »Mann«, wenn die Therapie zu einer Verschlechterung der Erektionsfähigkeit (Gliedsteife) führt. Auch für dieses Symptom ist eine Hormontherapie hauptsächlicher Auslöser.
Die Strahlentherapie an sich stellt eine enorme psychische Belastung dar. Alleine das Wort »Strahlen« wird negativ wahrgenommen und ist mit subjektiven Ängsten und Furcht vor Nebenwirkungen besetzt. Da man Strahlen mit allen verfügbaren Sinnen nicht wahrnehmen kann, haftet dieser Behandlung etwas Unheimliches an. Daher ist es ausgesprochen wichtig, dass Patienten ihre Ängste, Nöte und Fragen offen ansprechen und mit ihrem Strahlentherapeuten besprechen. Hier kann das persönliche Umfeld des Patienten ebenfalls von großer Hilfe sein, indem beispielsweise die Partnerin oder eine andere vertraute Person den Patienten zum Aufklärungsgespräch begleitet.
Zwar gibt es für alle Nebenwirkungen, Probleme und psychischen Belastungen während der Strahlentherapie lindernde und helfende Medikamente, allerdings sind diese häufig nicht notwendig, wenn Patienten ein persönliches Umfeld haben, das sie in der Zeit vor, während und nach der Strahlentherapie unterstützt. Krebspatienten brauchen das Gefühl, weiterhin und trotz der Erkrankung ein vollwertiges Mitglied der Familie und des Freundeskreises zu sein.

Wolfgang Otto

Antihormonale Therapie

Die Hormonentzugstherapie, eine der größten Leistungen der Urologie, ermöglicht Patienten im metastasierten Stadium eine relevante Lebenszeitverlängerung.

Hormonentzugstherapie

Die angesichts umfangreicher Neuentwicklungen auf dem Gebiet der Uroonkologie, aber auch der apparativen Diagnostik und Innovation aus heutiger Sicht relativ unspektakulär erscheinende Hormonentzugstherapie beim hormonempfindlichen metastasierten Prostatakarzinom ist nach wie vor die einzige Innovation auf dem Gebiet der Urologie, die bislang mit dem Nobelpreis für Medizin ausgezeichnet wurde. Im Jahre 1966 erfolgte die Ehrung für Charles Brenton Huggins, dessen Erkenntnis der Hormonabhängigkeit des Prostatakarzinoms die Grundlage für die Entwicklung der klassischen antiandrogenen Therapiemaßnahmen beim metastasierten Prostatakarzinom war. Gleichwohl wären auch die neuen antiandrogenen Therapieansätze ohne die Forschungsergebnisse des Kanadiers undenkbar. Auf dem Boden dieser Erkenntnisse lassen sich heute auch Patienten nach oder unabhängig von der Chemotherapie erfolgreich behandeln.

Als entscheidende Weiterentwicklung des 1941 entdeckten Wirkmechanismus ergab sich in den letzten Jahrzehnten vor allem die abnehmende Invasivität dieser Therapie: War die antihormonale Therapie am Anfang nur chirurgisch durch Orchiektomie, also die operative Entfernung beider Hoden, möglich, gelingt diese nun durch die tägliche Einnahme von Tabletten oder die quartalsweise Gabe sogenannter LHRH-Analoga sehr viel schonender und der heute von vielen Patienten als verstümmelnd empfundene Eingriff hat fast ausschließlich medizinhistorische Bedeutung.

Einsatz der Hormonentzugstherapie

Der Anteil des metastasierten Prostatakarzinoms in westlichen Industrienationen ist durch die flächendeckende Etablierung bildgebender und laborchemischer Verfahren seit Ende der 80er-Jahre des vergangenen Jahrhunderts allmählich, aber stark zurückgegangen. Ein schönes Beispiel für die segensreiche Wirkung medizinischer Forschung.

Deutlich unter zehn Prozent der neu festgestellten Prostatakarzinome werden im metastasierten Tumorstadium diagnostiziert. Das bundesweit vorbildliche Tumorregister München stellte zudem fest, dass zwischen 1988 und 2013 das Skelett mit 92 Prozent die mit Abstand häufigste Fernmetastasenlokalisation ausmachte. Metastasen in viszeralen Organen, wie Leber oder Gehirn, deuten zumeist auf eine sehr seltene und gegenüber dem üblichen Adenokarzinom der Prostata deutlich aggressivere Form, das neuroendokrine Prostatakarzinom, hin. Dieses ist zumeist nicht oder nur in sehr geringem Maße hormonsensitiv, was u.a. die deutlich schlechteren Überlebensraten gegenüber Patienten mit ausschließlich ossären Metastasen erklären kann.

Dagegen ist das Adenokarzinom der Prostata zumindest über weite Strecken des Erkrankungsverlaufs hormonsensitiv und damit für eine Hormonentzugstherapie geeignet.

Hormonabhängigkeit des Prostatakarzinoms

Die Drüsenzellen der Prostata wachsen androgenabhängig, d. h., das männliche Geschlechtshormon Testosteron und seine Abkömmlinge fördern das Wachstum von Prostatakarzinomen. Über 90 Prozent der Androgene werden in Leydigzellen, einer speziellen Art von Zellen des Hodens, produziert, der Rest in der Nebennierenrinde. Die Steuerung dieser Ausschüttung erfolgt über besondere Schaltstellen im Gehirn, den Hypothalamus und die Hypophyse:

Aus dem Hypothalamus wird das luteinisierende Releasing-Hormon (LHRH) ausgeschüttet. Dieses wirkt als Bote und stimuliert den Hypophysenvorderlappen zur Synthese von

- LH (Gonadotropine luteinisierendes Hormon)
- FSH (follikelstimulierendes Hormon (FSH))
- ACTH (adrenokortikotropes Hormon)

LH und FSH wiederum fördern dann im Hoden in Leydig- und Sertolizellen die Testosteronsynthese und die Samenzellproduktion. ACTH setzt aus der Nebennierenrinde Kortikoide und aus dem Mark der Nebenniere weitere Androgene frei. Verschiedene Rückkopplungsmechanismen kontrollieren diese Stationen der Hypothalamus-Hypophysen-Gonaden/Nebennieren-Achse.

Der größte Teil des Testosterons wird über das Blut in die Prostata eingeschleust und dort durch die beiden Isoenzyme der 5α-Reduktase in das sehr viel wirksamere Dihydrotestosteron (DHT) umgewandelt. DHT wirkt etwa doppelt so stark wie Testosteron. Beide Hormone binden über Rezeptoren an Prostatazellen und stimulieren das Wachstum der Prostata und eben auch des Prostatakarzinoms.

Die herausragende Bedeutung von Dihydrotestosteron für die Bildung von Prostatakarzinomen wird durch die Beobachtung deutlich, dass Männer mit einem Defekt der 5α-Reduktase kein Malignom dieses Organs entwickeln. Dass Untersuchungen von 5α-Reduktase-Hemmern hinsichtlich ihrer Karzinom-präventiven Bedeutung durchaus widersprüchliche Ergebnisse liefern, beweist die von der trivial erscheinenden Hypothalamus-Hypophysen-Gonaden-Achse durchaus abweichende Karzinogenese des Prostatakarzinoms, was spätestens beim Übergang zum hormonrefraktären Stadium klinische Bedeutung erlangt. Im Serum zirkulierendes Testosteron kann durch Aromatasen in Östrogene umgewandelt werden. Diese peripheren Hormone beeinflussen wie die Releasinghormone die Hypothalamus-Hypophysen-Gonaden-Achse.

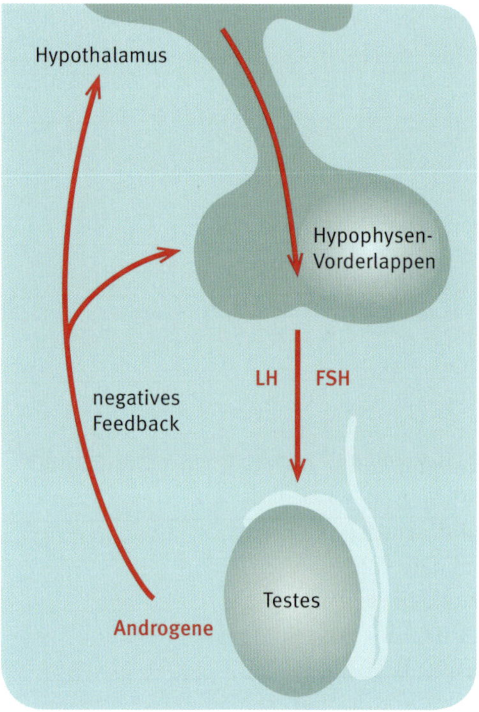

Hypothalamus-Hypophysen-Achse.

Von der Hodenentfernung zur Hormontherapie

Heute ist in westlichen Industrienationen nur ein relativ überschaubarer Anteil des durch moderne Diagnostik und zunehmende Wahrnehmung von Früherkennungsmaßnahmen in seiner Häufigkeit weiter zunehmenden Prostatakarzinoms vom metastasierten Erkrankungsstadium betroffen.

Warum hatte eine systemische Therapie des Prostatakarzinoms vergleichsweise früh – Huggins Forschungen zur Hormonablation erfolgten Anfang der 1940er-Jahre – eine so große klinische Bedeutung? Das lag daran, dass in Zeiten fehlender radiologischer wie sonografischer Bildgebungsverfahren, die beide erst weit in der zweiten Hälfte des 20. Jahrhunderts entwickelt wurden und zur klinischen Anwendung kamen, das metastasierte Prostatakarzinom nicht die Ausnahme, sondern eine häufige Problemstellung für den behandelnden Urologen war. Bei den meisten Patienten wurde der Tumor damals erst in diesem Stadium überhaupt festgestellt.

Eine nicht minder entscheidende Rolle in der Erkennung lokal begrenzter und somit initial kurabler Prostatakarzinome spielte die Einführung des Nachweises des prostataspezifischen Antigens (PSA) in den späten 1980er-Jahren, der bei allen auch kritisch zu benennenden Limitationen doch vor allem in der frühzeitigeren Feststellung des Prostatakarzinoms seine Verdienste hat.

Interessante Daten aus Zeiten, in denen dem Urologen weder Bildgebung noch PSA-Serumtest zur Verfügung standen und Prostatakarzinome nur durch die digital-rektale Palpation oder Komplikationen des fortgeschrittenen lokalen und meist bereits auch metastasierten Erkrankungsstadiums festgestellt werden konnten, gibt eine Arbeit zur Thematik vom Anfang der 50er-Jahre des letzten Jahrhunderts wieder. Hier konnte gezeigt werden, dass nur etwa die Hälfte der durch eine verhärtete Prostata aufgefallenen Malignome durch eine radikale Prostatektomie geheilt werden konnte – die andere Hälfte der Betroffenen bedurfte darüber hinaus dessen, was wir heute als antihormonale Therapie bezeichnen, seinerzeit zumeist in Form der Orchiektomie ausgeführt. Kam es dennoch zu einem Progress, so existierten im Armentarium der damaligen Urologen gleichermaßen nebenwirkungs- wie auch wenig erfolgreiche Folgeeingriffe, etwa – ganz den Erkenntnissen Huggins folgend – die Entfernung beider Nebennieren oder eine Bestrahlung der Hypophyse. Aber noch im Jahr 1986 galt den Autoren eines Übersichtsartikels zum Prostatakarzinom die digital-rektale Untersuchung als einzige Maßnahme für die Erkennung eines klinisch asymptomatischen Prostatakarzinoms. Man rechnete damit, dass bis zu 80 Prozent der Prostatakarzinom-Patienten zeitgleich oder später ossäre Metastasen entwickeln würden.

Der angesprochene diagnostische Fortschritt hat hier grundlegende Veränderungen nach sich gezogen. Seit den späten 1980er-Jahren hat sich die über alle Stadien festgestellte Fünf-Jahres-Überlebensrate in Europa von damals 55 Prozent massiv verbessert, die frühzeitige Feststellung und kurative Behandlung von lokal begrenzten Prostatakarzinomen den Anteil von Patienten, die Metastasen entwickeln, deutlich reduziert. Daneben gestaltet sich die Behandlung für die Patienten, deren Erkrankung dennoch erst im metastasierten Stadium festgestellt wird bzw. die im Erkrankungsverlauf dennoch Metastasen entwickeln, sehr viel komfortabler. Das Erreichen von Remissionen unter medikamentöser Therapie mit einem LHRH-Analogon ersetzte ab Anfang der 80er-Jahre des 20. Jahrhunderts mehr und mehr die zuvor standardmäßige operative Kastration sowie die Östrogentherapie mit ihrem hohen Anteil kardiovaskulärer Nebenwirkungen. Etwa zehn Jahre später wurde mit der Zulassung von Bicalutamid die Grundlage für eine erfolgreiche und relativ nebenwirkungsarme maximale Androgenblockade gelegt. Erst in den letzten Jahren kam es als wesentliche Neuerung in der Behandlung des metastasierten Prostatakarzinoms zu Ansätzen der palliativen Therapie bzw. Prophylaxe von pathologischen Frakturen durch Skelettmetastasen. Zumindest in entwickelten Ländern sollten inzwischen osteoprotektive Maßnahmen mit Zoledronsäure oder Denosumab zum Behandlungsstandard gehören (siehe Kap. 3).

Durchführung der antihormonalen Therapie

Das Wirkprinzip der antihormonalen Therapie ist ganz einfach: Dem Tumor werden die wachstumsfördernden Hormone entzogen. Die antihormonale Therapie des hormonempfindlichen Prostatakarzinoms ist vielgestaltig und kann heute von einer einmaligen operativen Entfernung des Funktionsgewebes im Hoden (operative Kastration) über eine alle sechs Monate anzuwendende Hautinjektion bis hin zu täglicher Tabletteneinnahme (medikamentöse Kastration) reichen. Die Wahl der »richtigen« Form dieses Therapieansatzes hängt von Lebenserwartung, Nebenerkrankungen, Metastasenlast und nicht zuletzt der Bereitschaft des Patienten zur aktiven und zuverlässigen Mitarbeit an der Therapie, der sogenannten »Compliance«, ab.

Die operative Kastration

Sehr bald nach Etablierung der Erkenntnis einer hormonalen Beeinflussung des Prostatakarzinoms wurde danach gestrebt, ein schonenderes und das männliche Selbstbild weniger beeinträchtigendes Verfahren der operativen Kastration als die radikale Orchiektomie, d. h. das Absetzen beider Hoden und Nebenhoden komplett am Samenstrang, anzubieten. Bereits 1942 stellte hier Riba die subkapsuläre Orchiektomie vor, bei der lediglich das Hormon produzierende Funktionsgewebe des Hodens ausgeschält wird und die bindegewebige Hodenkapsel als »Platzhalter« im Skrotum erhalten bleibt. Diese Form der funktionellen Orchiektomie setzte sich schnell gegenüber der radikalen Orchiektomie durch und war lange Zeit die einzige effektive Form der Androgenblockade bei Patienten mit metastasiertem Prostatakarzinom.

Die chirurgische Kastration ist über die gesamte Erkrankungsdauer gesehen die gesundheitsökonomisch günstigste Form der antihormonalen Behandlung, da der Eingriff zum einen ambulant möglich ist, zum anderen die Therapiekosten von mehreren hundert Euro pro Quartal für Subkutan-Gaben von LHRH-Analoga wegfallen.

Innerhalb von zwölf Stunden, so rasch wie bei keiner anderen Form des Hormonentzugs, sinkt der Testosteronwert in den Kastrationsbereich von unter 0,2 ng/ml ab. Gleichwohl ist die (subkapsuläre) Orchiektomie auch die irreversibelste Form der antihormonalen Therapie, was insbesondere bei starken Nebenwirkungen negativ zum Tragen kommt. Insbesondere bei kardial vorerkrankten Patienten, was bei den in der Regel älteren Patienten nicht selten ist, können kardiovaskuläre Nebenwirkungen der antihormonalen Therapie durchaus auch einmal zum Beenden der Therapie führen. Im Gegensatz zu Patienten mit einer medikamentösen Kastration, wo die Möglichkeit zum zwischenzeitlichen Pausieren der Behandlung besteht, können diese Nebenwirkungen nach Orchiektomie kaum beeinflusst werden.

Neben kardiovaskulären Komplikationen gehören zum sogenannten Androgenentzugssyndrom typische Symptome sogenannter »männlicher Wechseljahrsbeschwerden«, wie Hitzewallungen, Libidoverlust oder erektile Funktionsstörungen, aber auch der Verlust von Muskelmasse und Störungen des Knochenstoffwechsels. In der Folge kann es zur Osteoporose kommen, was insbesondere in Kombination mit Knochenmetastasen in einer erhöhten Rate von Knochenbrüchen mündet. Die wesentlichen Komplikationen, die mit einem fortgeschrittenen Prostatakarzinom verbunden sein können, sowie deren Möglichkeiten ihrer Behandlung können der folgenden Tabelle entnommen werden.

Verschiedene Formen der medikamentösen Kastration

Aufgrund der Möglichkeit, die Nebenwirkungen der antihormonalen Therapie durch Pausen während der Behandlung abzumildern, aber auch aufgrund der nachgewiesenen vergleichbaren Wirksamkeit von

Komplikationen des fortgeschrittenen bzw. metastasierten Prostatakarzinoms und ihre Therapiemöglichkeiten (Quelle: Jocham/Miller, Praxis der Urologie, Thieme, 2007)

Symptom	Behandlung
Knochenschmerzen	Bestrahlung einzelne Metastasen: externe Bestrahlung multiple Metastasen: Ganzkörperbestrahlung, Radionuklide Bisphosphonate oder Denosumab Steroide Analgetika
Knochenfraktur	operative Stabilisierung
subvesikale Obstruktion	transurethrale Prostataresektion Dauerkathetereinlage oder Zystostomieanlage
Harnleiterobstruktion	Radiatio obstruierender Lymphknotenmetastasen innere Harnleiterschienung oder perkutane Nephrostomie
Rückenmarkskompression	Steroide Radiotherapie operative Desobstruktion
Anämie	Eisen- und Vitaminsubstitution Gabe von Erythrozytenkonzentraten Erythropoetingabe (nur unter onkologischer Therapie)
Ödeme	Kompressionsstrümpfe physikalische Maßnahmen Diuretika

operativer und medikamentöser Androgenblockade wird heute meist zur medikamentösen Therapie geraten.

Durch das schnellere Erreichen des Kastrationsniveaus wird die operative Entfernung des Hodengewebes aber auch heute noch durchgeführt. Dies kann bei den seltenen Patienten mit starker initialer Schmerzsymptomatik wegen umfangreicher Knochenmetastasen oder bei sehr alten Patienten mit fehlender Compliance sinnvoll sein.

In allen anderen Fällen wird inzwischen die medikamentöse Androgenreduzierung klar favorisiert, die auf zwei verschiedenen Wegen wirken kann:

- durch die Hemmung der Testosteronproduktion
- durch Blockade der Hormonrezeptoren in den Prostatakarzinomzellen bei ansonsten weitgehender Erhaltung der systemischen Testosteronwirkung

Die Empfehlungen der Europäischen Gesellschaft für Urologie (EAU) zur antihormonalen Therapie des Prostatakarzinoms und ihr Evidenzniveau sind in der Tabelle unten wiedergegeben.

Therapie mit LHRH-Agonisten

LHRH-Analoga binden wie LHRH, aber mit höherer Affinität, an den LHRH-Rezeptor an der Hypophyse. Das Anbinden der Analoga

EAU-Evidenzniveau (2014) zum Einsatz der antihormonalen Therapie beim metastasierten Prostatakarzinom.

Art der Hormontherapie	Erkrankungsstadium	Indikation	Evidenzlevel
medikamentöse oder chirurgische Kastration	M1 – symptomatische Knochenmetastasen	Reduktion der tumorbedingten Komplikationen und Knochenschmerzen	1
	M1 – asymptomatische Knochenmetastasen	sofortige Hormonablation zur Verzögerung des Progresses hin zur symptomatischen Erkrankung, Vermeidung tumor- bzw. progressbedingter Komplikationen	1b
	N+ zumeist asymptomatische lymphogene Metastasen	sofortige Hormonablation zur Verbesserung des Gesamtüberlebens und Verlängerung des progressionsfreien Überlebens	1b
Antiandrogene			
kurzzeitiger Einsatz	fortgeschrittenes, metastasiertes Prostatakarzinom	Risikoreduktion des Flare-Up-Phänomens vor LHRH-Gabe	1b

am Rezeptor führt nach initialer Überexpression von LH und FSH (dem sogenannten »Flare-up«) nach etwa zwei Wochen zu einer Herunterregulation der hypophysären Rezeptordichte. Die FSH- und LH-Freisetzung nimmt ab, die testikuläre Testosteronproduktion sinkt.

Der vorübergehende Anstieg des Testosteronspiegels während des Flare-ups kann zeitweilig das Prostatakarzinomwachstum anregen und damit Symptome durch Zunahme der Metastasen verschlechtern. Durch die begleitende Gabe eines Antiandrogens, als eines die Wirkung des initial vermehrt ausgeschütteten Testosterons direkt hemmenden Medikaments, kann diese Problematik abgemildert werden. Nach Gabe des LHRH-Analogons sinkt der Testosteronspiegel innerhalb von vier Wochen in 98 Prozent der Fälle auf Kastrationsniveau ab und das Antiandrogen kann wieder abgesetzt werden.

Für lang wirksame LHRH-Analoga wie Buserelin, Goserelin, Leuprorelin oder Triptorelin, die als Ein-, Drei- oder Sechsmonatsdepots subkutan verabreicht werden können, konnte eine Äquivalenz zur operativen Kastration ermittelt werden.

Und wenn diese Behandlung nicht ausreicht?

Bei etwa zehn Prozent der Patienten gelingt es nicht, den Testosteron-Serumspiegel auf Kastrationsniveau abzusenken. Hier wird bei radiologischem oder laborchemischem Progress, also einem weiteren PSA-Anstieg oder der Feststellung weiterer Metastasenstationen in der Bildgebung, dann die Erweiterung der Therapie im Sinne einer maximalen Androgenblockade erforderlich. Aufgrund der klinischen Erkenntnis einer unterschiedlichen pharmakodynamischen Wirkung beim einzelnen Patienten lohnt es sich zudem, das verwendete LHRH-Analogon in diesen Fällen vorab zu wechseln. Oft sind durchaus Konservierungsstoffe im Präparat oder die Art der Injektionsform, etwa als Depot oder Flüssigkeitsgemisch, für Wirkunterschiede verantwortlich.

Therapie mit LHRH-Antagonisten
Den gleichen Angriffsort wie die LHRH-Agonisten haben die Antagonisten, die zu einer sofortigen Blockade der LH- und FSH-Expression und damit auch der Testosteron-Produktion führen. In der Zulassungsstudie zeigten 95 Prozent der Patienten drei Tage nach der ersten Monatsgabe des LHRH-Antagonisten Degarelix eine Suppression von Testosteron unter das Kastrationsniveau. Verglichen mit der monatlichen Injektion mit Leuprorelin geben aktuelle Daten Hinweise auf ein besseres progressionsfreies Überleben. Ein weiterer Vorteil der Antagonisten liegt dagegen im Fehlen eines Flare-up-Phänomens sowie in einer reduzierten Häufigkeit von Nebenwirkungen auf das Herz-Kreislaufsystem.

Was spricht dagegen? Ganz selten kann es (zumeist nach der ersten Gabe) zu Schmerzzuständen im Bereich der Einstichstelle von Degarelix kommen. Im Vergleich zu den auch drei- und sechsmonatig anwendbaren LHRH-Agonisten kann auf Dauer das monatliche statt quartalsweise Aufsuchen des behandelnden Urologen als belastend empfunden werden.

Therapie mit Östrogenen
Ähnlich den LHRH-Analoga wirken Östrogene durch negatives Feedback an der Hypophyse mit nachfolgend absinkenden LH- und Testosteron-Serumspiegeln. Schon lange

Agonisten – Antagonisten

Agonisten sind Wirksubstanzen, die durch Angriff an Zellrezeptoren eine bestimmte Zellaktion auslösen. Durch ein übermäßiges Auftreten von Agonisten kommt es im Verlauf allmählich zu einer Reduktion dieser Rezeptoren. Dagegen wirken Antagonisten an Rezeptoren direkt blockierend und sorgen umgehend dafür, dass die physiologische Zellaktion unterbleibt. Dies erklärt die unterschiedliche Geschwindigkeit bis zum Erreichen von Testosteronspiegeln im Kastrationsbereich.

vor den LHRH-Analoga wurden Östrogene als erste medikamentöse Möglichkeit einer antiandrogenen Therapie und als Alternative zur operativen Kastration angewendet. Wie heute bekannt ist, wirken die Östrogene auch direkt durch Inaktivierung von Androgenen, Suppression der Leydigzell-Funktion und direkte Zytotoxizität an der Prostatazelle.

Was spricht dagegen? Der limitierende Faktor dieser Therapie scheint vor allem in ihrer Kardiotoxizität, also der Wahrscheinlichkeit von Herzinfarkten, zu liegen. Dieses Risiko ist selbst bei einer relativ niedrigen Dosis von Diethylstilboesterol (DES), die allerdings ähnliche Therapieeffekte wie die Orchiektomie erreicht, größer als bei anderen antiandrogenen Therapieformen. Aus diesem Grunde wurde die Östrogenbehandlung beim metastasierten Prostatakarzinom lange Zeit nicht mehr favorisiert. Neuere Untersuchungen, die insbesondere die deutlich bessere Kosteneffektivität und geringere Raten häufiger antiandrogener

Nebenwirkungen gegenüber LHRH-Analoga zeigen, lassen auf Vorteile dieser Behandlungsalternative in speziellen, herzgesunden Untergruppen schließen.

Therapie mit Antiandrogenen
Eine wesentliche Unterscheidung von Antiandrogenen gelingt durch die Einteilung in steroidale und nicht-steroidale Wirkstoffe, Spezifizierungen, die auf bestimmte Zusatzeffekte dieser Medikamente abheben. Alle Antiandrogene haben ihre Hauptwirkung in der kompetitiven Hemmung des Androgenrezeptors an der Prostatazelle und entziehen diese somit der Wirkung des Testosterons, ohne den Serumspiegel dieses Hormons zu senken. Die steroidalen Antiandrogene haben zudem auch eine negative Feedback-Wirkung auf die Hypophyse und senken damit die Spiegel von FSH, LH und damit indirekt auch den von Testosteron im Serum. Antiandrogene können als Monotherapie alternativ zu LHRH-Analoga oder in Kombination mit diesen im Rahmen der sogenannten maximalen Androgenblockade Anwendung finden.

Der Vorteil der Antiandrogen-Monotherapie (im Falle der nicht-steroidalen Wirkstoffe in der Regel dreifach höher dosiert als in Kombinationen) gegenüber den LHRH-Analoga oder der operativen Kastration liegt vor allem im Fehlen der Symptome des Androgen-Entzugssyndroms, da die Testosteronproduktion selbst nicht gestört wird und die Serumspiegel nicht abgesenkt werden. Zumindest für nicht-steroidale Antiandrogene, wie Bicalutamid und Flutamid, gilt dies, da diese lediglich über die Blockierung der Androgenrezeptoren wirken. Durch entsprechende Feedback-Mechanismen kommt es dadurch sogar zu einer erhöhten LHRH-Freisetzung und zu hochnormalen Serumspiegeln von Testosteron.

Im Gegensatz zu Bicalutamid und anderen nicht-steroidalen Antiandrogenen hat das steroidale Antiandrogen Cyproteronacetat als Progesteronderivat neben der antiandrogenen auch eine stark gestagene Wirkung. Es kommt dabei durch die reduzierte Expression von luteinisierendem Hormon (LH) auch zur Unterdrückung der Testosteronproduktion, dessen Spiegel aber im Gegensatz zum Einsatz der Orchiektomie oder der LHRH-Analoga nicht auf Kastrationsniveau absinkt.

Was spricht dagegen? Durch die physiologische Umwandlung von Testosteron in Östrogen und dessen Derivate entstehen die typischen Nebenwirkungen Gynäkomastie und Mastodynie, also einem Größenwachstum der männlichen Brustdrüse, das mit Beschwerden einhergehen kann. Diese Beschwerden können jedoch durch eine vorangehende Bestrahlung der Brustdrüsen oder die begleitende Gabe von Tamoxifen gelindert werden. Im Nachgang, wenn bereits eine Gynäkomastie entstanden ist, kann neben der Radiotherapie auch eine operative Mastektomie, also eine Entfernung der vergrößerten Brustdrüsen, erwogen werden. Das ältere Antiandrogen Flutamid hat aufgrund teilweise letal verlaufender Leberversagen nach der Entwicklung von Bicalutamid keinen hohen klinischen Stellenwert mehr und wird heute nur in Einzelfällen eingesetzt.

Wirkung von 5α-Reduktase-Hemmern

Ein angeborener Defekt des intraprostatischen Enzyms 5α-Reduktase, das physiologischerweise Testosteron zum deutlich wirksameren Metaboliten Dihydrotestosteron wandelt, verhindert die Entstehung von Prostatakarzinomen. Diese Beobachtung führte zu Überlegungen, ob dieser Wirkstoff auch in der antihormonalen Behandlung des metastasierten Prostatakarzinoms eine Rolle spielen könnte.
In der Behandlung des benignen Prostatasyndroms hat der Wirkstoff Finasterid als 5α-Reduktase-Hemmer einen festen Stellenwert, da die beiden 5α-Reduktasen I und II dort vermehrt exprimiert werden und das Medikament hier zu einer Größenreduktion der Prostata führt.
Zwar konnte in wenigen Studien beim metastasierten Prostatakarzinom eine PSA-Reduktion durch Finasterid-Einnahme festgestellt werden, klinisch zeigte sich jedoch kein signifikantes Ansprechen, sodass 5α-Reduktase-Hemmer bislang in der Therapie dieser Patientengruppe keine Bedeutung erreicht haben. Ein Blick in die medizinischen Suchmaschinen zeigt, dass selbst im Rahmen von Studien die Behandlung mit 5α-Reduktase-Hemmern beim metastasierten Prostatakarzinom im 21. Jahrhundert aus der Mode gekommen ist. Die Konzentration liegt hier auf der möglichen präventiven Bedeutung dieser Wirkstoffe, was insbesondere bei den hoch hormonsensitiven Prostatakarzinomen der Fall zu sein schein.

Art und Zeitpunkt der antihormonalen Therapie

In dem Moment, in dem bei einem Patienten initial mit der Diagnose des Prostatakarzinoms oder im weiteren Verlauf eine Fernmetastasierung festgestellt wird, ist die Erkrankung nicht mehr heilbar. Der antihormonale Therapieansatz ist dann als palliativ zu bewerten. Durch die heute zur Verfügung stehenden Maßnahmen kann die Überlebenszeit in Einzelfällen zehn Jahre und länger betragen, unbehandelt würde der natürliche Verlauf bis zum Krebstod des Patienten weniger als ein Jahr betragen. Geheilt werden kann das metastasierte Prostatakarzinom mithilfe der Androgendeprivation nicht, weshalb die Leitlinien der EAU insbesondere bei asymptomatischen Patienten diese zunächst als fakultativ ansieht und erst im Falle eines PSA- oder skelettszintigrafischen Progress nachdrücklich empfiehlt.

Anders verhält es sich bei Diagnose eines symptomatischen, bereits in die Knochen metastasierten Prostatakarzinoms. Hier sollte ein baldmöglicher Therapiebeginn mit LHRH-Analoga folgen. Die plastische Orchiektomie beidseits ist hier vor allem für Patienten, bei denen eine fehlende Compliance zu befürchten ist, oder aus technischen Gründen, zum Beispiel in Regionen einer unterrepräsentierten medizinischen Versorgung, die medikamentöse Therapie nicht möglich ist, eine Alternative. Ein Vorteil der medikamentösen Androgendeprivation liegt vor allem in ihrer Reversibilität in Bezug auf unerwünschte Nebenwirkungen. In diesen Fällen kann durch intermittierende Unterbrechung der Behandlung ein gesunder Kompromiss zwischen Therapie und tolerablen Nebenwirkungen erreicht werden.

Kommt es unter antihormonaler Behandlung zum Fortschreiten der Erkrankung, kann durch die sogenannte maximale Androgenblockade eine Verbesserung der Testosteronsuppression erreicht werden und das Eintreten in das hormonresistente Stadium verzögert werden. Details zur Stufentherapie des metastasierten Prostatakarzinoms können der Abbildung entnommen werden.

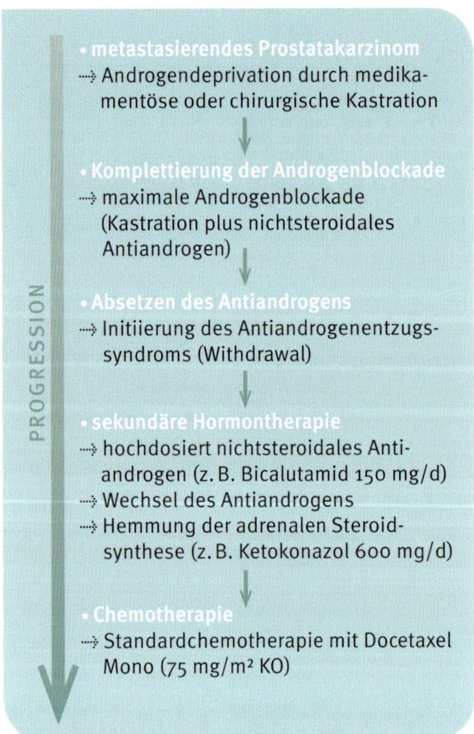

Stufentherapie des metastasierten Prostatakarzinoms

Die maximale Androgenblockade (MAB)

Das Ausschalten der Hodenfunktion durch beidseitige plastische Orchiektomie oder die Gabe von LHRH-Analoga senkt den Testosteronspiegel zwar um über 90 Prozent. Ein nicht unwesentlicher Teil von bis zu zehn Prozent der Testosteronbildung bleibt jedoch durch diesen Mechanismus der Androgendeprivation unbeeinflusst. Dieser Anteil der Testosteronbildung erfolgt in den Nebennieren, was in der Frühzeit der antihormonalen Therapie im Falle eines Fortschreitens nach Orchiektomie immer wieder zur Entfernung der Nebennieren führte. Die Entwicklung eines Wirkstoffs, der die Testosteronwirkung an der Prostatazelle hemmt, brachte hier eine neue medikamentöse Option, die eine hundertprozentige Ausschaltung der Testosteronwirkung auf die Prostatakarzinomzelle ermöglicht. In den 1990er-Jahren fand eine Reihe von prospektiv randomisierten Studien statt, die die antihormonale Monotherapie (LHRH-Analoga oder operative Kastration) mit der maximalen Androgenblockade beim metastasierten Prostatakarzinom verglich. Zumeist erfolgte die maximale Androgenblockade mit nicht-steroidalen Antiandrogenen, seltener mit Cyproteronacetat, mit dem jedoch nie ein statistisch signifikanter Überlebensvorteil gegenüber der Monotherapie nachgewiesen werden konnte. In mehreren Metaanalysen, die sich mit der Thematik befassten, gelang der statistisch signifikante Nachweis eines Überlebensvorteils unter maximaler Androgenblockade. Der Vorteil der MAB gegenüber Kastration durch LHRH-Analoga alleine zeigte sich bei Patienten mit niedriger Metastasenlast durch eine drei- bis fünfprozentige Verbesserung des Gesamtüberlebens.

Monotherapie mit Antiandrogenen

Die geschilderten Erkenntnisse führten bald zu der Überlegung, ob die Therapie mit nicht-steroidalen Antiandrogenen alleine die medikamentöse oder chirurgische Kastration ersetzen könnte. Bicalutamid ist hier von den drei Wirkstoffen dieser Art das mit Abstand am besten untersuchte Medikament. Entgegen der Verwendung von Bicalutamid als Flare-up-Prophylaktikum oder im Rahmen der MAB ermittelte man dabei die Dosis von 150 mg als optimale Dosierung für die antiandrogene Monotherapie. In dieser Dosierung ist Bicalutamid so wirksam wie eine beidseitige subkapsuläre Orchiektomie.

Eine Studie an 235 Patienten mit metastasiertem Prostatakarzinom, die entweder einer Bicalutamid-Monotherapie oder einer maximalen Androgenblockade (Kastration in Kombination mit Nilutamid) zugeführt wurden, zeigte hinsichtlich der Zeit bis zur Progression der Erkrankung keinen statistisch signifikanten Unterschied zwischen den Methoden, die Monotherapie wurde jedoch besser vertragen. In einer Metaanalyse zu verschiedenen randomisierten Studien an Patienten mit metastasiertem Prostatakarzinom zeigte sich, dass Bicalutamid-Monotherapie bei mäßig metastasierten Patienten (PSA < 400 ng/ml oder weniger als fünf Knochenmetastasen) einen prognostischen Vorteil zeigte. Dagegen ermittelte eine weitere Metaanalyse von Studien zum Thema eine ernüchternde Bilanz für die antiandrogene Monotherapie gegenüber LHRH-Analoga bzw. operativer Kastration bei größerer Metastasenlast. Weitere Untersuchungen zur antiandrogenen Monotherapie beim metastasierten Prostatakarzinom sollten nach den Empfehlungen des Cochrane-Zentrums für evidenzbasierte Medizin ausschließlich im Rahmen von randomisiert kontrollierten Studien erfolgen.

Die intermittierende Androgenblockade (IAB)

Gerade Patienten, die stark unter Nebenwirkungen der antihormonalen Therapie leiden und eine stabile Suppression des PSA-Werts zeigen, profitieren von der intermittierenden Androgenblockade. Dabei folgt einer sechs bis neun Monate andauernden Behandlung eine Therapiepause, die unterschiedlich lange ausfallen kann. In dieser Phase bessern sich die durch den Testosteronentzug entstehenden Nebenwirkungen mit dem wieder steigenden Serumspiegel des männlichen Sexualhormons. Dadurch kann ein bestmöglicher Kompromiss zwischen onkologischer Behandlung und Lebensqualität der Patienten erzielt werden. Im Rahmen des Wiederanstiegs des PSA-Wertes wird bei einem vorab mit dem Patienten festgelegten Niveau (meist 10 ng/ml) wieder mit der antihormonalen Therapie begonnen.

Während die IAB ursprünglich der Symptomreduktion der antihormonalen Therapie galt, wurde im Rahmen solcher Therapien festgestellt, dass durch diese Maßnahme immer wieder auch eine längere Wirkung der Androgendeprivation erreicht werden konnte. Erst vor kurzem konnte eine Metaanalyse von 15 Studien, die zwischen 2000 und 2013 erfolgten, die prognostische Gleichwertigkeit von kontinuierlicher und intermittierender Androgenblockade nachweisen. In der Mehrzahl der Studien konnte ein Vorteil der IAB hinsichtlich der Lebensqualität der Patienten nachgewiesen werden.

An dieser Stelle ein persönliches Wort

Natürlich ist es zunächst erschreckend, die Mitteilung zu erhalten, dass Ihre Krebserkrankung bereits »gestreut« hat und Fernmetastasen bestehen. Und es ist wahr, dass das Prostatakarzinom in diesem Stadium der Erkrankung nicht mehr geheilt werden kann. Dennoch besteht kein Grund zur Verzweiflung. Mit den in den letzten Jahrzehnten entwickelten Therapiestrategien kann vom Zeitpunkt der Diagnose eines metastasierten Prostatakarzinoms an in der Regel noch über Jahre ein Leben mit vergleichsweise geringen Einschränkungen und bei guter Lebensqualität geführt werden. Ihr behandelnder Urologe wird Ihnen hier ein guter Begleiter sein. Aber auch Sie als Partnerin haben einen entscheidenden Anteil an der psychischen Verfassung und dem Krankheitserleben Ihres Partners.

Um in diesem Stadium das bestmögliche für sich »herauszuholen«, können Sie als Patient durch entsprechende Beteiligung an Ihrer Behandlung aktiv mitwirken. Dabei kommt es auch darauf an, dass immer wieder auftretende Phasen der Niedergeschlagenheit – zum einen durch die Diagnose, zum anderen ab und an auch durch die antihormonale Behandlung verursacht – abgefedert werden und Sie regelmäßig Ihre Medikamente einnehmen bzw. zur Verabreichung der entsprechenden Wirkstoff-Injektion den Arzt aufsuchen. Hier können Sie als Partnerin oder andere Angehörige entscheidenden Einfluss nehmen. Motivieren Sie Ihren Partner, die mindestens alle drei Monate stattfindenden Untersuchungen beim Urologen und seine Behandlung wahrzunehmen.

Ihre Kenntnis der Lebenseinstellung des Partners kann auch im Gespräch mit dem behandelnden Arzt helfen, die optimale Therapieoption zu wählen. Auch wenn nicht mehr up to date, kann eine operative Kastration durch Ausschälung des Hodengewebes durchaus für Ihren Angehörigen die bestmögliche und »richtige« Therapie darstellen, etwa, wenn dieser eher ungern Medikamente einnimmt oder Arztbesuche unzuverlässig wahrnimmt.

Eine wesentliche Begrenzung der Behandlung des metastasierten Prostatakarzinoms sind die Nebenwirkungen der Therapie, die oftmals als »Wechseljahresbeschwerden« des Mannes verharmlost werden. Dabei kann es jedoch nicht nur zu Hitzewallungen, Libidoverlust und Stimmungsschwankungen, sondern auch zu Kraftlosigkeit durch Muskelabbau und Knochenstoffwechselstörungen kommen. Viele dieser Nebenwirkungen können heute jedoch durch medikamentöse und physiotherapeutische Maßnahmen abgemildert oder verhindert werden. Bei all diesen Einschränkungen ist es aber wichtig zu betonen, dass die überwiegende Mehrheit der Patienten subjektiv nicht oder kaum durch die antihormonale Therapie gestört werden.

Problematischer verhält es sich mit kardiovaskulären Nebenwirkungen, die vor allem bei Vorerkrankungen des Herzens ernste Probleme verursachen können. Dabei ist es entscheidend, sich noch einmal bewusst zu machen, dass die Erkrankung in diesem Stadium durch keine der vorgestellten Maßnahmen geheilt werden kann. Eine ernsthafte Lebensbedrohung, wie sie durch die

Gefahr eines Herzinfarkts bei gefährdeten Patienten bestehen kann, durch die Behandlung steht also möglicherweise in keinem Verhältnis zum Effekt. Dann ist es manchmal erforderlich, die Behandlung zu pausieren oder abzubrechen und eine rein symptomatische Betreuung des Patienten in den Mittelpunkt zu rücken.

Motivieren Sie in dieser Situation Ihren Angehörigen zu einer aktiven Lebensführung, solange dies die Erkrankung zulässt, egal ob es sich um die Erfüllung eines lange gehegten Wunsches, das Durchführen von Reisen oder schlicht die Wahrnehmung liebgewordener Hobbys und Gewohnheiten handelt.

Wiebke Endres

Ernährungsempfehlung bei Hormontherapie

Im Zuge der Hormontherapie ist es wichtig, zu Beginn die Ernährungsweise zu überdenken. So können unerwünschte Begleiterscheinungen vermieden werden.

Durch die Senkung des Testosteron-Spiegels kommt es zu ernährungsrelevanten Stoffwechselveränderungen, die in der Bevölkerung eher nicht als Folgen einer Krebstherapie bekannt sind: Übergewicht, Fettstoffwechselstörungen, Insulinresistenz, Herz-Kreislauf-Erkrankungen und Osteoporose. Da die Hormontherapie oft über einen langen Zeitraum erfolgt, ist es besonders wichtig, dass Sie den unerwünschten Auswirkungen der Therapie frühzeitig mit geeigneten Ernährungsmaßnahmen entgegenwirken. Auf diese Weise verbessern sich Ihre Lebensqualität und somit auch die Therapietreue, was sich positiv auf Ihre Prognose auswirkt.

Übergewicht und Muskelabbau

»Adipositas« ist der Fachbegriff für starkes Übergewicht, sie wird von vielen Patienten zunächst nicht als Nebenwirkung einer Krebstherapie erwartet. Dabei ist Übergewicht ein ernstzunehmendes Problem, das bei Krebspatienten die gleichen Risiken mit sich bringt wie bei gesunden Personen auch. Niedrige Testosteron-Spiegel begünstigen die Entstehung von Adipositas, weshalb jeder Patient unter Hormontherapie sein Körpergewicht überwachen sollte.

Allerdings kann es auch zu einer Zunahme an Fettgewebe kommen, obwohl Ihr Körpergewicht gleich bleibt oder sogar abnimmt. Charakteristisch für Krebspatienten ist der Verlust von Muskelmasse. Unter hormonsuppressiver Therapie kommt es dabei zu einer Umverteilung: Während die Muskelmasse abnimmt wird vermehrt Fettgewebe aufgebaut. Diese Umverteilung von Muskel- zu Fettgewebe wird Sarkopenie genannt.

Sarkopenie führt unter anderem zu einer verringerten körperlichen Aktivität, weil der Abbau von Muskelmasse einen Kraftverlust bewirkt. Durch Bewegungsmangel erhöht sich das Risiko für Übergewicht, Fettstoffwechselstörungen, Insulinresistenz und Osteoporose.

Mit einigen Ernährungstricks können Sie den Abbau von Muskelmasse verhindern und der Entstehung von Übergewicht vorbeugen.

Tipps für Ihre Ernährung

- Essen Sie mehr Obst und Gemüse. Diese Lebensmittel liefern nur wenig Energie, dafür aber viele Vitamine, Mineralstoffe und sekundäre Pflanzenstoffe, die Ihren Körper im Kampf gegen die Erkrankung unterstutzen. Der hohe Ballaststoffanteil in Obst und Gemüse sorgt für eine langanhaltende gleichmäßige Sättigung und wirkt so Übergewicht entgegen.
- Bereiten Sie Mahlzeiten mit Olivenöl zu, da es aromatische Verbindungen enthält, die an Rezeptoren im Darm binden und eine längere Sättigung bewirken.
- Erhöhen Sie den Eiweißanteil Ihrer Mahlzeiten, um den Muskelabbau zu verringern. Hochwertige Proteinquellen sind mageres Fleisch, Fisch, fettarme Milchprodukte sowie Hülsenfrüchte und Nüsse.
- Besonders gut verwertet Ihr Körper Eiweißkombinationen: Zum Beispiel Ei mit Kartoffeln, Milchprodukte mit Getreide, Milchprodukte mit Kartoffeln sowie Getreide mit Hülsenfrüchten.
- Einfache Kohlenhydrate wie Zucker und Weißmehlprodukte (Kuchen, Brot und Nudeln) sollten Sie nur in kleinen Mengen essen. Greifen Sie vermehrt auf Vollkornprodukte zurück oder verwenden Sie Hülsenfrüchte als Beilage.

Veränderungen des Fettstoffwechsels

Als Folge der Hormonunterdrückung verändert sich der Fettstoffwechsel. Das »böse« LDL-Cholesterin steigt an, wobei gleichzeitig das »gute« HDL-Cholesterin auffällig stark absinkt. Dieses als Dyslipidämie bezeichnete Ungleichgewicht wird durch Übergewicht noch verstärkt.

Mit einer ausgewogenen Ernährung lässt sich sowohl das LDL-Cholesterin absenken als auch das HDH-Cholesterin erhöhen. Da eine Dyslipidämie das kardiovaskuläre Risiko erhöht, ist es wichtig, entsprechende Veränderungen des Ernährungsverhaltens schon zu Beginn einer Hormontherapie einzuführen.

Tipps für Ihre Ernährung

- Obst und Gemüse sind reich an Ballaststoffen sowie sekundären Pflanzenstoffen wie z. B. Phytosterinen, die den Cholesterinspiegel senken können.
- Reduzieren Sie insbesondere die einfachen Kohlenhydrate wie Zucker und Weißmehlprodukte. Diese verschlechtern den Fettstoffwechsel und begünstigen Übergewicht.

- Bevorzugen Sie Fleisch aus artgerechter Tierhaltung, denn Weidetiere weisen eine bessere Fettzusammensetzung auf als Tiere aus Mastbetrieben.
- Sogenannte Transfettsäuren aus gehärteten Fetten sind überwiegend in Fertiggerichten enthalten. Sie verschlechtern den Fettstoffwechsel. Wenn Sie selbst kochen, können Sie die Aufnahme von Transfettsäuren verhindern.
- Verwenden Sie dabei Olivenöl, denn dieses enthält viele Polyphenole, die die Oxidation von LDL-Cholesterin verringern und so Ihre Cholesterinwerte verbessern können.

Insulinresistenz

Unter hormonsuppressiver Therapie kann es zu einer Erhöhung der Nüchtern-Blutzucker-Konzentration kommen, was eine Insulinresistenz zur Folge haben kann und ein Risikofaktor für Diabetes mellitus Typ 2 ist. Übergewicht begünstigt eine Insulinresistenz zusätzlich. Gestalten Sie Ihre Mahlzeiten so, dass sie möglichst geringe Schwankungen im Blutzucker- und Insulinspiegel bewirken, um Ihre Insulinsensitivität langfristig zu erhalten.

Tipps für Ihre Ernährung

- Die in Obst und Gemüse enthaltenen Ballaststoffe verzögern die Glukose-Aufnahme aus der Nahrung. So steigt der Blutzuckerspiegel langsamer an und es wird weniger Insulin ausgeschüttet.
- Ein höherer Eiweißanteil der Mahlzeiten verlangsamt ebenfalls die Glukose-Aufnahme und bewirkt somit eine geringere Insulin-Antwort.
- Verringern Sie die Kohlenhydrataufnahme, um die Insulinsekretion insgesamt zu reduzieren. Verzichten Sie insbesondere auf Zucker und Weißmehlprodukte, da diese eine Insulinresistenz fördern.
- Geeignete Kohlenhydratquellen sind Hülsenfrüchte, da sie nur geringe Auswirkungen auf Blutzucker- und Insulinspiegel haben. Sie können beispielsweise Hülsenfrüchte wie Kidneybohnen und Linsen anstatt Nudeln als Beilagen verwenden.
- Wer sich nicht von seinen gewohnten Beilagen verabschieden möchte, kann Basmatireis verwenden, da dieser einen ähnlich langsamen Blutzuckeranstieg bewirkt wie Vollkornprodukte.
- Pasta sollte nur bissfest gegart werden. Auf diese Weise verzögert sich die Glukosefreisetzung und es wird weniger Insulin ausgeschüttet.

Kardiovaskuläres Risiko

Unter Hormontherapie steigt das Risiko für Herz-Kreislauf-Erkrankungen. Alle zuvor genannten Stoffwechselveränderungen sind diesbezüglich eigenständige Risikofaktoren, weshalb auch die jeweiligen Ernährungstipps bereits das kardiovaskuläre Risiko reduzieren.

Tipps für Ihre Ernährung

- Sekundäre Pflanzenstoffe aus Obst und Gemüse spielen eine wichtige Rolle in der Prävention von kardiovaskulären Erkrankungen. Flavonoide wirken beispielsweise antioxidativ, Saponine entzündungshemmend und Phenole verbessern die Elastizität der Gefäße.
- Olivenöl ist besonders empfehlenswert: Durch den hohen Phenolgehalt bleiben die Blutgefäße elastisch. Olivenöl erhöht zudem die CO-Konzentration im Blut,

was eine Erweiterung der Blutgefäße zur Folge hat. Zudem verringert es oxidativen Stress durch eine Reduktion von reaktiven Sauerstoffverbindungen, was ebenfalls kardioprotektiv wirkt.
- Omega-3-Fettsäuren (Eicosapentaensäure, Docosahexaensäure) aus fettem Seefisch schützen ebenfalls vor Herz-Kreislauf-Erkrankungen.
- Gesättigte und gehärtete Fette verringern hingegen die Anpassungsfähigkeit der Blutgefäße an Veränderungen des Blutflusses. Außerdem verschlechtern sie Ihr Lipidprofil. Somit erhöhen sie das kardiovaskuläre Risiko und sollten gemieden werden.

Osteoporose

Dem erhöhten Osteoporose- und Fraktur-Risiko können Sie schon zu Beginn der Hormon-Therapie entgegenwirken, indem Sie durch gezielte Ernährungsmaßnahmen den Abbau von Mineralien aus der Knochensubstanz verhindern.

Hierfür ist eine ausreichende Versorgung mit Kalzium von besonderer Bedeutung. Der tägliche Bedarf liegt bei ca. 1000 mg. Das entspricht etwa 1 l Milch bzw. Joghurt oder 100 g Hartkäse. Berücksichtigen Sie dabei jedoch, dass nur etwa ein Drittel des zugeführten Kalziums tatsächlich aufgenommen wird.

Tipps für Ihre Ernährung

- Fettarme Milchprodukte sind gute Kalziumlieferanten. Essen Sie beispielsweise zum Frühstück Müsli, als Zwischenmahlzeit einen Naturjoghurt und wählen Sie Käse anstatt Wurst.
- Auch grüne Gemüsesorten wie Brokkoli, Grünkohl, Fenchel und Rucola enthalten viel Kalzium und lassen sich vielfältig in den Speiseplan einbauen.
- Haselnüsse und Mandeln eignen sich durch ihren hohen Kalziumgehalt als Snack oder Ergänzung für Ihr Müsli.
- Fetter Seefisch, Nüsse und Rapsöl sind reich an Omega-3-Fettsäuren, die eine positive Auswirkung auf die Knochenstabilität haben.
- Die fettreichen Seefische liefern zudem Vitamin D, das für die Kalziumeinlagerung benötigt wird.
- Um die körpereigene Vitamin-D-Produktion anzuregen, gehen Sie so oft wie möglich an die frische Luft. Lassen Sie die Sonne an Ihre Haut, aber natürlich ohne einen Sonnenbrand zu riskieren. Beachten Sie dabei, dass Lichtschutzfaktoren die Vitamin-D-Synthese verringern. Zudem wird das Vitamin D erst im Verlauf einiger Stunden nach der Sonneneinstrahlung in der Fettschicht auf der Haut gebildet und dort resorbiert. Wenn Sie also direkt nach der Aktivität im Freien diese Fettschicht abduschen, kann das Vitamin nicht aufgenommen werden.
- Verringern Sie Ihren Alkohol-Konsum auf ein Minimum, denn er verstärkt den Mineralabbau in den Knochen.

Bei einer bereits reduzierten Knochendichte und/oder wenn die Versorgung über die Nahrung nicht gewährleistet ist, kann eine Substitution mit einem Kalzium-Vitamin-D_3-Präparat sinnvoll sein.

Küchentechniken

Es ist natürlich immer leicht gesagt, dass Sie den Obst- und Gemüseanteil in Ihrem Speiseplan erhöhen sollten. Tatsächlich erlebe ich in der Praxis oft, dass die Umsetzung an mangelnden Zubereitungsideen scheitert.

Ich empfehle gerne das sanfte Anbraten von verschiedenen Gemüsesorten in Olivenöl.

Die häufig geäußerten Bedenken bezüglich des Erhitzens von Olivenöl kann ich nicht bestätigen. Der Rauchpunkt von klarem nativem Olivenöl liegt bei ca. 180 Grad und ist somit bestens zum sanften Braten geeignet. Achten Sie lediglich darauf, dass keine Rauchentwicklung über dem Bratgut entsteht. Ungefilterte und daher trübe Öle, »Flor de Aceite« genannt, können zwar auch bis ca. 130 Grad erhitzt werden, eignen sich aber besser für die Zubereitung von Salaten.

Würzen Sie kräftig mit Kräutern wie Rosmarin, Thymian und Oregano. Wer es mag und verträgt, kann auch gut mit Knoblauch und Chili Geschmack in die Gemüsegerichte zaubern. Ein Spritzer frischer Zitronensaft kann zusätzlichen Pepp bringen.

Die so gegarten Gemüse können Sie auch ganz hervorragend kalt servieren. Es lohnt sich also durchaus, zu Mittag etwas mehr zu braten, um den Rest für das Abendessen (im Kühlschrank) aufzubewahren.

Eine sehr leckere und bekömmliche Alternative zum sanften Anbraten ist das Dünsten verschiedener Gemüsesorten. Geben Sie erst auf dem Teller etwas Olivenöl über das Gemüse. So verbessern Sie den Geschmack und die Aufnahme der fettlöslichen Vitamine. Auch erhöht sich der Gehalt an gesunder Energie und damit auch die Sättigungswirkung einer Gemüsemahlzeit. Durch den hohen Phenolgehalt des Olivenöls schützen Sie zudem noch Ihre Blutgefäße.

Wenn Sie keinen Topfeinsatz zum Dünsten besitzen, können Sie das Gemüse auch in wenig Salzwasser garen. Je tiefer das Gemüse allerdings im Wasser schwimmt, desto mehr wertvolle Inhaltstoffe werden ausgeschwemmt.

Auch die Länge des Garvorgangs wirkt sich auf den Gehalt der gesundheitsfördernden Stoffe im Gemüse aus. Je länger und heißer die Zubereitungsart, desto weniger Vitamine und sekundäre Pflanzenstoffe enthält das fertige Gericht. Das Gleiche gilt natürlich auch für langes Warmhalten der Speisen.

Es hat sich jedoch herausgestellt, dass die Vitaminverluste durch die Garvorgänge zum Teil dadurch kompensiert werden, dass der Körper die Nährstoffe aus gegarten Speisen leichter aufnehmen kann, da der Speisebrei feiner ist.

Alle Gemüsegerichte können Sie hervorragend mit Hülsenfrüchten ergänzen. Mit Kichererbsen, weißen Bohnen und Co. in Dosen können Sie sich sehr gut bevorraten. Braten Sie diese einfach mit an oder streuen Sie sie über Gemüsegerichte und Salate. Damit erhöhen Sie nicht nur die Sättigung, sondern auch den Gehalt an Mineralstoffen und hochwertigem Eiweiß.

An dieser Stelle ein persönliches Wort

Auf meine Frage an männliche Patienten, ob sie selber kochen, bekomme ich nur selten ein klares Ja als Antwort. Im weiteren Gesprächsverlauf stellt sich dann oft heraus, dass bei Paaren eine traditionelle Rollenverteilung vorliegt: Kochen tut die Frau. Das ist schade!

Schauen Sie mal in die Gourmet-Küchen dieser Welt: Die Spitzenköche sind überwiegend männlich. Kochen ist ein sehr kreatives Handwerk, das alle Sinne anspricht. Darüber hinaus stelle ich immer wieder fest, dass Frauen sich eher an traditionellen Speisen und Küchentechniken orientieren, die sie von ihren Müttern erlernt haben. Männer, die übrigens oft erst in späteren Lebensabschnitten die Begeisterung für das Kochen entdecken, erstaunen mich immer wieder mit ihrer Experimentierfreude und den oft außergewöhnlichen Kreationen in der Küche. Zudem beobachte ich auch häufig, dass Frauen das Kochen eher als notwendigen Teil ihres täglichen Arbeitspensums abhaken, während Männer es mit Muße und viel Liebe zum Detail als Hobby betreiben. Mitunter äußern Männer Bedenken, in das »Revier« der Frau (Küche) einzudringen. Dabei bin ich sicher, dass sich jede Frau darüber freut von ihrem Mann mit einem selbst zubereiteten Abendessen bei Kerzenschein verwöhnt zu werden. Sie haben Angst, dass Sie nicht kochen können? Das ist unbegründet. Kochen Sie in der ersten Zeit streng nach Rezept, dann kann nichts schiefgehen. Sie werden schnell feststellen, dass Sie dabei eigene Ideen bekommen. Probieren Sie es später ruhig aus!

Wenn »Mann« sich nicht alleine in die Küche traut, kann Frau ihm auch beistehen. Dabei ist es durchaus sinnvoll, dass ER ein NEUES Rezept aussucht. Wenn Sie nämlich gemeinsam eines ihrer Standardrezepte kochen, läuft dies vielleicht darauf hinaus, dass sie alles blitzschnell und auswendig fertigmacht, was dann bei ihm das Gefühl hinterlässt, doch eher im Weg gestanden als gekocht zu haben.

Machen Sie ruhig ein Event daraus und widmen Sie dem Thema einen freien Tag: Wälzen Sie zusammen neue Kochbücher und gehen Sie zu zweit die Zutaten einkaufen. Am meisten Spaß macht das übrigens auf dem Markt, wo die schön dargebotenen Lebensmittel und die verlockenden Gerüche die Vorfreude auf das Kochen noch steigern.

Planen Sie genug Zeit für die Zubereitung ein, damit Sie ohne Stress alles vorbereiten und anschließen voller Genuss gemeinsame speisen können. Ein schön gedeckter Tisch mit Kerzenschein und stimmungsvolle Hintergrundmusik geben den passenden Rahmen für ein gemeinsam geschaffenes Verwöhn-Menü. Viel Spaß dabei!

Hans-Martin Luib

Therapieoptionen bei hartnäckigen Tumoren

Auch wenn eine heilende Therapie nicht mehr möglich ist, gibt es eine Reihe von gut verträglichen Maßnahmen, die den Allgemeinzustand verbessern.

Tumorwachstum trotz Testosteronentzug

Sollten die bisher durchgeführten Maßnahmen zur Behandlung des Prostatakarzinoms wie z. B. eine radikale Prostatektomie, Radiatio oder Brachytherapie nicht zur Heilung des Patienten geführt haben, wird im Rahmen der Behandlung einer weiteren Tumorprogression eine Hormonentzugstherapie eingeleitet. Nach einer durchschnittlichen Behandlungszeit von ca. sieben Jahren kann es aber zu einem erneuten Anstieg des PSA-Wertes mit fortschreitender Tumorprogression kommen.

Ist zur Behandlung von bei Diagnosestellung bereits metastasierten Prostatakarzinomen ein heilender Therapieansatz mittels Operation oder Bestrahlung nicht mehr möglich, so wird zur Behandlung einer systemischen Erkrankung eine systemische Therapie im Sinne einer primären Hormonentzugstherapie eingeleitet. Auch dabei kann es nach einer unterschiedlich langen Behandlungszeit zu einem erneuten Anstieg des PSA-Wertes mit fortschreitender Tumorprogression kommen. Da zu diesem Zeitpunkt die alleinige Blockade der Testosteronproduktion in den Hoden nicht mehr in der Lage ist, ein weiteres Fortschreiten der Erkrankung, des sog. kastrationsresistenten Prostatakarzinoms, zu verhindern, müssen weitere Maßnahmen zur Therapie des Prostatatumors getroffen werden.

Aber um diesen Therapieansatz zu verstehen, muss man zunächst wissen, wie es zu dem weiteren Tumorwachstum trotz ausreichend bestehender Blockade des Testosteronwertes mit Werten unter der Kastrationsschwelle kommen kann. Hierzu gibt es verschiedene Möglichkeiten, die dann auch in den unterschiedlichen Therapieansätzen münden.

Senkung der Resttestosteronproduktion und Aufnahmehemmung Extern wird ein Teil des Testosterons nicht von den Hoden, sondern auch in den Nebenhoden gebildet. Dieses Testosteron unterliegt nicht der Steuerung durch die Hypophysen-Hodenachse und wird somit nicht durch die allgemein eingesetzten Dreimonatsdepotinjektionen eines LHRH-Agonisten blockiert. Das dann weiterhin in der Blutbahn zirkulierende Resttestosteron kann den Prostatatumor und insbesondere die Metastasen zum verstärkten Wachstum anregen.

Therapeutisch wird nun versucht, die Resttestosteronproduktion weiter zu senken oder die Aufnahme des in der Blutbahn befindlichen Testosterons in die Tumorzelle zu verhindern (Blockade des in der Zellwand befindlichen Testosteronrezeptors).

Verhinderung der Testosteronproduktion durch die Tumorzelle Zudem entwickelt die Tumorzelle im Laufe der Behandlung durch eine Testosteronentzugstherapie die Eigenschaft, das für sie notwendige Testosteron selbst innerhalb der Zelle zu produzieren. Obwohl die im Blut messbaren Testosteronwerte dann weiterhin in einem deutlichen therapeutischen Bereich unter der Kastrationsschwelle liegen, kommt es zu einem Fortschreiten der Tumorerkrankung. Der derzeitig modernste zugelassene Therapieansatz besteht in einer medikamentösen Blockade dieser neu aufgetretenen Testosteronbiosynthese innerhalb der Tumorzellen.

Blockade der Zellteilung Ein weiterer Therapieansatz zur Behandlung der dennoch fortschreitenden Erkrankung besteht dann in einer blockierenden Chemotherapie, bei der Medikamente eingesetzt werden, die die Zellteilung der sich schnell teilenden und dadurch wachsenden Tumorzellen blockiert. Diese Mitosegifte wirken somit nicht über die Hormonschiene, sondern betreten einen anderen Behandlungspfad, der direkten Einfluss auf die Zellteilung und Vermehrung nimmt.

Kombinationstherapie Bei dennoch weiter fortschreitender Erkrankung ist die nächste Therapieoption dann die Fortführung der Behandlung des Patienten mit verschiedenen Sequenzen der oben genannten Therapien. Dabei werden die verschiedenen Therapieoptionen je nach speziellem Ausgangszustand des Patienten (Allgemeinzustand, Schmerzen, Tumorlast, Tumoraggressivität) hintereinander so lange eingesetzt, bis es unter der individuellen Therapie zu einem Sistieren der bisher fortschreitenden Tumorerkrankung kommt. Die Therapie wird daher je nach individueller Situation, Allgemeinzustand und nach Absprache mit dem Patienten als eine an den Patienten angepasste, spezielle Therapiesequenz durchgeführt. Die Wirksamkeit der verschiedenen Therapiesequenzen ist deshalb gegenüber der Gabe der einzelnen Therapie deutlich höher. Der Nutzen und die Wirksamkeit der Sequenztherapie steigern sich exponentiell, die Nebenwirkungen bleiben aber auf dem Niveau der Einzelgabe.

Erweiterung des antihormonalen Therapieansatzes

Falls es nun bei einem seit Jahren unter erfolgreicher Hormonentzugstherapie stehenden Patienten zu einem allmählich schneller werdenden PSA-Wertanstieg kommt, dann muss eine weitere therapeutische Maßnahme zur Behandlung des Prostatakarzinoms eingeleitet werden. Hierzu gibt es entsprechend den verschiedenen Ursachen mehrere Möglichkeiten.

Erste Option: Aufnahmehemmung des Testosterons mit Bicalutamid

Die Basistherapie und auch Voraussetzung zum Einsatz der im Weiteren genannten Therapieoptionen ist die Fortführung einer Hormonentzugstherapie, das heißt die Gabe eines LHRH-Analogons oder LHRH-Antagonisten in Form einer Ein-, Drei- oder Sechsmonatsdepotinjektion. Dies ist insbesondere deshalb sinnvoll, da man davon ausgeht, dass nur ein kleiner Teil der Prostatakarzinomzellen kastrationsresistent wird und deshalb nur ein Teil der Tumorzellen das Testosteron selbst produziert. Ein Großteil der Tumorzellen bleibt weiterhin hormonsensibel.

Daher würde ein Absetzen der Therapie zunächst zu einem deutlichen Wachstumsschub dieser Tumorzellen führen. Diese Tumorzellen werden deshalb nicht aus dem Haltegriff der bisher durchgeführten Hormonentzugstherapie entlassen und diese wird deshalb weiter fortgeführt. Um nun die Wirksamkeit der Hormonentzugstherapie weiter zu erhöhen, sollte das trotzdem in der Blutbahn frei zirkulierende Testosteron blockiert werden.

Die Hemmung der Aufnahme des Testosterons in die Tumorzellen durch Membranrezeptoren erfolgt durch die Einnahme von Medikamenten wie z. B. Bicalutamid, das einmal täglich als Tablette eingenommen wird.

Diese Tablette ist bequem zu nehmen und gut verträglich, dennoch müssen zur Kontrolle von Nebenwirkungen regelmäßig Laborwerte wie beispielsweise Leberwerte, Blutzucker und Fette, vor allem aber ein erhöhtes kardiovaskuläres Risiko kontrolliert werden. Die Nebenwirkung der Osteoporose tritt vor allem unter der langfristigen Hormonentzugstherapie bei allen LHRH-Antagonisten auf.

Sollte es unter der zusätzlichen Hormonmanipulation mit Gabe eines Antiandrogens (wie z. B. Bicalutamid) zu einem Absinken des PSA-Wertes kommen, ist dieses sehr erfreulich und durchaus auch von uroonkologischem Nutzen. Häufig kommt es aber nach drei bis sechs Monaten wieder zu einem allmählichen Anstieg des PSA-Wertes und damit zu einer zunehmenden Tumoraktivität. Die Entscheidung über das jetzt weitere Therapievorgehen ist dann abhängig

- vom Allgemeinzustand des Patienten,
- von seiner Schmerzsituation,
- von bestehenden Knochenschmerzen,
- von Bewegungseinschränkungen,
- von der regelmäßigen Einnahme von Schmerzmitteln,
- von der kardiovaskulären Situation des Patienten und
- vom Therapiewunsch des Patienten.

Zweite Option: Abirateron und Enzelutamid

Sollte bei einem asymptomatischen Patienten die zusätzliche Gabe eines Antiandrogens oder der Wechsel des Wirkstoffs des LHRH-Agonisten zu keinem dauerhaften Absinken des PSA-Wertes und damit der Tumoraktivität führen, so sollte eine weiterführende Diagnostik mit bildgebenden Verfahren zum Nachweis und zur Aktivitätsabklärung von Metastasen durchgeführt werden. Zeigt sich hierbei bei einem beschwerdefreien Patienten keine größere Aktivität der Metastasen, kann eine weiter abwartende Haltung ohne zusätzliche weitere Therapieoption in Erwägung gezogen werden.

Alternativ kann aber bei diesen Patienten oder bei milden Symptomen, zunehmender Aktivität der Metastasen und auf Patientenwunsch hin eine zusätzliche Medikation mit Abirateron in Kombination mit Prednisolon, einem Kortison, oder Enzelutamid begonnen werden. Abirateron wirkt über die Hemmung eines Enzyms der Testosteronsynthese, Enzelutamid hemmt die Vorgänge am Androgenrezeptor.

Beide Medikamente werden von den Patienten im Allgemeinen sehr gut toleriert. Die Nebenwirkungen sind gering. Beide Medikamente haben aber jeweils ein spezifisches Nebenwirkungsspektrum, auf das geachtet werden muss.

Einnahme von Abirateron

Bei einer Therapie mit Abirateron wird als Basistherapie eine laufende Hormonentzugstherapie mit dem LHRH-Agonisten oder -Antagonisten fortgeführt. Zusätzlich nimmt der Patient vier Tabletten á 250 mg Abirateron einmal täglich als Einmalgabe und 5 mg Prednisolon morgens und abends ein.

Bei der Tabletteneinnahme von Abirateron ist zu beachten, dass diese Tabletten eine Stunde vor einer Mahlzeit und zwei Stunden nach einer Mahlzeit eingenommen werden müssen. Dies ist wegen der unterschiedlichen Freisetzung des Wirkstoffes in Abhängigkeit von den Mahlzeiten sehr wichtig. Der insgesamt günstigste Zeitpunkt ist also eine Stunde vor dem Frühstück oder zwei Stunden nach dem Abendessen. Unbedingt ist zusätzlich zu beachten, dass zur Einnahme von Abirateron regelmäßig morgens und abends eine Tablette mit 5 mg Prednisolon eingenommen wird, da sonst eine Verschiebung des Mineralienhaushaltes und allergische Reaktionen auftreten können.

Nebenwirkungen:

- Harnwegsinfektionen, welche sich in typischer Weise mit Brennen beim Wasserlassen, häufigem Harndrang und Schmerzen bei Miktion äußern.
- Leberfunktionsstörungen, welche sich durch eine Erhöhung der Leberwerte, insbesondere der Transaminasen (GOT, GPT und yGT) zeigen. Diese Werte können teilweise auf das Sechsfache der Normalwerte ansteigen und eventuell ist eine Reduktion der Medikation durch den behandelnden Uroonkologen erforderlich.
- Hypokaliämie (zu niedriger Kaliumwert im Blut) kann zu einer Herzinsuffizienz und Ödemen führen. Die regelmäßige Kontrolle der Nierenwerte und Blutsalze sollte daher ebenfalls wie auch die regelmäßige kardiovaskuläre Kontrolle und Kontrollen des Körpergewichts zum routinemäßigen Nachsorgeprogramm unter der Einnahme von Abirateron gehören.
- Als weitere Möglichkeit kann nach jetziger Zulassungslage auch die Einnahme von Enzalutamid erfolgen. Hierbei werden ebenfalls einmal täglich vier Tabletten à 40 mg Enzalutamid als Einmalgabe eingenommen. Die gesamte Tagesdosis von 160 mg Enzalutamid sollte möglichst regelmäßig und zeitgleich auf einmal erfolgen. Eine zusätzliche Einnahme von Kortison

im Sinne von Prednisolon wie bei Abirateron ist bei der Einnahme von Enzalutamid nicht erforderlich.

Einnahme von Enzalutamid
Als weitere Möglichkeit kann nach jetziger Zulassungslage auch die Einnahme von Enzalutamid erfolgen. Hierbei werden ebenfalls einmal täglich vier Tabletten à 40 mg Enzalutamid als Einmalgabe eingenommen. Die gesamte Tagesdosis von 160 mg Enzalutamid sollte möglichst regelmäßig und zeitgleich auf einmal erfolgen. Eine zusätzliche Einnahme von Kortison im Sinne von Prednisolon wie bei Abirateron ist bei der Einnahme von Enzalutamid nicht erforderlich.

Nebenwirkungen

- Krampfanfälle (sehr selten), diese sollten aber zum sofortigen Absetzen des Medikamentes bzw. zum Wechsel auf einen anderen Wirkstoff führen.
- Kopfschmerzen, diese lassen meistens im Laufe einer Therapie nach und sind durch meist milde Schmerztherapien (Kopfschmerztabletten) wie z. B. Paracetamol oder Novalgin zu therapieren.
- Neutropenie (Absinken der weißen Blutkörperchen im Blut), dies kann zu einer vermehrten Infektanfälligkeit, wie bei einer Immunsuppression, führen. Hierzu sollten Infektionsquellen (wie z. B. an Grippe erkrankte Menschen) und größere Menschenansammlungen gemieden werden.
- Hypertonie, eine Einstellung des erhöhten Blutdruckes ist medikamentös meistens problemlos möglich.
- Hitzewallungen, zum Teil ist diese Nebenwirkung für die Patienten als plötzlich auftretender Schweißausbruch als Befindlichkeitsstörung sehr belastend. Eine Therapie ist meistens sehr schwer möglich. Es hat jedoch als Nebenwirkung keine größere medizinische Relevanz.

Trotz der oben besprochenen und insgesamt sehr selten auftretenden Nebenwirkungen werden beide Medikamente von den Patienten im Allgemeinen sehr gut vertragen und führen zu einem deutlichen Rückgang der Tumoraktivität.

Dies äußert sich in einer Besserung des Allgemeinzustandes des Patienten und ist häufig auch mit einer Verringerung der Schmerzen und einer Zunahme der Aktivitäten und der Lebensfreude des Patienten verbunden. In den bildgebenden Untersuchungen zeigt sich ein Rückgang der Metastasengröße und Metastasenaktivität.

Oftmals tritt ein vorübergehendes Absinken des PSA-Wertes auf. Dieser PSA-Wert kann also vorübergehend absinken, gleich bleiben, aber auch nach passagerem Absinken wieder ansteigen. Trotz wieder ansteigender PSA-Werte ist klinisch und in den bildgebenden Untersuchungen häufig weiterhin eine gute Wirksamkeit der Medikamente zu erkennen. Die Medikation sollte daher unabhängig von der Höhe des PSA-Wertes weiter fortgeführt werden. Da sowohl der Patient als auch der behandelnde Arzt seit Jahren auf die Höhe des PSA-Wertes achten und er bis dahin der wichtigste Marker zur Beurteilung der Tumorprogression ist, fällt diese Missachtung der Höhe des PSA-Wertes unter laufender Therapie allen Beteiligten häufig sehr schwer.

Dritte Option: Intravenöse Chemotherapie

Tritt nun beim weiterhin asymptomatischen Patienten unter laufender Hormonentzugstherapie und unter Therapie mit Abirateron oder Enzalutamid ein fortschreitender Tumorprogress auf, so ist der Zeitpunkt gekommen, eine Chemotherapie des Prostatakarzinoms in Erwägung zu ziehen.

Beim symptomatischen Patienten mit der Diagnose eines metastasierten, kastrationsrefraktären Prostatakarzinoms sollte nach Leitlinien mit einer solchen Chemotherapie als Erstbehandlungstherapie begonnen werden. »Kastrationsrefräktär« bedeutet, dass der Tumor voranschreitet, obwohl die Testosteronkonzentration niedrig ist. Der PSA-Wert steigt und die Metastasen breiten sich aus. »Symptomatisch« bedeutet, dass der Patient bereits unter so schmerzhaften Knochenmetastasen leidet, dass er regelmäßig mittelstarke bis stark wirksame Schmerzmittel einnehmen muss. In diesem Fall ist die primäre Gabe von Abirateron und Kortison oder Enzalutamid nicht zugelassen und darf erst nach einer durchgeführten Chemotherapie mit z. B. Docetaxel verabreicht werden. Bei symptomatischen Patienten (Schmerzpatienten) sind Medikamente im Sinne einer Chemotherapie mit Docetaxel oder bei Knochenschmerzen Bisphosphonate, Denosumab oder Radium 223 zur Behandlung von ossären Metastasierungen zugelassen.

Einnahme von Docetaxel

Im Rahmen einer Chemotherapie mit Docetaxel (Handelname Taxotere®) wird im Allgemeinen eine ambulante Infusionsgabe über ca. eine Stunde alle drei Wochen für insgesamt 18 Wochen verabreicht (sechs Zyklen Chemotherapie mit Docetaxel 75 mg pro Quadratmeter Körperoberfläche alle drei Wochen). Diese Therapie muss aber unbedingt durch eine begleitende Kortisontherapie unterstützt werden, da dadurch allergische Reaktionen auf die Docetaxel-Gabe und Nebenwirkungen von 20 Prozent auf zwei Prozent abgesenkt werden.

Gut verträgliche Chemotherapie

Die Erwähnung der Durchführung einer Chemotherapie löst bei den meisten Menschen Schreckensbilder von den Nebenwirkungen der Therapie aus. Vorstellungen von Übelkeit, Erbrechen, Haarausfall und massiver Müdigkeit und Mattigkeit sowie eine Reduktion des Allgemeinzustandes stehen sofort vor dem geistigen Auge der Patienten im Raum.
Der eigentliche Sinn der Chemotherapie zur Behandlung des fortschreitenden Krebsleidens geht hierunter gerne verloren. Es ist jetzt Aufgabe Ihres Arztes, Ihnen zu erläutern, dass diese bekannten Nebenwirkungen heute durch moderne Medikamente nicht mehr auftreten müssen und zum Großteil so gut therapiert werden können, dass die Restsymptome gut tolerabel sind. So gibt es heutzutage Medikamente, die das Auftreten von Übelkeit und Erbrechen unter der Chemotherapie vollständig verhindern. Der Haarausfall heilt nach Beendigung der Chemotherapie wieder aus und die Haare wachsen wieder nach.
Dennoch ist eine Chemotherapie für die meisten Patienten ein signifikanter Einschnitt in der Behandlung ihrer Erkrankung und der persönliche Umgang und die Verarbeitung des Krankheitsgeschehens fallen hier besonders schwer.

Unter einer solchen Chemotherapie tritt nun zunächst häufig ein weiterer Anstieg des PSA-Wertes auf. Dies bedeutet jedoch nicht die Unwirksamkeit der Therapie, sondern geht mit einem vermehrten Tumorzellzerfall und damit einem Freisetzen des PSA aus der Tumorzelle einher.

Erst nach der dritten Gabe von Docetaxel (also nach neun Wochen) sollte der PSA-Wert abfallen, ansonsten muss bei weiter steigenden PSA-Werten von einem Versagen der Therapie ausgegangen werden. Bei gutem Ansprechen der Therapie auf die Tumoraktivität und den PSA-Wert sollte versucht werden, möglichst sechs Zyklen Chemotherapie mit dem Patienten zu erreichen.

Nebenwirkungen:

- Übelkeit (selten) und Erbrechen unter der Medikationsgabe und sehr selten verzögert bis zu einigen Tagen nach der Verabreichung des Medikamentes. Diese sind aber durch antiemetische Medikamente problemlos zu verhindern oder zu behandeln.
- Veränderung des Blutbildes mit Absinken der neutrophilen weißen Blutkörperchen und Blutblättchen. Dies tritt vor allem sieben bis zehn Tage nach der Infusionsgabe der Chemotherapie auf und muss im Allgemeinen nicht therapiert werden. Ansonsten gibt es Medikamente, die die Bildung von weißen Blutkörperchen im Knochenmark anregen und zu einer deutlichen, schnellen Erhöhung derselben im Blut führen.
- Entwicklung von Fieber unter gleichzeitig sehr niedriger Anzahl von neutrophilen weißen Blutkörperchen (weniger als 1500 pro Mikroliter Blut). Sollte eine solche febrile Neutropenie nach Chemotherapie entstehen, muss sich der Patient unbedingt bei seinem mit der Chemotherapie behandelnden Urologen oder in der nächsten urologischen Klinik zur Einleitung von Gegenmaßnahmen vorstellen, sonst kann diese Situation lebensgefährlich werden!
- Blutarmut, auch diese muss häufig nicht therapiert werden. Ansonsten gibt es auch hierfür Medikamente (Erythropoetin), welche die Bildung von roten Blutkörperchen im Knochenmark anregen. Bei der Gabe von Blutkonserven zur Behandlung einer Anämie ist man heute sehr zurückhaltend. Heutzutage werden nicht nur bekannte, allergische Reaktionen auf eine Bluttransfusion, sondern auch eine Schwächung der immunologischen Situation des Patienten und damit indirekt eine Stärkung der Tumoraktivität nach einer Bluttransfusionsgabe diskutiert. Daher werden derzeit erst tiefere Hämoglobinwerte als 8 mg/dl mittels Gabe von Bluttransfusionen behandelt.
- periphere sensorische Störungen
- Gefühlsstörungen, insbesondere der Finger, selten auch der Fußsohlen und Zehen, sind selten, können aber auch langfristig auftreten. Eine Therapie kann in der medikamentösen Gabe von Vitamin-B-Komplexen liegen. Um dies zu verhindern, wird während der Gabe des Chemotherapeutikums mit Kältehauben und Kältehandschuhen gearbeitet. Die Verminderung der Durchblutung, insbesondere der Finger, durch die Kälte sorgt für ein deutlich verringertes Auftreten der oben genannten Nebenwirkung.
- Haarausfall und Störungen des Nagelwachstums. Insbesondere der Haarausfall unter der laufenden Chemotherapie ist normalerweise anschließend vollständig reversibel.

- Appetitlosigkeit und Veränderung des Geschmacksempfindens. Häufig beschreiben die Patienten, dass sie unter der laufenden Chemotherapie keinen Appetit auf irgendwelche Speisen, insbesondere Fleisch, hätten. Zudem beschreiben viele Patienten unter der Therapie Geschmacksstörungen. Das Essen schmeckt gar nicht mehr oder nur salzig. Diese Missempfindung muss dem Patienten und dessen Partner bekannt sein, denn sie sorgt häufig für Spannungen und Ärger in der Partnerschaft. Während der pflegende Angehörige bemüht ist, alles für den Patienten möglichst optimal und angenehm zu gestalten und zu kochen, kritisiert der Patient aufgrund dieser Missempfindung aber ggf. den Geschmack des Essens. Eine Therapieoption ist das Lutschen von frischen, eingefrorenen Ananasstückchen während der Chemotherapiegabe und danach. Durch ein spezielles Enzym in der Ananas (keine Konservenware!) wird die Nebenwirkung der Geschmacksstörungen deutlich reduziert.

Trotz der vielen erwähnten Nebenwirkungen ist die Chemotherapie des Prostatakarzinoms mit Docetaxel hoch wirksam und relativ gut verträglich und sollte deshalb ihren Stellenwert in der Behandlung des fortgeschrittenen Prostatakarzinoms haben.

In Einzelfällen können hier nach Gabe einer Chemotherapie sogar über Jahre PSA-Werte unter der Nachweisgrenze erreicht werden. Dies ist aus medizinischer Sicht ein sehr gutes Ergebnis!

Vierte Option: Sequenztherapie

Sollte die Chemotherapie mit Docetaxel aber nicht so erfolgreich wie in genannten Fällen sein, dann besteht die Option zur Durchführung des nächsten Schrittes der Sequenztherapie. Dabei werden verschiedene Therapien nacheinander bei den Patienten angewandt.

Es wird also unter einer weiter bestehenden Hormonentzugstherapie zunächst z. B. mit der Gabe von Abirateron und Kortison begonnen und diese fortgeführt, solange diese wirksam ist. Sollte es unter dieser Therapie zu einem Nachlassen der Wirksamkeit und damit zu einem weiteren Fortschreiten der Tumorerkrankung kommen, dann wird diese beendet und zum nächsten Schritt der Sequenztherapie, z. B. mit dem Beginn der Verabreichung einer Chemotherapie mit Docetaxel, übergegangen.

Sollte dann nach durchgeführter Chemotherapie ein erneuter Tumorprogress, der meistens mit dem Anstieg des PSA-Wertes einhergeht, auftreten, dann sollte die nächste Therapieoption z. B. mit der Gabe von Enzelutamid erfolgen.

Die heutzutage modernsten Therapieansätze sind die hintereinander folgenden, verschiedenen Therapieoptionen, die alle den fortgeschrittenen Prostatatumor nicht heilen, die Erkrankung aber in ein chronisches Stadium überführen sollen, sodass der Patient zwar nicht geheilt wird, aber die gesamte Erkrankung durch die medikamentösen Therapien nicht mehr fortschreiten soll und somit stabilisiert wird. Die Tumorerkrankung wird dadurch in ein chronisches Stadium überführt.

Nach derzeitigem Wissensstand scheint die effektivste Therapiesequenz unter weiterhin angewandter Hormonentzugstherapie beim metastasierten kastrationsresistenten Prostatakarzinom die folgende Sequenz zu sein:

- Die Behandlung wird mit der Gabe von Abirateron und Cortison eingeleitet.
- Sollte diese Therapie nicht mehr wirksam sein, dann wird als nächster Zyklus mit der Gabe einer Docetaxel-Chemotherapie fortgefahren.
- Bei erneutem Tumorprogress erfolgt die Gabe von Enzalutamid.

Ob weitere Therapiesequenzen und andere Reihenfolgen bei unterschiedlichen Patienten und Prostatatumorarten z. B. unter Berücksichtigung von Alter des Patienten, Tumorlast und Tumorlokalisation noch wirksamer sind als die jetzt bekannten Therapiesequenzen wird derzeit geprüft.

Neueste Entwicklung: Cabazitaxel
So ist z. B. auch im Rahmen einer Chemotherapie der Wechsel des Chemotherapeutikums von Docetaxel zu einem neueren Taxan, dem Cabazitaxel, als weitere Option zur Gabe einer Chemotherapie möglich. Das Cabazitaxel wird ebenfalls in dreiwöchentlichen Zyklen sechs- bis maximal zehnmal als intravenöse Chemotherapie verabreicht. Es soll etwas stärker und damit besser wirksam sein als Docetaxel.

In Studien waren jedoch auch die hämatologischen Nebenwirkungen stärker ausgeprägt als beim Docetaxel. So war das Absinken der weißen und roten Blutkörperchen, insbesondere bei Männern über 75 Jahren, stärker ausgeprägt, aber durch medikamentöse Gegenmaßnahmen gut zu beherrschen.

Insgesamt existiert mit der Gabe von Cabazitaxel eine weitere, alternative Medikationsgabe, die die gesamte Behandlungspalette zur Therapie des metastasierten kastrationsrefraktären Prostatakarzinoms erweitert und ergänzt.

Ergänzende und supportive Therapiemaßnahmen

Alle die oben genannten Therapieoptionen zur Behandlung des Prostatakarzinoms können nun insbesondere bei schmerzhaften oder bei frakturgefährdeten Knochenmetastasen durch Medikamente ergänzt werden, die die Knochen der betroffenen Patienten stabilisieren. Diese Medikamente sind auch gegen Knochen- und Metastasenschmerzen gut wirksam.

Einnahme von Zoledronsäure

Das als erstes eingeführte und derzeit bekannteste Medikament ist die Zoledronsäure. Hierbei werden dem Patienten alle vier Wochen 4 mg Zoledronsäure intravenös als Kurzinfusion verabreicht. Dieses Medikament hemmt den Knochenabbau und ist damit in der Lage, Schmerzen zu reduzieren und das Auftreten von Frakturen signifikant zu verringern.

Nebenwirkungen Da es als sehr unangenehme Nebenwirkung aber Kiefernekrosen auslösen kann, ist vor Behandlungsbeginn eine Vorstellung beim Zahnarzt und ggf. eine Gebisssanierung unabdingbar.

Des Weiteren müssen die Nierenwerte und die Nierenfunktion regelmäßig kontrolliert werden und falls notwendig muss eine Dosisanpassung des Medikaments erfolgen.

Einnahme von Denosumab

Eine weitere Möglichkeit zur Behandlung von Knochenmetastasen ist die vierwöchentliche subkutane Gabe eines Antikörpers. Denosumab wirkt als Antikörper gegen den sog. Rank-Liganden, ein Protein, das den Abbau von Knochensubstanz innerhalb der Knochenmetastase aktiviert und somit die Knochenstrukturen schwächt. Denosumab wirkt so stabilisierend auf die Knochenstruktur und über diese Stabilisierung wirkt es ebenfalls gegen die Knochenschmerzen.

Nebenwirkungen Obwohl dieses Medikament als einfache Subkutangabe dem Patienten schnell zu verabreichen ist und es in der Wirksamkeit der Zoledronsäure sogar etwas überlegen ist, ist seine Nebenwirkungspalette zwar dieselbe wie bei der Zoledronsäure, aber ausgeprägter in der Stärke des Auftretens. Unter Denosumab treten häufiger als unter Zoledronsäure therapiebedürftige Hypokalzämien auf. Aseptische Kiefernekrosen kommen unter diesem Medikament in bis zu 5 Prozent der Fälle vor.

Lokale Bestrahlung

Ein komplett anderer Therapieansatz zur Behandlung von Patienten mit Knochenmetastasen, die die Lebensqualität stark einschränken, ist eine radiologische Therapie durch lokale Bestrahlung. Bei der lokalen Bestrahlung werden die Knochenmetastasen gezielt zur Schmerztherapie bestrahlt. Dies ist jedoch nur bei einer eingeschränkten Metastasierung möglich und kann daher nur mit einer bestimmten Dosis für gezielte Bereiche zur Schmerztherapie eingesetzt werden. Eine Ganzkörperbestrahlung als Schmerztherapie ist somit nicht möglich.

Gabe von Radium 223

Bei der Gabe von Radium 223 indessen wird dieses Radiopharmakon systemisch als Kurzinfusion über die Blutbahn verabreicht. Da das Radium das Kalzium imitiert, wird es anstelle des Kalziums in die stoffwechselaktiven Knochenmetastasen eingebaut und wirkt somit direkt an diesen Stellen.

Radium 223 ist ein Alpha-Strahler und hat damit eine sehr hohe Bestrahlungsenergie an den Stellen, an denen es kumuliert. Da diese Art der Bestrahlung keine sehr große Reichweite hat, ist die Strahlungsintensität an diesen Kumulationsstellen sehr hoch und wirkt damit sehr effektiv auf die Knochenmetastasen. Zur Therapie mit Radium 223 werden im Allgemeinen sechs Infusionen in Abständen von vier Wochen verabreicht.

Nebenwirkungen Die Wirkung auf das naheliegende blutbildende Knochenmark fällt bei den behandelten Patienten jedoch stärker aus, als man theoretisch erwartet hat. So sind Veränderungen des Blutbildes mit Ausbildung von Anämien und einem Absinken der weißen Blutkörperchen (Neutropenien) nach Behandlung mit Radium 223 relativ häufig.

Die geplante Gabe von sechs Zyklen des Alpha-Strahlers kann deshalb bei vielen Patienten wegen zu starker Nebenwirkungen als Therapieschema nicht komplett durchgeführt werden. Die Anzahl der Gaben dieses Medikamentes muss daher wegen dieser Nebenwirkungen häufig reduziert werden. Trotz dieser Nebenwirkungen ist dieses moderne Medikament hoch effektiv und, wenn es aufgrund seines Nebenwirkungsspektrums vom Patienten toleriert wird, dann führt es nicht nur zu einer deutlichen Reduktion der Knochenschmerzen, sondern auch zu einer mehrmonatigen Überlebensverlängerung des Patienten und dem deutlich späteren Auftreten von Knochenfrakturen.

Was kann man noch tun?

Diese nun auf den letzten Seiten beschriebenen Therapien zur Behandlung des fortgeschrittenen, kastrationsresistenten Prostatakarzinoms stellen die Leitliniengemäße medikamentöse Behandlung dieser Erkrankung dar. Aber es gibt sowohl weitere schulmedizinische als auch komplementärmedizinische (Seite 110) Ansätze zur Behandlung dieser Erkrankung. Es ist wichtig, diese verschiedenen Therapieansätze nicht als konträr zu betrachten, sondern patientenindividuell die möglichst optimale Hilfestellung für den Einzelnen zu finden.

So kann eine zusätzliche Misteltherapie, die in ihrer Wirksamkeit wissenschaftlich nicht eindeutig bewiesen ist, dennoch für den einen oder anderen Patienten eine hilfreiche und sinnvolle Ergänzung in der Behandlung sein. Auch die Einnahme von Cranberry-Saft oder -Kapseln, Granatapfelextrakten oder Tomatensaftkonzentraten könnte therapeutisch wirksam sein.

Die Vielzahl der phytotherapeutischen Ansätze ist groß. So werden unter anderem auch grüner Tee, Weihrauch und Sonnenhut zur Behandlung von Tumoren eingesetzt. Die Wirksamkeit dieser Therapien fällt aber bei jedem individuellen Behandlungsfall und Patienten unterschiedlich aus.

Bei der Behandlung des fortgeschrittenen Prostatakarzinoms werden auch die klassische Homöopathie und Akupunkturen angewendet. Alle diese Therapien dienen dazu, das Abwehrsystem und die Selbstheilungskräfte des Körpers zur Krebsbekämpfung zu aktivieren. Auch Yoga und psychoonkologische Behandlungen zielen in diese Richtung.

Eine Verbesserung der Lebensqualität ist durch die supportiven Maßnahmen gegeben, negative Nebenwirkungen treten eher nicht auf. Ob sie aber eine nachweisbare Wirkung auf das Tumorgeschehen, ein Zurückdrängen von Tumorzellen oder gar eine Lebensverlängerung bewirken, ist wissenschaftlich nicht nachgewiesen.

Von fast allen Patienten wird im Rahmen der Diagnosestellung und Behandlung eines Prostatakarzinoms die Frage nach ihrem Zutun und den Einflüssen durch die Ernährung gestellt. Es gibt daher eine Vielzahl von Krebsdiäten und Ernährungsberatungen. Wichtig ist hierbei vor allem, dass der Patient individuell und professionell beraten wird, damit durch spezielle Ernährungsformen Mangelerscheinungen und Gewichtsverlust ausgeglichen werden. Auf keinen Fall sollte durch falsche Diäten das Abwehrsystem des Körpers geschwächt werden, sodass durch eine Fehlernährung die Tumoraktivität letztlich sogar gefördert wird.

Die Einbindung des Patienten in die supportiven Maßnahmen zur Bekämpfung des Tumors ist für die Steigerung seiner Abwehrkräfte, aber auch für seine Psyche sehr wichtig.

Allein der Glaube des Patienten an die Wirksamkeit dieser Therapie führt mit Sicherheit zu einer Unterstützung der Wirksamkeit der anderen Therapien, freilich nur ergänzend zu diesen, niemals alleine. Dies trägt auch zu einer Verbesserung des Allgemeinzustandes des Patienten bei, da er selbst etwas zur Behandlung seiner Erkrankung und zur Verbesserung seines Gesundheitszustandes tun möchte.

An dieser Stelle ein persönliches Wort

Die positive Auswirkung von Sport, körperlicher Aktivität, vor allem aber auch einer glücklichen partnerschaftlichen Beziehung ist eindeutig bewiesen. So ist die Unterstützung des Betroffenen durch den Partner in dieser schwierigen Zeit der Behandlung der fortschreitenden Erkrankung extrem wichtig. Durch die angewandten Therapien, insbesondere die Chemotherapie, ist der Patient stark physisch und psychisch belastet. Häufig bedarf es daher nicht nur der körperlichen Unterstützung, sondern noch viel häufiger des liebevollen und aufbauenden Beistandes durch den Partner und durch die Familie.

Unwohlsein, ein Rückgang des allgemeinen Wohlbefindens und vor allem Schmerzen führen bei dem Patienten häufig zu Aggressionen und damit auch zu Konflikten mit der direkten Umgebung. Hier müssen Sie als Angehörige viel Verständnis, Toleranz und Liebe aufbringen, um zusammen mit dem mitfühlenden, behandelnden Arzt diese schwierige Zeit gemeinsam zu bestehen. Ihr behandelnder Arzt wird Sie in die Therapie miteinbeziehen.

Wie können Sie helfen?

Schon das gemeinsame Denken und Erinnern an die regelmäßige Medikamenteneinnahme ist sinnvoll. Zeigen Sie ein vermehrtes Verständnis für Stimmungsschwankungen von depressiven Verstimmungen bis hin zu Aggressionen (»Warum bin ich betroffen?« und »Warum bin ich so krank?«). Akzeptieren Sie eine geringere Ausdauer und körperliche Belastbarkeit gegenüber früheren Zeiten.

Gestalten Sie in gegenseitigem Verständnis für die aktuelle Situation die gemeinsame Zeit sinnvoll. Moderate und angepasste körperliche Aktivitäten wie z.B. Wandern, Schwimmen und Ausdauersportarten, sowie gemeinsame positive Erlebnisse (Theaterbesuche und Urlaube) sind für Sie beide ein positiver Auftrieb.

Wiebke Endres

Ernährungsempfehlungen unter Chemotherapie

Mit einer richtigen Auswahl von Lebensmitteln können Sie Einfluss auf Ihre Lebensqualität während der Chemotherapie nehmen.

Dabei ist es sinnvoll, schon vor der Chemotherapie Kenntnisse über geeignete Speisen und Getränke bei den verschiedenen Nebenwirkungen zu sammeln. Dies verringert die Angst vor Nebenwirkungen, was allein schon das Auftreten manch unangenehmer Begleiterscheinungen verhindern kann. Sollten dann Beschwerden auftreten, wissen Sie sofort, was Ihnen Linderung verschaffen kann.

Werden Sie Teil des Therapie-Teams

Viele Patienten haben vor der Chemotherapie genau so viel Angst wie vor der Tumorerkrankung selbst. Dabei ist es sehr wichtig, dass sie eine positive Einstellung zur Therapie haben und sich als Teil des Teams im Kampf gegen den Krebs verstehen.

Über die Ernährung können Sie von Anfang an selbst aktiv werden und den Therapieverlauf eigenständig mitgestalten. Übernehmen Sie in diesem Bereich Eigenverantwortung, damit Sie sich nicht so hilflos fühlen. So stärken Sie Ihren Körper für die Therapie und verbessern Ihre Lebensqualität. Ein guter Ernährungszustand optimiert den Therapieerfolg.

Im Rahmen einer Chemotherapie ist die Ernährung von großer Bedeutung. Bei Patienten mit gutem Ernährungszustand schlagen die Therapien besser an. Zudem erhöht sich die Therapietoleranz, so dass die Chemotherapie eher im vollen Umfang durchgeführt werden kann. Eine optimale Versorgung mit Nährstoffen stärkt Ihre Abwehrkräfte und lässt Sie die Therapie besser überstehen. Leider sind viele Patienten bereits bei der Diagnosestellung mangelernährt. Ein ungewollter Gewichtsverlust ist nicht selten sogar der Grund für den ersten Arztbesuch.

Tumorkachexie

Tumoren verändern den Stoffwechsel zu ihrem Vorteil. Der Tumor sendet Substanzen

aus, die zu einem gesteigerten Stoffwechsel (Hypermetabolismus) führen. Gleichzeitig ist der Aufbau von Energiereserven reduziert. Diese Faktoren führen zu einer fortschreitenden Auszehrung – der sogenannten Tumorkachexie. Neben Entzündungsreaktionen, Insulinresistenz und Anämie ist der Verlust an Skelettmuskulatur charakteristisch für eine Tumorkachexie. Da der Abbau von Muskelprotein wiederum den Energieverbrauch erhöht, handelt es sich bei der Tumorkachexie um einen selbstverstärkenden Prozess.

Dieser Zustand führt zu allgemeiner Schwäche, Müdigkeit, Antriebslosigkeit bis hin zu Depressionen und Immobilität. Die Tumorkachexie verschlechtert sowohl die Lebensqualität als auch die Prognose und stellt daher während des gesamten Krankheits- und Therapieverlaufs ein großes Problem dar. Die als Anorexie bezeichnete Appetitlosigkeit ist eine häufige Begleiterscheinung von Krebserkrankungen, die eine deutlich verringerte Nahrungsaufnahme zur Folge haben kann.

Eine Chemotherapie und ihre Nebenwirkungen wie Übelkeit, Erbrechen und Geschmacksstörungen, aber auch Entzündungen und Pilzinfektionen des Mundraumes beschleunigen zusätzlich das Voranschreiten der Tumorkachexie. Grundsätzlich sind daher alle Nebenwirkungen, die die Nahrungsaufnahme negativ beeinflussen, sehr ernst zu nehmen.

Leckere Getränke, die guttun

Heidelbeertee

100 g getrocknete Heidelbeeren mit sprudelnd kochendem Wasser übergießen und 15 Min. ziehen lassen. Der Tee wird dann durch ein Sieb abgegossen und mit 1 TL Salz sowie 8 TL Traubenzucker angereichert.

Pfefferminztee

1 Bund frische Pfefferminzblätter mit 1 Liter kochendem Wasser überbrühen. Nach 10 Min. durch ein Sieb abgießen. 1 TL Salz und 8 TL Traubenzucker einrühren. Der Tee schmeckt auch eiskalt hervorragend.

Melissentee

2 Hände voll getrockneter Melissenblätter mit 1 Liter kochendem Wasser übergießen. Nach 10 Min. durch ein Sieb abgießen und 1 TL Salz sowie 8 TL Traubenzucker einrühren.

Tipps für Ihre Ernährung

- Schon vor, aber auch während und nach der Chemotherapie ist eine ausreichende Flüssigkeitszufuhr sehr wichtig.
- Wenn Sie genug trinken, können Sie das Auftreten von Nebenwirkungen erheblich verringern, da so die Ausscheidung von Giftstoffen und Bestandteilen abgestorbener Zellen über die Nieren beschleunigt wird.
- Trinken Sie 2–3 Liter stilles natriumreiches Mineralwasser sowie mit Traubenzucker gesüßte Kräutertees.

Übelkeit und Erbrechen

Oft beginnen diese Nebenwirkungen etwa ein bis vier Stunden nach der Chemotherapie und werden von den meisten Patienten als besonders unangenehm empfunden. Kommt es durch häufiges Erbrechen zu erheblichen Flüssigkeits- und Elektrolytverlusten, beeinträchtigt dies Ihren ganzen Organismus:

Durch ein Ungleichgewicht der Elektrolytkonzentrationen innerhalb und außerhalb der Zellen verändern sich der Wasserhaushalt sowie der pH-Wert des Blutes. Zudem wird die Funktion von Muskel- und Nervenzellen verschlechtert.

Da alleine die Angst vor den Nebenwirkungen bereits Übelkeit auslösen kann, ist es wichtig, sich schon vor der Chemotherapie mit geeigneten Gegenmaßnahmen zu beschäftigen. So fühlen Sie sich weniger hilflos ausgeliefert und können entsprechende Vorbereitungen treffen. Überlegen Sie sich schon frühzeitig, was Sie während der Chemotherapie entspannen könnte.

Tipps für Ihre Ernährung

- Am Tag der Chemotherapie nehmen Sie besser nur leichte Kost zu sich, um Ihren Körper nicht zusätzlich zu belasten.
- Essen Sie ein bis zwei Stunden vorher nichts mehr, da dies das Auftreten von Übelkeit begünstigt.
- Gegen die zuletzt gegessene Speise entwickeln viele Patienten eine Aversion, weshalb Sie an diesem Tag möglichst auf Ihr Lieblingsessen verzichten sollten.
- Trinken Sie 2–3 Liter lauwarmen mit Traubenzucker gesüßten Tee über den Tag, verteilt in kleinen Schlucken.
- Geeignete Sorten sind Ingwer, Kamille, Fenchel und Pfefferminze. Meiden Sie kohlensäurehaltige Getränke.
- Gleichen Sie Flüssigkeits- und Mineralstoffverluste mit Hühner- und Gemüsebrühe aus, um Schwächegefühl und Kopfschmerzen entgegen zu wirken.
- Um den Energiegehalt zu erhöhen, können Sie die Brühe mit Reis oder Suppennudeln anreichern.
- Gut bekömmlich ist Haferschleim, den Sie mit einer Prise Salz kochen und mit Traubenzucker süßen.
- Vielleicht kommen Sie aber auch mit trockenen Speisen wie Salzstangen und Zwieback besser zurecht.
- Da intensive Gerüche oft Übelkeit auslösen, werden kalte und lauwarme Speisen oft besser angenommen (sie riechen weniger stark).
- Häufiges Erbrechen kann zu Natrium- und Kaliummangel führen, was wiederum Übelkeit auslöst. Bevorzugen Sie daher Kalium-reiche Kost.
- Geeignet sind Bananen, Aprikosen sowie in Salzwasser gegarte Kartoffeln, Karotten, Fenchel und Zucchini.
- Seien Sie zunächst sparsam mit Fett, wobei Butter in der Regel am bekömm-

lichsten ist. Auch Olivenöl wird meistens gut vertragen.
- Essen Sie in vielen kleinen Mahlzeiten.
- Lassen Sie sich beim Essen immer Zeit und kauen Sie gut. Das verbessert die Verträglichkeit.
- Legen Sie sich nach dem Essen für eine Weile hin, wobei der Oberkörper immer hochgelagert werden sollte.
- Bewegen Sie sich an der frischen Luft oder setzen Sie sich ans offene Fenster, um Ihren Appetit anzuregen.

Durchfall

Wenn Sie unter andauernden starken Durchfällen leiden, ist es zunächst wichtig, eine Dehydratation zu vermeiden. Gleichen Sie Flüssigkeits- und Elektrolytverluste aus, um Müdigkeit, Erschöpfung, Übelkeit und Kopfschmerzen zu vermeiden. Da ein Kaliummangel sogar Herzfunktionsstörungen zur Folge haben kann, ist es wichtig, ausreichend kaliumreiche Lebensmittel zu verzehren.

Das Elektrolytverhältnis eines isotonischen Getränks bewirkt, dass Wasser aus dem Darminhalt zurück in den Körper gelangen kann. So wird der Körper besser mit Flüssigkeit versorgt und zudem der Stuhl eingedickt.

Tipps für Ihre Ernährung

- Ein isotonisches Getränk erhalten Sie, wenn Sie einen Liter Flüssigkeit (z. B. Tee) mit 1 TL Salz und 8 TL Traubenzucker anreichern.
- Kalium-reiche Lebensmittel sind Bananen, Aprikosen, Kartoffeln, Zucchini und Fenchel.
- Stoppen Sie den Durchfall mit stopfenden Lebensmitteln wie Heidelbeeren, schwarzer Schokolade (85 Prozent Kakao) sowie geriebenem, an der Luft gebräuntem Apfel.
- Eine Tasse schwarzer oder grüner Tee, der 20 Min. gezogen hat, kann ebenso den Durchfall verringern.
- Leinsamen binden Wasser und bilden zudem Schleimstoffe aus, die eine gereizte Darmschleimhaut beruhigen.
- Joghurt mit lebenden Kulturen (probiotisch) hilft dabei, die zerstörte Darmflora wiederaufzubauen. Zudem wirkt Joghurt entblähend und immunfördernd.

Veränderungen der Geschmackswahrnehmung

Als Folge der Chemotherapie kann es zu Geschmacksstörungen kommen. Besonders unangenehm ist ein metallischer Beigeschmack, der vielen Patienten das Essen verleidet, obwohl sie vielleicht durchaus Appetit und Hunger haben.

Tipps für Ihre Ernährung

- Verwenden Sie Plastikbesteck und beschichtetes Kochgeschirr.
- Trinken Sie vor dem Essen, eventuell sogar vor jedem Bissen, einen kleinen Schluck.
- Bittere Getränke wie Tonicwater oder starker schwarzer Tee wirken am besten.
- Fleisch, insbesondere rotes, wird unter Geschmacksstörungen am wenigsten toleriert. Auch Eier und Fisch lösen oft Ekel aus.
- Fleisch und Fisch kann kräftig mariniert und gewürzt werden, um Geschmacksstörungen zu überlagern. Mit süßlichen Marinaden funktioniert das besonders gut.

- Wenn Sie in dieser Zeit kein Fleisch und keinen Fisch essen möchten, können Sie auf Hülsenfrüchte und Eiweißkombinationen zurückgreifen, um Ihren Proteinbedarf zu decken.
- Geeignet sind Kartoffeln mit Milchprodukten, Getreide mit Milchprodukten sowie Hülsenfrüchte mit Getreide.

Entzündungen und Pilzinfektionen im Mund

Häufig kommt es nach der Chemotherapie zu schmerzhaften Problemen im Mundraum. Jeder Bissen reizt die geschädigte Mundschleimhaut zusätzlich und verleidet vielen Patienten das Essen. Es ist besonders wichtig, beim Auftreten der ersten Anzeichen jede zusätzliche Schädigung der Haut im Mund zu vermeiden.

Tipps für Ihre Ernährung

- Essen Sie nur ganz weiche Kost, um jede mechanische Belastung zu vermeiden.
- Verzichten Sie in dieser Phase auf säurehaltige Lebensmittel, da diese die Schleimhaut zusätzlich reizen.
- Das Gleiche gilt für scharfe, stark gesalzene und heiße Speisen und Getränke.
- Trinken Sie lauwarmen Salbei- und Kamillentee in kleinen Schlucken oder spülen Sie damit den Mund aus.
- Sie können auch Eiswürfel daraus bereiten und lutschen, aber achten Sie darauf, dass diese keine scharfen Kanten haben (leicht antauen lassen).
- Besonders geeignet ist Naturjoghurt mit lebenden Kulturen. Es kühlt, ist weich und hilft dabei, die geschädigte Mundflora wiederaufzubauen.
- Babynahrung ist in dieser Zeit auch eine gute Alternative. Es gibt sie in vielen Geschmacksrichtungen, sie ist weich und enthält wenig Säure und Salz.
- Frische Ananas enthält entzündungshemmende Enzyme. Die Frucht sollte allerdings säurearm sein. Sie können die Ananasstückchen frisch oder gefroren lutschen.

Kau- und Schluckbeschwerden

Es ist eine schwierige Situation, wenn Patienten unbedingt essen sollten und durchaus mit Appetit vor dem vollen Teller sitzen und dennoch nicht essen können.

Einigen Betroffenen fällt das Kauen und Schlucken nach der Chemotherapie so schwer, dass sie kaum einen Bissen hinunterbekommen, obwohl sie hungrig sind.

Auch das Trinken ist manchmal so schwierig, dass die angestrebte Trinkmenge nicht erreicht wird. Das wiederum kann andere Nebenwirkungen verstärken und auch das allgemeine Wohlbefinden stark beeinträchtigen.

Tipps für Ihre Ernährung

- Das Trinken klappt oft mit dem Strohhalm viel besser.
- Die Getränke sollten keine Kohlensäure enthalten und nicht kalt oder heiß sein. Gut geeignet sind lauwarme Tees.
- Meiden Sie trockene Speisen wie Brot und Salzstangen. Auch Kartoffeln und Brei rutschen nicht sehr gut.

- Pürieren Sie Ihre Mahlzeiten mit viel Flüssigkeit. Auch die Zugabe von Pflanzenöl kann die Kost geschmeidiger machen.
- Verzweifeln Sie nicht an großen Portionen, sondern bereiten Sie sich von vornherein nur kleine Mengen zu und essen Sie dafür öfter am Tag.

Ohne Nahrung geht es nicht

Mitunter gibt es Patienten, die aus dem einen oder anderen Grund nicht dazu in der Lage sind, überhaupt etwas zu sich zu nehmen. Da diese Situation schnell zu Schwächegefühl führt und die Patienten unter ständigen Druck setzt, ist es sinnvoll, in diesen Fällen alternative Ernährungsmöglichkeiten in Betracht zu ziehen. Versuchen Sie es zunächst mit sogenannter Astronautenkost, also Trinknahrung aus der Apotheke. Diese liefert hochkonzentriert die benötigten Nährstoffe.

Wenn auch das nicht möglich ist, kann die Ernährung über eine Sonde (enteral) gegeben werden. Das nimmt Ihnen den Druck, essen zu müssen, und versorgt Sie dennoch mit Energie, sodass Sie bei Kräften bleiben, bis Sie wieder selber essen können.

Auch eine parenterale Ernährung, also unter Umgehung des Verdauungstraktes, kann eine gute Alternative sein, um Sie über die schwierigste Zeit zu bringen. Bitte schrecken Sie nicht generell vor der künstlichen Ernährung zurück. Sie bedeutet nicht, dass es nun keine Hoffnung mehr gibt. Im Gegenteil: Sie kann Ihnen in einer sehr schlimmen Phase der Erkrankung die Kraft zum Weiterkämpfen geben.

Prof. Dr. med. Josef Beuth

Komplementäre Behandlungsmethoden bei Prostatakarzinom

Komplementärmedizinische Maßnahmen sind Optimierungen der Standardtherapien. Sie sind mit Nachdruck zu unterscheiden von »alternativen Therapien«, die erprobte Standardtherapien ersetzen sollen.

Die Amerikanische Krebsgesellschaft definiert Komplementärmedizin als Maßnahmen, die begleitend zu einer medizinischen Standardbehandlung durchgeführt werden. Wenn sie indikationsbezogen angewendet werden, können sie zur Reduktion von Nebenwirkungen der Standardtherapien sowie zur Verbesserung von Lebensqualität beitragen. Die Anwendung komplementärmedizinischer Verfahren kann mit spezifischen, therapieabhängigen Nebenwirkungen sowie mit allgemeinen gesundheitlichen Risiken für Patienten einhergehen.

Die größte Gefahr bei nicht indizierter Anwendung komplementärer Therapien stellt die verzögerte Gabe bzw. Ablehnung kurativer Standardtherapien dar. In diesen Fällen wird Komplementärmedizin fälschlich zur »Alternativmedizin«, die bislang keine wissenschaftlich fundierten, patientenrelevanten Therapieeffekte aufzeigen konnte.

Wirksamkeitsgeprüfte komplementärmedizinische Maßnahmen

Therapeutische Maßnahmen, die komplementär zur Standardtherapie empfohlen werden, erheben den Anspruch, diese optimieren zu können. Für definierte komplementäre Therapiemaßnahmen (Behandlungsintensität und -dauer in Abhängigkeit von Erkrankungsart/-stadium bzw. individuellen Risiko-/Prognosefaktoren) liegen Daten aus Wirksamkeitsnachweis-relevanten Studien vor. Sie belegen deren Wertigkeit, erkennbar am Vorteil für den Patienten, insbesondere verbesserte Lebensqualität durch Reduktion erkrankungsbedingter bzw. therapiebedingter Symptome.

Ernährungstherapie

Die ernährungsmedizinische Betreuung von Krebspatienten ist ein zentraler Bestandteil ganzheitlichen Therapiekonzeptes, da eine angemessene Ernährung im Verlauf einer Krebserkrankung eine wesentliche Voraussetzung für die Aufrechterhaltung des Allgemeinzustandes und der Lebensqualität ist. Darüber hinaus hat der Ernährungszustand von Patienten wesentlichen Einfluss auf eine Vielzahl klinischer Merkmale, u. a. Krankheitsgefühl, Therapieverträglichkeit, Nebenwirkungsrate sowie Abwehrbereitschaft. Auch wenn eine ernährungsmedizinische Betreuung bei Krebspatienten alleine keine Heilung bzw. Beeinflussung von Tumorwachstum bewirken kann, können bei rechtzeitigem Einsatz und konsequenter Umsetzung eine Verschlechterung des Ernährungszustandes und die sich daraus ergebenden klinischen Folgen wesentlich beeinflusst werden.

Krebsdiäten

Krebsdiäten (z. B. Breuss »Krebskur-total«, Budwig »Öl-Eiweiß-Kost«, »Ketogene Ernährung«, Dr. Coy »TKTL-1 Ernährungstherapie«) geben vor, Krebs verlässlich vorzubeugen oder heilend wirksam zu sein. Für keine der Krebsdiäten wurde eine wissenschaftlich akzeptable vorbeugende oder therapeutische Wirkung nachgewiesen. Viele der Diäten beeinträchtigen allerdings wegen der teilweise stark eingeschränkten Lebensmittelempfehlungen die Lebensqualität und können sogar gesundheitsgefährdende Mangelerscheinungen hervorrufen.

Körperliche Aktivität (Sporttherapie)

Körperliche Aktivität und Bewegung beugen Krebserkrankungen vor, können die Genesung unterstützen und Körpergefühl und Wohlbefinden verbessern, indem sie Nebenwirkungen von Krebsstandardtherapien mindern.

Psychologische/psychosoziale Betreuung

Die Zeit der Diagnosestellung und Diagnosemitteilung wird von vielen Krebspatienten als traumatisch empfunden. Hier kann die Psychoonkologie, die professionelle Begleitung und Behandlung psychischer Beschwerden während und nach einer Krebserkrankung, helfen. Sie unterstützt die Betroffenen und ihre Angehörigen und befähigt wieder zur Teilnahme am beruflichen und sozialen Leben. Sie sollte für alle Krebspatienten gewährleistet sein und insbesondere die Patienten-orientierte Begleitung während des gesamten Versorgungsablaufes umfassen.

Mikronährstofftherapie

Mikronährstoffe (Vitamine, Spurenelemente, sekundäre Pflanzenstoffe) sind in vielfältiger Weise an der Verhinderung von Krebserkrankungen beteiligt. Zur Behandlung von Mangelzuständen, z. B. während einer Chemo- oder Strahlentherapie bzw. bei verminderter Nahrungsaufnahme, eignen sich insbesondere bilanzierte Vitamin- und Spurenelementgemische. Die Präparate decken bei Einnahme der empfohlenen Dosierung den Tagesbedarf an lebensnotwendigen Vitaminen und Spurenelementen ab. Nebenwirkungen treten bei den empfohlenen Dosierungen in der Regel nicht auf. Da die empfehlenswerten bilanzierten Mikronährstoffgemische keine gesundheitsgefährdenden Komponenten und keine Konzentrationen von Vitaminen und Spurenelementen enthalten, die die Wirkung von Standardtherapien herabsetzen, können sie mit Krebs-Standardtherapien kombiniert werden. Dennoch sollte möglichst immer die zielgerichtete Ernährung Vorrang haben.

Die bedarfsangepasste Gabe von bilanzierten Vitamin-/Spurenelementgemischen zur Verhinderung von Mangelzuständen kann in einzelnen Erkrankungs- bzw. Therapiephasen als komplementäre Maßnahme sinnvoll sein. Eine Prävention (z. B. von Krebserkrankungen) ist durch Substitution von Vitamin- und Spurenelementgemischen nicht möglich.

Vitamin-D-Therapie

Vitamin D wird bei Sonneneinstrahlung in der Haut gebildet oder über die Nahrung aufgenommen. Bei nachgewiesenem Vitamin-D-Mangel im Blut (Normwert 25-OH-Vitamin D_3: 10–70 µg/l; über 50 µg/l sind optimal) trotz ausreichender Sonnenbestrahlung und ausgewogener Ernährung kann die bedarfsangepasste Einnahme von Vitamin D den Mangel beheben, der bei Prostatakrebs-Patienten unter hormonablativer Therapie u. a. zu Osteoporose führen kann. Optimale Vitamin-D-Blutspiegel können vor Osteoporose schützen.

Vitamin-E-Therapie

Vitamin E ist ein fettlösliches Vitamin, das über die Nahrung aufgenommen wird. Die Hauptwirkung von Vitamin E im menschlichen Körper beruht auf dessen antioxidativer Eigenschaft, die insbesondere Zellmembranen schützt. In kontrollierten klinischen Studien konnte Vitamin E (2 × 300 mg pro Tag) Schweregrad und Häufigkeit von Missempfindungen der Hände und Füße durch platin- und taxanhaltige Chemotherapien signifikant mindern.

Selentherapie

Selen ist ein essentielles Spurenelement, das über die Nahrung aufgenommen wird. Aktuellen Lehrbuchempfehlungen zufolge sollte die Selenkonzentration im Blut 120–140 ng/ml betragen, da sie der Studienlage entsprechend krebspräventiv ist und die Krebssterblichkeit reduzieren kann. Selenabhängige Nebenwirkungen sind ab Blutwerten von 160 ng/ml belegt, toxische Effekte ab 490 ng/ml.

Zur Selentherapie als komplementärmedizinischer Maßnahme während einer Chemo-/Strahlentherapie liegen kontrollierte klinische Studien vor, die die Wirksamkeit belegen.

Es kommt immer wieder zu Irritationen bezüglich der Einnahme von Selen. In diesem Zusammenhang erfolgt oft der Hinweis auf eine in den USA durchgeführte Studie (SELECT). Die SELECT Studie liefert aber weder Hinweise auf eine Bedenklichkeit von Selen, noch belegen die Daten eine Ineffektivität im Rahmen der Prävention eines Prostatakrebses. Insbesondere ist es aufgrund des fundamental hohen Selenstatus der US-Probanden unmöglich, aus diese Studie auf die Wirkung einer indizierten Selengabe bei mangelversorgten Personen zu schließen.

Enzymtherapie

Für proteolytische (eiweißspaltende) Enzyme wurden experimentelle Wirkungen nachgewiesen, u. a. immunologische, antiinfektiöse, antientzündliche, antitumorale, antimetastatische Aktivitäten. Ferner liegen gut dokumentierte klinische Untersuchungen für standardisierte Einzelenzyme sowie Enzymgemische vor, die einen Einfluss der Therapie auf Immunitätslage und Lebensqualität (u. a. Reduktion von Nebenwirkungen von Chemo-/Strahlen-therapien) dokumentieren.

Die komplementäre Therapie mit standardisierten Enzymgemischen zeigte in Studien mit Krebspatienten u. a. eine signifikant verbesserte Lebensqualität während einer Chemo-/Strahlentherapie durch Reduktion von Nebenwirkungen.

Kombination: Linsenlektin-Selen-Enzym-Therapie

Lektine sind großmolekulare (Glyko-)Proteine, die Kohlenhydrate spezifisch binden. Sie kommen überall in der Natur vor und können für diagnostische und therapeutische Zwecke verwendet werden.

Die orale Gabe pflanzlicher Lektine (z.B. aus Linsen) ist ein Reiz für das schleimhautassoziierte Immunsystem (Mucosa-Associated-Lymphoid-Tissue, MALT), das sich über den ganzen menschlichen Organismus erstreckt und das lokal aktiviert werden kann. Linsenlektin wird nicht resorbiert und moduliert die Schleimhäute des MALT, ausgehend vom Magen-Darm-Trakt. Damit verbunden ist eine Stabilisierung der Schleimhautfunktionen (z.B. im Mund-Rachen-Raum, Magen-Darm-Trakt, in Augen und Gelenken), die insbesondere unter Chemo-, Strahlen- und Antihormontherapien temporär eingeschränkt sind. Dies geht mit z. T. gravierenden Nebenwirkungen einher (u. a. Mukositis, Schleimhauttrockenheit, Gelenkbeschwerden), die durch eine entsprechende Therapie gemildert werden können.

Klinische Untersuchungen deuten darauf hin, dass die komplementärmedizinische Einnahme eines Selen-Enzym-Linsenextraktes die Verträglichkeit von Chemo- und Strahlentherapie signifikant verbessern kann.

In einer klinischen Untersuchung wurden Prostatakrebspatienten während hormonablativer Therapie komplementär mit Linsenextrakt, Selen, Enzym (Equinovo) behandelt. Alle Patienten litten unter starken Nebenwirkungen der Therapie (z.B. Schleimhauttrockenheit, Gelenkbeschwerden, Hitzewallungen), die durch die komplementäre Behandlung signifikant reduziert werden konnten.

Komplementärmedizinische Misteltherapie

Die derzeit praktizierte Mistelextrakttherapie erfolgt mit standardisierten Extrakten der anthroposophischen Therapierichtung oder mit sogenannten phytotherapeutischen Extrakten. Klinische Studien zeigten, abhängig von der Krebsart und dem Krebsstadium Reduktionen von Nebenwirkungen der Krebsstandardtherapie. Damit einher ging eine Steigerung der Lebensqualität sowie eine Normalisierung/ Aktivierung von Immunfunktionen unter standardisierter Mistelextrakttherapie.

Die komplementäre Mistelextrakttherapie hat sich in klinischen Untersuchungen bislang ausschließlich zur Verbesserung der Lebensqualität in der palliativen Therapie von bösartigen Tumoren als wirksam erwiesen. Für alle anderen Indikationen liegen unbedenklichkeits- und wirksamkeitsbeweisende Untersuchungen bislang nicht vor, sodass eine Empfehlung nicht erfolgen kann.

Außenseiterverfahren

Vor vielen nicht auf Qualität, Unbedenklichkeit und Wirksamkeit geprüften Diagnostik- und Therapieverfahren, die zuweilen fälschlich mit der Komplementärmedizin in Verbindung gebracht werden, ist ausdrücklich zu warnen. Die Verfahren werden aggressiv beworben und geben beispielsweise vor, dass bei Anwendung Krebswachstum und Tumormasse reduziert werde, die Rezidiv- und Metastasenbildung verhindert werde, die Notwendigkeit von Chemo-/Strahlentherapie verzögert werde und sogar die Behandlung auch dann noch wirksam sei, wenn alle anderen Behandlungen versagt haben. Diese Wirkungen sind jedoch durch keinerlei seriöse Studien untermauert.

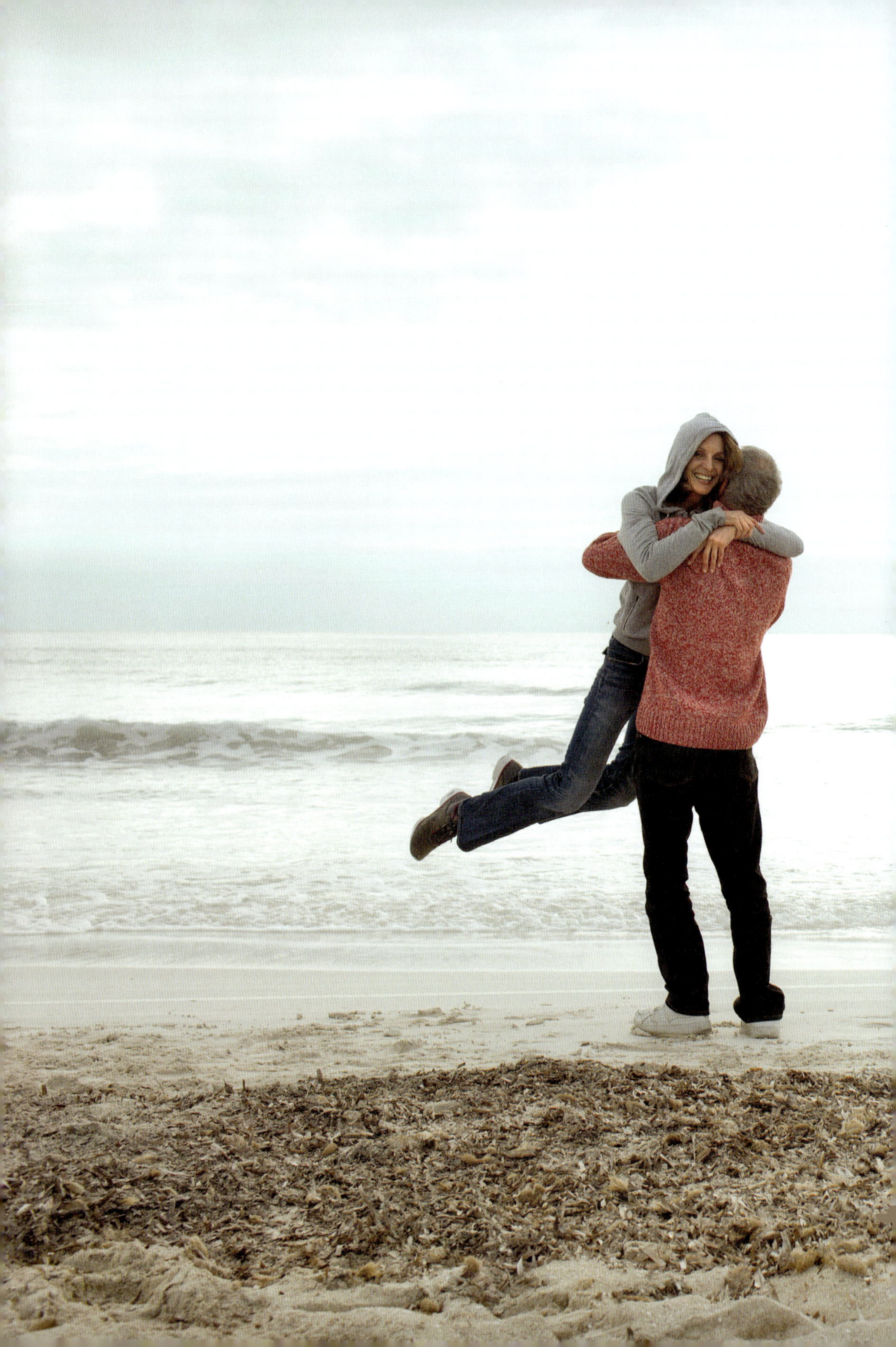

Nach der Therapie

Rehabilitation leistet als Hilfe zur Selbsthilfe einen entscheidenden Beitrag zur psychophysischen Stabilisierung. Das Therapieprogramm hilft beim Weg in den Alltag.

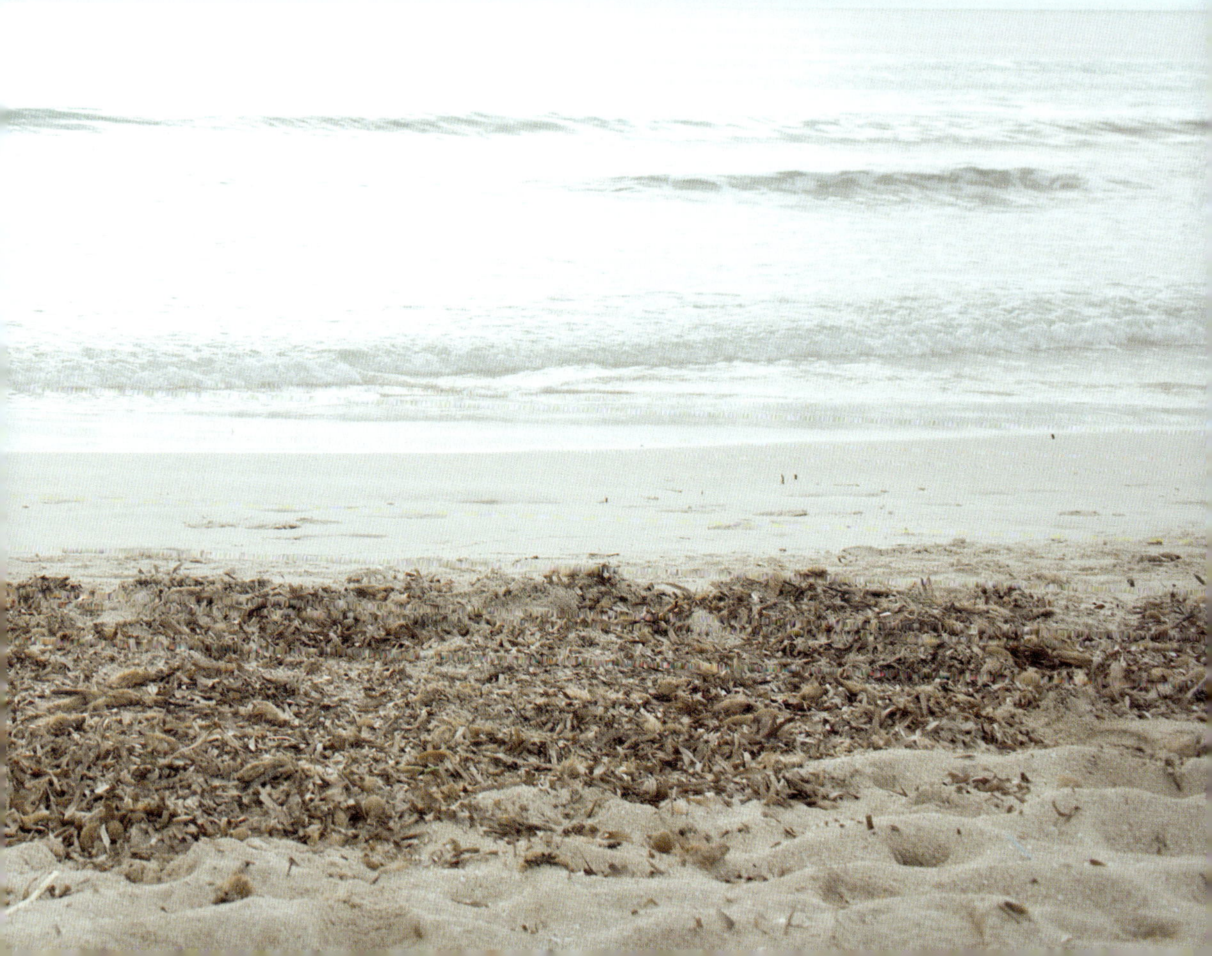

Georges Akoa

Rehabilitationsmaßnahmen

Eine urologische Anschlussheilbehandlung nach der Krebsbehandlung trägt entscheidend zur Wiederherstellung der Lebensqualität und der Reintegration bei.

Aufgrund der demografischen Entwicklung und der verbesserten Früherkennung steigt die Zahl der erkannten Prostatakrebsneuerkrankungen jedes Jahr an. Die gute Nachricht dabei ist, dass es durch etablierte und wirksamere Behandlungsmöglichkeiten zu einem kontinuierlichen Anstieg der Lebenserwartung von Betroffenen kommt. Die eingesetzten Behandlungsmöglichkeiten haben jedoch ihren Preis, denn in den meisten Fällen kommt es zu körperlichen und psychischen Beeinträchtigungen der erkrankten Männer.

Mit den körperlichen Beeinträchtigungen nach der Akutbehandlung gehen häufig psychische, soziale, wirtschaftliche und spirituelle Erschütterungen einher. Diese können sowohl Betroffene als auch Angehörige phasenweise an die Grenzen ihrer Belastbarkeit bringen und intensivste Gefühle auslösen. Ohne Zweifel werden medizinisch und onkologisch erfolgreiche Behandlungen durchgeführt. Trotzdem fühlen sich viele Männer und auch Paare mit ihrem Schicksal alleingelassen. Die ökonomischen Zwänge im Gesundheitswesen führen dazu, dass immer mehr Patienten mit immer kürzeren Liegezeiten durch die Akutkliniken »geschleust« werden. Fragen der Krankheitsverarbeitung, der Anpassung an Krankheits- und therapiebedingte Einschränkungen, familiäre Belastungen etc. treten dadurch während der Primärbehandlung immer mehr in den Hintergrund. Die Angehörigen, vor allem die Lebenspartnerinnen, müssen sich mit einer Doppelrolle auseinandersetzen. Sie leisten durch ihre Unterstützung und Anteilnahme einen unschätzbaren Beitrag zur Genesung und sind gleichzeitig Mitbetroffene, die mitunter auch Unterstützung brauchen. Der Rehabilitation kommt schon alleine deshalb eine zunehmende Bedeutung zu.

Was bedeutet Rehabilitation?

Rehabilitation bedeutet Hilfe zur Selbsthilfe, leben lernen mit chronischer Krankheit und Behinderung, Übung des Verbliebenen,

Entwicklung ausgleichender Funktionen und Fähigkeiten zur bestmöglichen Anpassung an die Anforderungen des Alltags- und Arbeitslebens sowie (tertiäre) Prävention fortschreitender oder zusätzlicher Krankheitsentwicklungen. Diese Definition trifft ohne Zweifel Männer, die infolge von Prostatakrebs operativ oder strahlentherapeutisch behandelt wurden. Sie benötigen Reha-Maßnahmen, um psychische und körperliche Beeinträchtigungen zu lindern oder zu verbessern und eine zügige Wiedereingliederung in das Alltags- und Berufsleben zu schaffen. Dabei beinhaltet die Rehabilitation alle Bemühungen und Anstrengungen korperlicher und kognitiver Art im Verhalten eines Menschen, um mit Stress, Schmerz, Leid, Krankheit und Behinderung umgehen zu können. Die Rehabilitation ist ein aktiver Prozess mit dem Ziel des Erhalts von (Re-)Integration in Alltag, Beruf, Gesellschaft und Familie.

Der psychosozialen Rehabilitation kommt dabei eine besondere Bedeutung zu, da Patienten nach der Diagnose Prostatakrebs mit einer Vielzahl von Belastungen konfrontiert sind. Obwohl die Zahl der Neuerkrankungen bei Prostatakrebs und damit der behandelten Patienten zugenommen hat und die »S3-Leitlinie Prostatakarzinom« vorsieht, dass »Patienten nach lokaler Therapie [...] eine fachspezifische Rehabilitation zum Beispiel in Form einer Anschlussheilbehandlung (AHB) angeboten werden [sollte]«, tritt laut Literatur nur ein Drittel der Patienten eine Reha-Behandlung an. Als Gründe dafür werden genannt:

- Die Patienten sind oft nicht ausreichend über die Behandlungsmöglichkeiten während einer Rehabilitationsmaßnahme nach Prostatakrebs informiert.
- Die Betroffenen sind nur unzureichend motiviert.
- Die Rehabilitation wird oft mit einer »Kur« gleichgesetzt.
- In der Akutklinik oder Praxis wird der Rehabedarf der Betroffenen demzufolge falsch eingeschätzt.

Ziele einer Reha

Nach der radikalen Entfernung der Prostata infolge von Prostatakrebs kommt es zu einer Harninkontinenz, einer erektilen Dysfunktion, einer postoperativen Leistungsminderung, zu Muskelabbau, Schmerzen und psychischer Belastung. Bei der Bestrahlung treten Entzündungen der Harnblasen- und Enddarmschleimhaut auf. Es kommt zu einer Reizblase mit erhöhter Häufigkeit des Wasserlassens und auch vermehrtem Stuhldrang. Außerdem leiden die Patienten nach der Bestrahlung unter einer ausgeprägten Leistungsminderung, der sogenannten »Fatigue«.

Das Ausmaß dieser Veränderungen wird vielen Betroffenen erst bewusst, wenn die

Primärbehandlung abgeschlossen und etwas Ruhe eingekehrt ist. Das erklärt die hohen Erwartungen der Betroffenen an die fachspezifische urologische Rehabilitation nach der Therapie. Patienten in der Reha nennen folgende Reha-Ziele am häufigsten:

- Wiederherstellung der Harnkontinenz
- Verbesserung der körperlichen Leistungsfähigkeit
- Beseitigung von Miktionsstörungen
- Behandlung der erektilen Dysfunktion
- Unterstützung bei der Krankheitsbewältigung

Im Mittelpunkt der Anschlussheilbehandlung (AHB) als eine Form der Rehabilitation steht die Wiederherstellung der selbstständigen Lebensführung. Sie schließt sich direkt an die invasive Erstbehandlung im Akutkrankenhaus oder in der Praxis an.

So beantragen Sie Ihre Reha-Maßnahme

In den meisten Akutkrankenhäusern wird nach der durchgeführten Primärbehandlung des Prostatakarzinoms eine frühzeitige Anschlussheilbehandlung eingeleitet. Auf Empfehlung des behandelnden Arztes wird der Reha-Antrag von einem Mitarbeiter des Krankenhaus-Sozialdienstes gestellt. Dieser berät Sie über das Antragsverfahren und den möglichen Aufnahmezeitpunkt in einer für Sie geeigneten Rehabilitationsklinik. Man wird versuchen, Ihre Wünsche nach Ort und Zeitpunkt der Reha zu berücksichtigen.

Der Sozialdienstmitarbeiter ist nicht nur Ansprechpartner für Arzt und Patient, er steht auch in Kontakt mit den Kostenträgern der Maßnahme. Für die Erbringung der medizinischen Rehabilitation nach Prostatakrebsbehandlung kommen unterschiedliche Träger infrage, zum Beispiel:

- Deutsche Rentenversicherung (DRV Bund, DRV Land)
- Gesetzliche Krankenversicherung
- Sozialversicherung für Landwirtschaft, Forsten und Gartenbau (SVLFG)
- Knappschaft
- bei Privatversicherten je nach Vertrag ggf. die Beihilfestelle

Wurde der Antrag im Akutkrankenhaus versäumt oder wird dieser erst nach der dem Akutaufenthalt anschließenden ambulanten Behandlung (u.a. Bestrahlung, Hormonentzugstherapie, Chemotherapie oder palliativer Therapie) gestellt, erfolgt die Antragstellung in der Regel direkt in den ambulanten Einrichtungen.

Generell wird zwischen folgenden Rehabilitationsmaßnahmen unterschieden: Anschlussheilbehandlung (AHB) und Heilverfahren (HV).

Anschlussheilbehandlung (AHB): Im Anschluss an eine Primärbehandlung kann eine onkologische Rehabilitation im Rahmen einer (ambulanten oder stationären) Anschlussheilbehandlung erfolgen. Die Beantragung erfolgt bei der Deutschen Rentenversicherung mit den Formularen G250 und G260 über den Sozialdienst des Krankenhauses oder der anschließend betreuenden ambulanten Einrichtung (z. B. Strahlenpraxis). Ziele der Anschlussheilbehandlung sind zum Beispiel:

- Förderung des körperlichen Wohlbefindens
- Erarbeitung einer angemessenen Perspektive für die Reintegration in das Berufsleben
- psychische Stabilisierung
- Unterstützung bei der Neuorientierung

Die AHB schließt sich unmittelbar (spätestens zwei Wochen nach der Entlassung) an eine stationäre Krankenhausbehandlung an.

Heilverfahren (HV): In zeitlichem Abstand nach einer Anschlussheilbehandlung kann das sogenannte Heilverfahren erfolgen. Es wird z.B. nach einer langen ambulanten Behandlung beantragt. Die Beantragung erfolgt über den behandelnden Haus- oder Facharzt beim zuständigen Kostenträger.

Der Antrag

Onkologische Rehabilitationsleistungen müssen Sie beantragen. Die Formulare erhalten Sie nicht nur direkt bei der Rentenversicherung, sondern auch bei den Auskunfts- und Beratungsstellen der gemeinsamen Servicestellen für Rehabilitation. Außerdem können Sie Ihren Antrag auch bei den gesetzlichen Krankenkassen und Versicherungsämtern stellen. Alle genannten Stellen sind Ihnen auch gern beim Ausfüllen der Formulare behilflich.

Im Vergleich zur Anschlussheilbehandlung kann die Bearbeitung des Antrages für ein Heilverfahren bis zur Zusage längere Zeit in Anspruch nehmen. Ort und Zeitpunkt werden zunächst vom Kostenträger bestimmt. Der Patient kann aber seine berechtigten Wünsche gemäß dem bestehenden Wunsch- und Wahlrecht nach § 9 SGB IX äußern. Wird der Antrag abgelehnt, kann der Betroffene mit Unterstützung seines Arztes Widerspruch einlegen.

Grundsätzlich können Rehabilitationsmaßnahmen stationär, teilstationär oder ambulant durchgeführt werden. Im Mittelpunkt des Heilverfahrens stehen zum Beispiel:

- Unterstützung bei der Reintegration in das Berufsleben
- Förderung und Stabilisierung der verfügbaren Leistungsfähigkeit
- Vertiefung der psychophysischen Regeneration und der psychischen Stabilisierung

Welche Rehabilitationsklinik?

Der Reha-Aufenthalt sollte frühzeitig im Anschluss an die Prostatakrebs-Operation oder Bestrahlung geplant werden. Sie werden bereits während der akutmedizinischen Behandlung von einem Mitarbeiter des Sozialdienstes über die Möglichkeit einer Rehabilitation beraten. Die Beratung umfasst:

- Vorschläge von urologisch spezialisierten, onkologischen Rehakliniken
- Abstimmung über den Zeitpunkt des Beginns der Rehabilitationsmaßnahme in enger Abstimmung mit dem Patienten
- Hinweis auf das Wunsch- und Wahlrecht des Patienten nach § 9 SGB IX, vor allem den Ort und den Zeitpunkt der Rehabilitation betreffend
- Hinweis auf die Möglichkeit einer ambulanten Rehabilitation sowie die Erläuterung der Vor- und Nachteile im Vergleich zu einer stationären Reha-Maßnahme

In der Regel beginnt die AHB in den ersten vier Wochen nach dem die AHB auslösenden Ereignis, zum Beispiel einer Operation oder Bestrahlung. Welche Rehaklinik für Sie in Frage kommt, erfahren Sie von Ihrem behandelnden Facharzt oder vom Sozialdienst, der Ihnen Broschüren über verschiedene Kliniken zur Verfügung stellt. Nicht selten verlassen sich einige Patienten auf die Empfehlungen von Bekannten oder Freunden, die schon in einer Rehabilitationsklinik waren. Bei der Suche nach einer entsprechenden

Einrichtung können auch die gemeinsamen Servicestellen für Rehabilitation behilflich sein. Im Internet sind diese unter www.reha-servicestellen.de nach Bundesland oder Träger sortiert zu finden. Weitere Informationen über Rehakliniken mit Qualitäts-Informationen finden sie im Internet unter www.qualitaetskliniken.de.

Das leistet die Reha

Während einer (stationären) onkologischen Rehabilitation orientiert sich das individuell zusammengestellte Behandlungskonzept an

- den Therapiefolgeschäden,
- den Beschwerden,
- den Einschränkungen und Beeinträchtigungen,
- den körperlichen und seelischen Schäden des Einzelnen.

Die Reha-Maßnahme soll den Patienten helfen, so leistungsfähig wie möglich zu werden, damit sie trotz Tumorerkrankung schnellstmöglich in den gewohnten Alltag zurückkehren können. Eine stationäre Anschlussheilbehandlung führt zu einer besseren körperlichen und psychischen Stabilisierung der Patienten. Die postoperativen Funktionsstörungen und die psychische Belastung der Patienten verringern sich in der kurzen Zeitspanne der fachurologischen stationären Anschlussheilbehandlung signifikant.

Für Patienten, die in der Nähe einer entsprechenden Klinik wohnen und in guter körperlicher Verfassung sind, kann eine ganztägig ambulante Rehabilitation in Frage kommen. Dabei bekommen die Patienten von morgens bis nachmittags ihre Anwendungen in der Rehaklinik. Die Maßnahmen erfolgen nach demselben Konzept und entsprechen den gleichen Qualitätsanforderungen wie die stationär durchgeführten Maßnahmen. Die Abende und Wochenenden verbringen sie allerdings zu Hause.

Ambulant oder stationär?

Im Vergleich zu den stationären Rehakliniken wird in rein ambulanten Einrichtungen meist nur Physiotherapie (Kontinenztraining) und medizinische Trainings-Therapie (Benutzung von Fitnessgeräten) angeboten. Hier fehlen nicht selten eine fachurologische Unterstützung sowie eine psychosoziale und psychoonkologische Mitbetreuung. Die Effektivität eines etablierten Behandlungskonzepts für die stationäre fachurologische Rehabilitation im Vergleich zu ambulanten Maßnahmen konnte belegt werden. Durch eine stationäre Anschlussheilbehandlung kommt es rasch zu einer Besserung der Harninkontinenz, der körperlichen Verfassung und der psychischen Stabilität. Mit der ambulanten Rehabilitation konnten diese Reha-Ergebnisse nicht erzielt werden. In einer Vergleichs-Studie zwischen stationärer und ambulanter Anschlussheilbehandlung nach radikaler Prostatektomie bei berufstätigen Patienten konnte gezeigt werden, dass die signifikant besten Ergebnisse hinsichtlich der Frühkontinenz durch eine stationäre, fachurologische Rehabilitation mit leitliniengemäßer Umsetzung eines multimodalen, differenzierten Therapiekonzepts erzielt wurden.

Nach dem Aufenthalt im Akutkrankenhaus sollte eine Empfehlung für eine Rehabilitation in einer urologisch-onkologischen Fachklinik auf jeden Fall einer Entlassungsempfehlung nach Hause vorgezogen werden, abhängig von den psychosozialen Ressourcen des Patienten zu Hause.

Mit oder ohne Partnerin in die Reha?

In der Literatur wird häufig zitiert, dass eine enge Partnerbeziehung als Antistressor wirkt, indem sie emotionale und praktische Unterstützung bereitstellt, dem Patienten Rückhalt bietet und dadurch die negativen Auswirkungen der Erkrankung reduziert. Die Partnerin, die in der Zeit der Diagnosestellung, Operation und des Krankenhausaufenthaltes sehr oft allein steht, ist der neuen Situation alleine oft nicht gewachsen. Trotz ihrer Ängste und Sorgen muss sie stark bleiben und die Unterstützung erbringen, die man von ihr erwartet. Dies ist aus vielen Untersuchungen bekannt, in denen gezeigt wurde, dass der gesunde vom kranken Partner deutlich weniger Unterstützung erhält als umgekehrt. Und die Angehörigen machen deutlich, dass sie mehr Unterstützung benötigen, vor allem auch vom medizinischen Personal der behandelnden Klinik, gerade in Krisenzeiten. Ein psychologisches Gespräch für Partnerin oder eine Partnerschaftsberatung sollte auch im Akutkrankenhaus stattfinden können. Leider stehen aufgrund der kurzen Liegedauer des Patienten primär andere Ziele im Mittelpunkt.

Markus W.

Wie erging es Ihrer Partnerin?

» *Zwischen der Diagnose und dem Operationstermin lagen zwei lange Monate. 61 Tage geprägt von der Angst, der Tumor konnte in dieser Zeit weiterwachsen und ich könnte womöglich bald daran sterben. Auch wenn meine Frau es sich nicht anmerken ließ, ich wusste, dass sie genauso besorgt war wie ich und dass sie unter Schlafstörungen litt.* «

Die Nöte der Partnerin ernst nehmen

Die Diagnose »Prostatakrebs« führt nicht nur zu einer psychischen Belastung des Betroffenen. Sehr oft ist die Partnerin psychisch mehr belastet als der Betroffene selbst:

- Ehepartner sind nicht von vorneherein als Unterstützung anzusehen. Sie sind selbst belastet und brauchen Hilfe. Eine nachlassende Qualität der Partnerschaft ist eine zusätzliche Belastung für den Patienten.
- Gerade Patienten, die sich schlecht abgrenzen können, denen es schwerfällt, egoistisch zu sein, fühlen sich durch Angst und depressive Symptomatik des Partners zusätzlich belastet.
- Oft berichten Ehepartner häufiger über psychische Probleme als die Patienten selbst.
- Intensität und Ausmaß der psychischen Belastungen und die Anpassungsprobleme an eine Krebserkrankung sind bei Patient und Angehörigen gleich stark.

Andrea B.

Wie haben Sie die Therapie Ihres Mannes erlebt?

» *Ich empfand die Therapie sehr gut. Sie hat ihm gutgetan und Mut gemacht. Ich konnte während der Anschlussheilbehandlung ein paar Tage am Stück bei ihm in der Rehaklinik sein und habe ihn jedes Wochenende einen Tag lang besucht. Er wünschte sich das. Ich war immer aktiv mit einbezogen und konnte ihn unterstützen, immer wieder neu motivieren und bestätigen.* «

Gemeinsam in die Reha

Von der Diagnose bis zur Therapie erleben viele Paare eine neue Verbundenheit. Kämpferisch ist man gemeinsam fest entschlossen, den Prostatakrebs zu besiegen. Gemeinsam kommt es zur Entwicklung von Hoffnung, Zuversicht und neuen Lebensperspektiven. Für einen besseren Umgang mit der Erkrankung und vor allem mit den Folgestörungen nach der Behandlung kann ein gemeinsamer Aufenthalt in einer Rehaklinik vorteilhaft sein. Dies wird von vielen Paaren auch realisiert. Die Partnerin kann an allen Informationsveranstaltungen und Vorträgen teilnehmen. Sie bekommt die Informationen dort aus erster Hand. Dadurch kann sie ihren Mann entlasten und den Austausch im sozialen Bezugssystem erleichtern, weil viele Betroffene nach der Primärbehandlung mit einer eingeschränkten Aufnahme-, Konzentrations- und Merkfähigkeit zu kämpfen haben.

Das Paar kann sich zusammen über grundsätzliche krankheitsbezogene Themen informieren und beraten lassen. Die Ehefrau/Partnerin hat die Möglichkeit, an Einzeltherapien, Schulungen und ärztlichen Gesprächen sowie Untersuchungen teilzunehmen, u.a.:

- Ernährungsberatung/Lehrküche
- urologische Gesprächsgruppe
- psychologische Beratungsgespräche
- Sexualberatung
- Sozialberatung

Die Partnerin ist, da sie in der Krankheitszeit Aufgaben des Mannes übernimmt, mehrfach belastet. Sie ist oft erschöpft und kann von einer körperlichen und psychischen Stärkung ebenfalls gut profitieren. Sie hat die Möglichkeit, mit einem vom Hausarzt verordneten Heilmittelrezept oder als Selbstzahlerin für ihre Regeneration an den verschiedenen Therapieangeboten der Rehaklinik teilzunehmen. Ist der Partner in die Pflegstufe I eingestuft, übernehmen die Krankenkassen meist die Kosten für die Partnerin. Die kulturellen Angebote in der Rehabilitation können dem Paar helfen, das Leben wieder zu genießen und sich miteinander wohl zu fühlen.

So bereiten Sie sich vor

Sobald die Bewilligung des Kostenträgers vorliegt, erhalten Sie von der Rehaklinik eine schriftliche Einladung mit Aufnahmeunterlagen, die von Ihnen vor Beginn der Reha-Maßnahmen ausgefüllt werden sollen. Es empfiehlt sich, alles aufzulisten, was Sie mitnehmen wollen, damit Sie nichts vergessen (sog. Checkliste für die Rehabilitation).

In Ihren Koffer gehören:

- aktueller Arztbrief und ärztliche Berichte in Kopie, Röntgenaufnahmen und Untersuchungsbefunde
- Tumorkonferenzprotokoll/Behandlungsplan
- Nachsorgeplan/Nachsorgepass
- Versicherungskarte, für den Fall der Notwendigkeit einer Verlegung ins Akutkrankenhaus oder Behandlung außerhalb der Rehaklinik
- ausgefüllte Aufnahmeunterlagen mit wichtigen Angaben zur Person (je nach Klinik)
- Adressen und Telefonnummern Ihrer nächsten Angehörigen oder Bezugspersonen
- Ihre verordneten Dauermedikamente in ausreichender Menge für den Zeitraum der Rehabilitation
- falls vorhanden: Marcumarpass, Allergiepass, Schrittmacher-Ausweis, etc.

- Vorlagen bei Harninkontinenz in angemessener Menge, zumindest für die ersten Tage
- bisher verwendete medizinischen Hilfsmittel, wie zum Beispiel: Kompressionstrümpfe, Anziehhilfen, Sitzring, Rollator oder Gehhilfen zur Mobilisation
- Pflegeartikel, wie zum Beispiel: Duschgel, Waschlappen, Kamm, Haarbürste, Rasierklingen, Rasierschaum, Körperlotion, Zahnpasta, -bürste, Prothesenpflegeutensilien usw.
- Trainings- oder Jogginganzug, Badekleidung, Regenkleidung, geschlossenes, bequemes Schuhwerk, zum Beispiel Turnschuhe mit abriebfester Sohle sowie normale Kleidung
- Sehhilfe, Hörgerät, Wecker und andere private Dinge

Wenn die Rehaklinik mit der Bahn zu erreichen ist, können Sie mit dem Kauf Ihrer Fahrkarte Gepäckscheine erwerben. Zur Beförderung Ihrer Koffer rufen Sie die dort aufgedruckte Service-Nummer an. Ihre Koffer werden bei Ihnen in der Wohnung abgeholt. Die Fahrtkosten und die Gepäckbeförderung für An- und Abreise werden in der Regel vom Kostenträger übernommen.

Was erwartet Sie in der Reha und was erwarten Sie von der Reha?

Zu Beginn Ihres Aufenthaltes in der Rehaklinik werden mit Ihnen gemeinsam Ihre Behandlungsziele und die Behandlungsmaßnahmen im ärztlichen Aufnahmegespräch festgelegt. Das spezifische Merkmal der Rehabilitation nach der primären Behandlung, also nach Operation, Strahlentherapie, Hormontherapie oder Chemotherapie wegen Prostatakrebs, basiert auf der Gleichwertigkeit und Gleichzeitigkeit der unterschiedlichen medizinischen, physischen, psychologischen, sozialen und funktionsorientierten Maßnahmen. Es handelt sich dabei um eine Behandlung durch ein fachlich qualifiziertes Rehabilitationsteam. Dazu gehören eine medikamentöse Therapie, die Behandlung von Begleit- und Folgeerkrankungen, körperliches Training, psychologische Unterstützung, Sozialberatung sowie Schulungen im Rahmen des Gesundheitstrainings. Das Angebot der onkologischen (fachurologischen) Rehabilitation umfasst:

- sporttherapeutisches Trainingsprogramm (bauchdeckenschonende medizinische Trainingstherapie)
- belastungsspezifische Krankengymnastik (zum Beispiel Koordinationsübungen)
- Ausdauertraining (zum Beispiel Bewegungstherapie im Freien)
- Kontinenz-Übungsprogramme
- Therapie der erektilen Dysfunktion
- Gruppengymnastik (zum Beispiel Atemgymnastik, Hockergymnastik)
- physikalische Entstauungstherapie bei Lymphödemen
- Entspannungstraining (zum Beispiel Yoga, Autogenes Training, Progressive Muskelentspannung nach Jacobson)
- psychotherapeutische Einzel- und Gruppengespräche (Kriseninterventionen, Krankheitsbewältigung, Stressbewältigung)
- Partner- und Angehörigengespräche (zur Förderung der Krankheitsverarbeitung, Sexualberatung)
- Ergotherapie (zur Linderung von polyneuropathischen Beschwerden an Händen und Füßen nach Chemotherapie, Schreibübungen, Unterstützung der Schmerzreduktion)

- kreativtherapeutische Interventionen (zum Beispiel Musiktherapie, Tanz- oder Kunsttherapie)
- Hirnleistungstraining (bei Defiziten im Bereich Gedächtnis, Aufmerksamkeit, Merkfähigkeit)
- Ernährungsberatung (praktische Umsetzung einer gesunden Ernährung zur sekundären Prävention)
- Sozialberatung (Erfassung der sozialen Lebenssituation, Klärung von Fragen zum Schwerbehindertenausweis, zur Wiederaufnahme der beruflichen Tätigkeit oder zur Rente)
- Vorträge über Krebs (Prostatakrebs) und die Folgen der Behandlung (zum Beispiel Kontinenz und erektile Dysfunktion)

Ihr persönlicher Therapieplan

Ärzte und Therapeuten orientieren sich dabei an den Leitlinien der verschiedenen Fachgesellschaften. Ihr Therapieplan, der aus verschiedenen »Therapiebausteinen« oder Reha-Maßnahmen besteht, wird individuell je nach Funktionsstörungen für Sie zusammengestellt. Der Erfolg der Rehabilitation in einer onkologischen (fachurologischen) Rehabilitation nach primärer Behandlung im Akutkrankranhaus oder ambulanter Behandlung basiert auf folgenden drei wichtigen Säulen:

Reha-Ziele: Das gemeinsam festgelegte Rehabilitationsprogramm orientiert sich an der medizinischen Notwendigkeit und berücksichtigt die dafür erforderlichen Gruppen- sowie Einzelanwendungen. Zum Beispiel wird wegen Belastungsinkontinenz zunächst eine Inkontinenzberatung durchgeführt. Der Therapieplan wird danach, abhängig vom Schweregrad der Harninkontinenz, festgelegt. Ziel der Therapie ist es, die Belastungsinkontinenz zu beseitigen oder ihre Verschlimmerung zu verhindern. Die Teilhabe am allgemeinen Leben in der Familie, in der Gesellschaft und am Arbeitsleben kann somit gesichert werden.

Reha-Team: Für die Durchführung der umfassenden fachspezifischen urologischen Rehabilitation muss ein therapeutisches Team, bestehend aus einem Facharzt für Urologie, Pflegekräften, Physiotherapeuten, Psychologen, Sozialtherapeuten, Ergotherapeuten und Ernährungsberatern sowie einem Seelsorger, vorhanden sein. Nach gründlicher Untersuchung und Anamnese wird anhand der vorhandenen Folgestörungen und der Bedürfnisse des Betroffenen ein individueller Therapieplan zusammengestellt. Die Behandlung ist somit auf Ihre persönliche Situation abgestimmt.

Reha-Diagnostik: Zur Ermittlung der Folgestörungen nach der Behandlung in Bezug auf die körperliche und psychische Leistungsfähigkeit wird neben der speziellen urologischen Diagnostik und Therapie – von Blasenentleerungsstörungen, Harninkontinenz, Ultraschalldiagnostik sowie Funktionsdiagnostik zur Beurteilung der individuellen Beeinträchtigungen bzw. Festlegen der körperlichen Leistungsfähigkeit – auch die psychologische Diagnostik herangezogen.

Die stationäre Rehabilitationsmaßnahme dauert in der Regel drei Wochen. Bei ausgeprägter psychischer Belastung, Fatigue-Syndrom oder anhaltender Belastungsinkontinenz sowie der Bewilligung des zuständigen Kostenträgers kann der Aufenthalt um eine Woche verlängert werden.

Rehabilitationsziele und Therapiebausteine

Die onkologische Rehabilitation unterstützt die Wirksamkeit der Tumorbehandlung. Zusätzliche Ziele sind, die Folgestörungen nach der Therapie zu lindern oder zu verringern. Dies sollte zu einer Verbesserung der körperlichen Leistungsfähigkeit führen und einen schnellen Wiedereinstieg ins soziale und berufliche Leben ermöglichen. Bei Männern, die an Prostatakrebs erkrankt sind, treten je nach durchgeführter Therapie (Operation, Strahlentherapie, Hormontherapie, Chemotherapie) unterschiedliche Folgestörungen der Behandlung auf.

Unter den Folgestörungen der Operation stehen die Belastungsinkontinenz, körperliche Leistungsminderung und die erektile Dysfunktion im Mittelpunkt. Unter oder nach der Bestrahlung kann es zu Durchfällen, Blasenentleerungsstörungen, Leistungsminderung und erektiler Dysfunktion kommen. Einige Patienten klagen nach der Bestrahlung über Urinverlust. Außerdem finden sich oft auch psychische Beeinträchtigungen. Unabhängig davon, ob der Tumor noch klein oder schon bei der Diagnose fortgeschritten war, leiden viele Patienten, bewusst oder unbewusst, unter Todesangst. Sie befürchten den Partnerverlust, gerade wenn es zu Einschränkungen der bisher gelebten Sexualität kommt.

Patienten nach Operation oder Bestrahlung sind sehr geschwächt. Sie berichten über eine allgemeine körperliche Leistungseinbuße, wahrscheinlich aufgrund eines Abbaus von Muskelmasse durch Inaktivität während des stationären Aufenthaltes. Außerdem

- verwenden sie Vorlagen wegen unkontrollierten Urinverlusts und sind mit dieser neuen Situation überfordert,
- müssen sie nach der Dauerkatheter-Entfernung oder nach Bestrahlung sehr oft zum Wasserlassen zur Toilette gehen,
- sind nach der Bestrahlung häufige Stuhlgänge möglich,
- klagen sie über Schmerzen im Dammbereich oder an der Narbe,
- haben sie einen sehr hohen Bedarf an Informationen über die Erkrankung und die weiteren Therapieoptionen im Falle eines Tumorrezidivs, sowie die möglichen Auswirkungen der durchgeführten Behandlung auf das körperliche Befinden und die Sexualität,
- brauchen sie Beratung über die Möglichkeit der Therapie oder den Umgang mit der erektilen Dysfunktion,
- benötigen sie psychoonkologische Unterstützung, auch wenn diese bei der Aufnahme von einigen Patienten abgelehnt wird,
- stellen sie Fragen nach dem Stellenwert der komplementären Medizin zur Bekämpfung der Tumorerkrankung oder Verhinderung des Tumorrezidivs,
- wollen sie so schnell wie möglich wieder sportlich aktiv sein, Fahrrad fahren, in die Sauna gehen, Schwimmen, Tennis spielen, …
- wollen sie wissen, wie es beruflich weitergeht, wann sie wieder arbeiten können, ob sie die zuletzt ausgeführte berufliche Tätigkeit noch ausüben können.

Ein Blick auf die oben genannten Folgestörungen der Therapie, die Beeinträchtigungen, die Einschränkungen und die Informationsdefizite lässt erkennen, dass der Prostatakrebspatient mit hohen Erwartungen in die Rehabilitation kommt. Je nach Rehabilitationsbedürftigkeit des Patienten können die Rehabilitationsziele und Therapiebausteine gegliedert werden.

Rehabilitationsfähigkeit

Der Rehabilitationserfolg hängt trotz Rehabilitationsbedarf von der Motivation des Patienten und der Rehabilitationsfähigkeit des Betroffenen ab. Bei erheblichen körperlichen Einschränkungen können unter Umständen, trotz aller Bemühungen in der Rehaklinik, die vereinbarten Rehabilitationsziele nicht erreicht werden. Die Reha-Fähigkeit ist gegeben, wenn

- die Primärbehandlung abgeschlossen ist,
- die Wundheilung die Mobilität und Fähigkeit zur Teilnahme an den Rehabilitationsangeboten nicht beeinträchtigt,
- der Betroffene möglichst schmerzfrei ist,
- der Betroffene keinen Urindauerkatheter mehr benötigt (um am Kontinenztraining teilnehmen zu können),
- die Hautreaktionen nach Strahlentherapie abgeklungen sind,
- keine akut zu therapierende Erkrankung (zum Beispiel fieberhafter Harnwegsinfekt, Ileus, Makrohämaturie, Pneumonie ...) vorliegt.

Rehabilitationsziel: Verbesserung der urologischen Funktionen

- Verbesserung der Kontinenz und der Sexualfunktion

Geeignete Therapiebausteine

- Kontinenztraining
- Biofeedback
- Beckenbodentraining
- Elektrostimulation
- Urologische Einzelberatung
- sexualmedizinische Beratung
- Einleitung einer medikamentösen Therapie
- Bewegungstherapie im Freien
- Atemgymnastik

Rehabilitationsziel: Steigerung der Kondition

- Verbesserung der körperlichen Leistungsfähigkeit
- Aufbau und Kräftigung der Skelettmuskulatur
- Verbesserung der Gelenkbeweglichkeit
- Umgang mit dem Erschöpfungszustand (Fatigue)

Geeignete Therapiebausteine:

- medizinische Trainingstherapie
- Koordinationstraining
- Beweglichkeitstraining

Rehabilitationsziel: Verbesserung der selbstständigen Handhabung

- Erwerb von Kenntnissen in der Hilfsmittelverwendung
- Erwerb von Information zu krankheitsspezifischen Themen
- Schulung des krankheitsgerechten Verhaltens
- Erwerb von Kenntnissen in der gesunden Ernährung
- Beherrschen von Maßnahmen und Strategien in Bezug auf Risiken (z. B. Übergewicht, Diabetes, Bluthochdruck, Rauchen)
- Beherrschen von Maßnahmen und Strategien zur Stressbewältigung

Geeignete Therapiebausteine:

- ärztliche Informationen
- Vorträge
- Seminare, Schulungen
- Entspannungsübungen
- Beratung

Rehabilitationsziel: psychische Stabilisierung

- Optimierung der Krankheitsbewältigung

- Abbau von Angst
- Umgang mit Sexualitätsstörungen
- Verminderung von Schlafstörungen
- Förderung der beruflichen Reintegration

Geeignete Therapiebausteine:
- Entspannungsübungen
- künstlerische Therapien
- psychologische Betreuung
- Gruppengespräche
- ärztliche Informationen
- sozialmedizinische Beratung
- Sozialberatung
- Seelsorge

Therapie bei Belastungsharninkontinenz

Die postoperative Belastungsharninkontinenz (Urinverlust unter körperlicher Belastung ohne die Empfindung von Harndrang) und die erektile Dysfunktion als mögliche Therapiefolgen nach der radikalen Prostatektomie stellen für die betroffenen Männer einen gravierenden Einschnitt in ihre Lebensqualität und eine erhebliche psychische Belastung dar. Das Tragen von Vorlagen ist für viele Männer belastender als die erektile Dysfunktion. Wegen der möglichen Peinlichkeiten durch die Inkontinenz ziehen sich Betroffene aus ihrem sozialen Umfeld und ihren Alltagsaktivitäten zurück.

Die Inkontinenz ist wahrscheinlich der Hauptgrund, warum einige Patienten nach einer Alternativtherapie suchen, in der Hoffnung, nach der Therapie kontinent und potent zu bleiben. Die Suche nach der richtigen Operationsmethode oder der geeigneten Akutklinik spielt ebenfalls eine wichtige Rolle und führt für manche Männer zu einer richtigen »Odyssee«. Diese Verunsicherung kann begründet sein. Wichtig ist jedoch, zu wissen, dass die Kontinenzsituation nach der radikalen Prostatektomie durch folgende Faktoren beeinflusst wird:
- schon vor der Operation bestehende Blasen- und/oder Schließmuskelschwäche
- höheres Lebensalter

Zur Behandlung der Belastungsharninkontinenz stehen sowohl konservative als auch operative Behandlungsoptionen zur Verfügung. Insbesondere in der frühen postoperativen Phase sollte das komplette Repertoire der konservativen Therapiemöglichkeiten ausgeschöpft werden.

Training für den Beckenboden

Nach der Empfehlung »Standard für die Rehabilitation von Patienten mit Prostatakarzinom 2015« soll die postoperative Harninkontinenz nach radikaler Prostatektomie mithilfe eines multimodalen Therapiekonzepts behandelt werden. Im Mittelpunkt dieses Kontinenztrainings soll die Physiotherapie stehen. Das Beckenbodentraining im Rahmen einer Physiotherapie ist die am weitesten verbreitete Therapieform der Belastungsharninkontinenz.

Sie ist definiert als wiederholte, willkürliche und gezielte Kontraktion des Beckenbodens. Studien zufolge soll dadurch eine Kräftigung des (quergestreiften) äußeren Schließmuskelapparats erzielt werden, der den primären Harnröhrenverschluss unterstützt. Unter Berücksichtigung der Schmerzzustände nach der Operation lösen die Patienten in regelmäßigen Intervallen gezielte Beckenbodenkontraktionen aus, ohne dabei andere Muskelgruppen wie Bauch-, Gesäß- und Oberschenkelmuskeln anzuspannen. Unter physiotherapeutischer Anleitung werden die Gruppen- und Einzelübungen sowohl im Sitzen als auch im Stehen und Liegen durchgeführt. Übungen, die sehr gut beherrscht werden, können auch in den Alltag integriert werden. Das Training in Eigenregie sollte nicht mehr als zwei Mal täglich durchgeführt werden, um der Beckenbodenmuskulatur eine Zeit der Regeneration zu gönnen. Der Erfolg des Beckenbodentrainings hängt maßgeblich von der Motivation der Patienten ab, da die Therapie über einen längeren Zeitraum den persönlichen Einsatz des Patienten erfordert. Da die meisten Patienten noch nicht gelernt haben, ihre Beckenbodenmuskulatur bewusst zu bewegen, werden sie zunächst ihren Beckenboden mithilfe von Wahrnehmungsübungen kennenlernen. Die meisten Experten empfehlen die Fortsetzung des Beckenbodentrainings bis zur maximal erreichbaren Kontinenz, die in den meisten Fällen innerhalb der ersten sechs Monate eintritt.

Unterstützung durch Biofeedback

Die Trainingserfolge zeigen sich leider sehr oft wie eine Achterbahnfahrt mit Phasen der Kontinenzverbesserung und Phasen der Wut und Frustration aufgrund vorübergehender Verschlechterungen trotz regelmäßigen Beckenbodentrainings. Eine apparative Unterstützung mit Biofeedbackgerät kann nicht nur motivierend sein, sondern hilft auch, die richtigen Muskelgruppen zu trainieren.

Dieses Verfahren macht die willkürliche An- und Entspannung des äußeren Schließmuskels mittels optischer oder akustischer Rückkopplung sichtbar. Der Patient erkennt das Ausmaß der Kontraktion und kann dadurch das Beckenbodentraining effektiver durchführen. Nach der radikalen Prostatektomie werden in der Regel Rektal-Elektroden verwendet, dabei sollte der die Spannung aufnehmende Teil des Sensors möglichst in der Nähe des äußeren Schließmuskels angebracht sein. Beim Anspannen der Beckenbodenmuskeln entstehen in dem Muskel elektrische Impulse, die im Gerät verstärkt und als akustisches oder optisches Signal ausgezeigt werden. Dies erscheint nur bei Patienten sinnvoll, die vor der Therapie nicht wissen, wie sie ihre Beckenbodenmuskulatur willkürlich kontrolliert anspannen können. Die positive Wirkung der Kombination von Beckenbodentraining und Biofeedback konnte bestätigt werden. Trotz allem bleibt die Anwendung des Biofeedbackgeräts eine individuelle Entscheidung, die der Betroffene und der Physiotherapeut nach Überprüfung der Kontinenzsituation treffen.

Auch als Biofeedbackmethoden können ein transrektal ultraschallgesteuertes Biofeedback oder eine Videoendoskopie (Spiegelung mit Bildschirm) eingesetzt werden. Bei fehlenden Therapieerfolgen trotz Intensivierung des Beckenbodentrainings kann der Urologe mithilfe eines Endoskops die Harnröhre bis zum Schließmuskel begutachten. Dabei wird der willkürliche Verschluss des äußeren Muskels begutachtet. Der Patient erhält dabei die Rückmeldung, ob er den Schließmuskel wirklich richtig anspannt oder nicht.

Unterstützung durch Elektrostimulation

Bei der Elektrostimulation kommt es durch externe Stimulation der Beckenbodenmuskulatur zu einer Kontraktion und dadurch zur Stärkung der stimulierten Muskulatur. Als Wirkungsprinzip geht man von einer elektrischen Stimulation des Nervs (Nervus pudendus) und seiner Äste aus, die zu einer Kontraktion des äußeren Schließmuskels und der Beckenbodenmuskulatur führt, außerdem kommt es über eine reflektorische

Hemmung des Nervus pelvicus (Beckeneingeweidenerv) zu einer Detrusor-Relaxation (Erschlaffung der Harnblasenmuskulatur). Damit kann die Elektrostimulation sowohl bei der Behandlung der Belastungsharninkontinenz eingesetzt werden als auch bei gleichzeitig nach der Operation auftretender Dranginkontinenz oder überaktiver Blase (starkes Harndranggefühl im Zusammenhang mit unwillkürlichem Urinverlust). Die genaue Wirkungsweise ist jedoch noch nicht endgültig geklärt. Die Therapie findet vor allem bei Patienten mit höhergradiger Belastungsharninkontinenz in Ergänzung zum Beckenbodentraining Anwendung. Für die Überprüfung der korrekten Übungsdurchführung und die weitere Stärkung des äußeren Schließmuskels steht dem Betroffenen ein sogenanntes »Kombi-Gerät« (Biofeedbackgerät mit Elektrostimulationsverfahren kombiniert) für die häusliche Umgebung zur Verfügung.

In der Praxis führt das Kontinenztraining kombiniert mit Biofeedback direkt im Anschluss an die Operation zu einer früheren Erlangung der Kontinenz. Die zusätzliche Anwendung der Elektrostimulationstherapie zeigte sich dem alleinigen physiotherapeutischen Kontinenztraining überlegen.

Unterstützung durch Magnetfeldtherapie
Hierbei handelt es sich um eine Sonderform der Elektrostimulation. Dabei wird ein hochenergetisches elektromagnetisches Impulsfeld aufgebaut, das zu einer De- und Repolarisation der motorischen Nerven-Enden im Beckenboden und damit zu einer wiederholten kräftigen Kontraktion der quergestreiften (willkürlichen) Muskulatur des Beckenbodens und des Harnröhren- und Analschließmuskels führt. Im Vergleich zur Elektrostimulation zeichnet sich die Magnettherapie durch eine bessere Eindringtiefe und eine höhere Intensität aus. Das Magnetfeld wird in einem speziell konfigurierten Stuhl mit einer Magnetspule erzeugt, auf dem der vollständig bekleidete Patient sitzt. Wie bei der Elektrostimulation ist auch die Wirksamkeit der Magnetstimulation nicht eindeutig belegt.

Akupunktur
Zur konservativen Therapie der Harninkontinenz kann auch die Akupunktur als weitere Behandlungsmöglichkeit beitragen, die sowohl zur Therapie der Urge- (überaktive Blase) als auch der Belastungsharninkontinenz eingesetzt werden kann. Es zeigte sich bei der Behandlung der Belastungsharninkontinenz in der Akupunkturgruppe verglichen mit den Kontrollgruppen nicht nur eine Verringerung der Harninkontinenzepisoden, sondern auch eine Zunahme der Muskelkraft, wenngleich auch nicht statistisch signifikant.

Therapie persistierender Schmerzen

Schmerzen sind sehr oft uncharakteristische Beschwerden und können unterschiedliche Ursachen haben. Schmerzen, die der Betroffene nach der radikalen Prostatektomie haben kann, sind zurückzuführen auf

- Operationswunden: bewegungsabhängige Schmerzen, vor allem bei der Mobilisation in den ersten Tagen und Wochen
- Tenesmen: schmerzhafter Harndrang durch Krämpfe der Harnblasenmuskulatur bei noch liegendem Dauerkatheter
- Harnröhren-Dauerkatheter: Fremdkörpergefühl, leichtes Brennen in der Harnröhre

- Drainage-Einstichstelle: neben der Operationswunde, in der Regel im Unterbauchbereich rechts und links
- Rückenschmerzen: vor allem bei bestehenden Wirbelsäulenleiden in Rückenlage (Seitlage in den ersten Tagen nach der Operation nicht möglich)

Legen eines Schmerzkatheters

Vor der radikalen Prostatektomie wird von den Anästhesisten ein Peridural-Katheter (PDA-Katheter) in Lokalbetäubung in den Periduralraum (Teil des Wirbelkanals) gelegt. Dadurch können Schmerzmittel verabreicht werden, die an den Wurzeln der sogenannten Spinalnerven die Weiterleitung von Signalen wie etwa des Schmerzempfindens blockieren. Dies führt zur Schmerzfreiheit während und zu Schmerzlinderung nach der Operation. Nach Entfernung des PDA-Katheters ca. zwei bis drei Tage nach der Operation wird die Schmerzmedikation in Tabletten- oder Tropfenform verabreicht.

Schmerzintensität

Im klinischen Alltag soll die Schmerzintensität mithilfe einfacher eindimensionaler Schmerzintensitätsskalen regelmäßig erfasst werden. Routinemäßig wird die Messung des Schmerzes durch das Pflegepersonal im Rahmen der Erhebung der Vitalparameter durchgeführt und dokumentiert. Hierbei wird die Schmerzstärke unter Ruhebedingungen und unter körperlicher Aktivität erfragt, um auch funktionelle Auswirkung zu erfassen und so, falls notwendig, die Therapie anzupassen. Nur dadurch kann eine dauerhafte Schmerzfreiheit des Patienten erzielt werden.

Schmerzformen

Die Schmerzen direkt nach der Operation sind anders als die Tumorschmerzen, die vor allem bei Knochenmetastasen auftreten und entsprechende individuelle Schmerztherapie erfordern. Selten berichten Patienten nach der radikalen Prostatektomie über Narbenschmerzen. Vielmehr klagen sie über ziehende Schmerzen in der Leiste mit Ausstrahlung bis zur Oberschenkelinnenseite. Es kommt ab und zu Sensibilitätsstörungen im Bereich der unteren Extremitäten oder zu einer Beinschwäche. Sehr oft geben Patienten Schmerzen beim Sitzen und bei Belastung im Dammbereich an. Die anhaltenden Dammschmerzen können eine konsequente Durchführung der Beckenbodengymnastik verhindern. Die Dammschmerzen haben ihre Ursache in Entzündungsmediatoren, die bei der Wundheilung in der Prostataloge eine wichtige Rolle spielen. Diese Entzündungsreaktion kann ausgeprägter ausfallen, sodass die Beschwerden bei den Betroffenen einige Wochen bis Monate anhalten können. Bevor man zu medikamentöser Therapie greift, können Hilfsmittel wie zum Beispiel Keilkissen oder Sitz-Ring die Dammschmerzen lindern. Sollte keine Linderung auftreten, ist eine zusätzliche Einnahme von sogenannten nicht-steroidalen Antiphlogistika angebracht.

Allgemeiner körperlicher Aufbau

Da Patienten mit Prostatakrebs häufig vor der Diagnose und Operation keine Beschwerden verspüren, sehen sie sich oft erst nach der Operation mit Einschränkungen konfrontiert. Dies führt zu einer großen Unsicherheit auch im Hinblick auf die Selbstwahrnehmung. Das Gefühl für den eigenen

Körper und die Belastbarkeit müssen erst wieder langsam aufgebaut werden. Dafür ist es hilfreich, möglichst früh wieder körperlich aktiv zu werden und zu spüren, welche Belastungen der Körper nach der Operation oder Bestrahlung wieder tolerieren kann.

Mit der Bewegungstherapie sollen infolge des Prostatakarzinoms und der Behandlung (Operation, Bestrahlung, Hormontherapie) entstandene Folgestörungen oder Beeinträchtigungen (physisch, psychisch und psychosozial) behandelt oder gelindert werden, außerdem werden Risikofaktoren (zum Beispiel Diabetes mellitus, Adipositas, Bluthochdruck) behandelt. Die »Bewegungstherapie« versteht sich als ein übergeordneter Begriff für alle Verfahren, die Bewegung als Therapie einsetzen und lässt sich als ärztlich indizierte und verordnete Bewegung, die vom Fachtherapeuten geplant und dosiert wird, gemeinsam mit dem Arzt kontrolliert und mit dem Patienten alleine oder in der Gruppe durchgeführt werden. Einige Ziele der Bewegungstherapie in der fachurologischen Rehabilitation sind

- Verbesserung der Belastbarkeit
- Steigerung der Ausdauer
- Verbesserung der Kontinenzsituation
- Behebung von körperlichen und koordinativen Funktionsbeeinträchtigungen sowie physische Stabilisierung
- Stärkung der körpereigenen Immunabwehr
- Verbesserung der kardiopulmonalen Ausdauerbelastbarkeit
- Minderung der Erschöpfung (Fatigue)
- Kräftigung der Muskulatur
- Verbesserung bzw. Erhaltung der allgemeinen Fitness

Aufgrund der oben genannten Ziele kommen für den allgemeinen körperlichen Aufbau in der fachurologischen Rehabilitation folgende Leistungen der Bewegungstherapie zum Einsatz:

Ausdauertraining

Bei allen Einschränkungen, die sich nach der radikalen Prostatektomie oder Bestrahlung ergeben, sollte möglichst früh mit einem individuell angepassten, aeroben Ausdauertraining und einem moderaten Krafttraining begonnen werden. Der Begriff »aerob« beschreibt die Situation, in der die arbeitenden Muskelzellen unter Sauerstoffverbrauch ihre Energie überwiegend aus den Brennstoffen Glukose und Fettsäuren gewinnen. Diese Form der Energiebereitstellung entsteht bei einer Belastungsintensität von 50 bis 70 Prozent der maximalen Leistungsfähigkeit, was im Allgemeinen eine moderate Intensität der Belastung bedeutet. In der frühen Phase der Rehabilitation werden folgende Formen des Ausdauertrainings durchgeführt:

- Nordic-Walking
- zügiges Gehtraining auf dem Laufband
- Walking oder Spazierengehen
- Wandern (Schwergrad der Belastungsinkontinenz beachten)

Ausdauersportarten mit hoher Stoßbelastung (Joggen) oder starker Belastung des Rumpfes (Rudern) sollten in den ersten sechs Monaten vermieden werden. Das Radfahren kann etwa drei bis vier Monate nach der radikalen Prostatektomie begonnen werden. Wichtig ist dabei, einen speziellen Fahrradsattel mit einer Einkerbung oder einem Loch in der Mitte zu verwenden, um so die starken mechanischen Reize im Dammbereich nach der Operation zu verhindern. Aus hygienischen Gründen (Harninkontinenz, Infektionsgefahr) ist nach einer erst kürzlich durchgeführten Operation ein Besuch im Schwimmbad zu vermeiden.

Einige Effekte des aeroben Ausdauertrainings sind:

Psyche

- Abbau von »Stressreizen« und Erhöhung der Stressresistenz
- Erhöhung des Endorphinspiegels
- zentralnervöse Beruhigung durch Lungendehnreize

Atmungssystem

- Erhalt bzw. Erhöhung der Sauerstoffaufnahme
- Erhalt bzw. Verbesserung der Lungenfunktion

Skelettmuskulatur

- Vorbeugung einer Muskelatrophie an den Extremitäten
- Erhalt bzw. Verbesserung der muskulären Struktur

Blutsystem

- Verbesserung der Immunabwehr
- Erhöhung der Infektionsabwehr

Einige Autoren berichten über das Auftreten des Fatigue-Syndroms während der Bestrahlung. Das Ausdauertraining führt während und nach der Bestrahlung zur Linderung der Fatigue-Beschwerden und Zunahme der Lebensqualität. Je nach Leistungsfähigkeit wird das Ausdauertraining zwei bis fünf Mal pro Woche mit einer Dauer von 20 bis 60 Min. durchgeführt. Da die Regenerationsfähigkeit der betroffenen Männer häufig nach der Therapie noch eingeschränkt ist, wird bei der Trainingsplanung auf ausreichende Erholungszeiten zwischen den Trainingseinheiten geachtet. Am besten hilft ein mehrdimensionales bewegungs- und physiotherapeutisches Programm mit ansteigender Intensität.

Krafttraining

Um einen Leistungsverlust und den Abbau der Muskulatur zu vermeiden, sollte so früh wie möglich auch mit dem Krafttraining begonnen werden. Dabei spielt ein individuelles Vorgehen eine wichtige Rolle. Die Effekte des Krafttrainings sind:

- Erhöhung der fettfreien Masse und Vergrößerung der Muskelfasern
- Schutz vor Osteoporose
- Verbesserung der Ausdauerleistungsfähigkeit
- Verbesserung der Koordination
- positive kardiovaskuläre Wirkung
- Verbesserung der Körperhaltung

Während der Rehabilitation werden bauchdeckenschonende Kräftigungsübungen im Kraftraum unter Anleitung eines geprüften Sportlehrers oder Physiotherapeuten, sowohl mit Kleingeräten als auch Großgeräten durchgeführt. In den ersten sechs Wochen nach der radikalen Prostatektomie kann ein moderates Kraftausdauertraining mit hohen Wiederholungszahlen und niedriger Intensität (ca. 40 bis 70 Prozent der Maximalkraft) durchgeführt werden. Hierfür werden zwei bis drei Übungen mit jeweils 15 bis 20 Wiederholungen durchgeführt. Die Belastung sollte vom Patienten als »etwas anstrengend« empfunden werden.

Koordinationstraining

Das Koordinationstraining, das auch zur Bewegungstherapie gehört, wird als Zusammenwirken von Zentralnervensystem und Skelettmuskulatur innerhalb eines Bewegungsablaufs verstanden und beinhaltet einfache bewegungstherapeutische Maßnahmen, die zum Erhalt der Mobilität und Verbesserung der Alltagshandlungen führen.

Einige Ziele des Koordinationstrainings für Prostatakrebspatienten:

- Verminderung der Schmerzproblematik
- Ersatz des Kraftverlusts
- Erlernen neuer Bewegungsmuster
- Wiederherstellung oder Erhalt der Alltagsgeschicklichkeit
- Wiederherstellung oder Erhalt der Mobilität

Die Bewegungstherapie steht im Mittelpunkt der fachurologischen Rehabilitation bei Prostatakrebspatienten nach der Akut-Behandlung. Durch bewegungstherapeutische Aktivitäten, wie Ausdauertraining, Krafttraining und Koordinationsübungen, haben Betroffene die Möglichkeit, aktiv die Folgestörungen der Therapie zu behandeln oder zu reduzieren, das Risikoprofil im Sinne einer sekundären Prävention zu verbessern und somit den Verlauf der Erkrankung zu beeinflussen.

Das weitere Ziel der Bewegungstherapie ist der Aufbau einer Motivation und positiven Einstellung zum Sport und die Herausbildung eines auch weiterhin aktiven Bewegungsverhaltens im Rahmen einer gesunden Lebensführung. Das ausgewogene Trainingsprogramm führt nicht nur zur psychischen und körperlichen Stabilisierung, sondern kann auch die Begleiterkrankungen, wie zum Beispiel Herz-Kreislauf-Erkrankungen, verbessern. Sehr oft überschätzen Patienten nach der radikalen Prostatektomie ihre Leistungsfähigkeit. Dies kann zu Beschwerden im Narben- und Dammbereich oder zu vermehrtem Urinverlust führen.

Patienten sollten nach der Rehabilitation auf die Angebote der Sportvereine, Fitness-Studios und vor allem des Rehabilitationssports verwiesen werden. Mit dem Rehabilitationssport wird der Prozess und das Erreichen des Ziels der Rehabilitation sowie dessen Sicherung auch über die Rehabilitationsmaßnahme hinaus unterstützt.

Verhaltensänderung durch Beratung und Seminare

Zu den Risikofaktoren, die die Gesundheit ernsthaft gefährden, gehören vor allem Rauchen, Alkoholgenuss, falsche Ernährung und Bewegungsmangel. Dass man sich gesund ernähren, nicht rauchen und Sport treiben soll, weiß heutzutage jeder. Auch wenn unterschiedliche Ergebnisse über den Einfluss der Ernährung auf die Entstehung und das Fortschreiten des Prostatakarzinoms vorliegen, belegen einige Untersuchungen, dass der Krankheitsverlauf durch Ernährungsmodifikation beeinflusst werden kann. Das Aufhören mit dem Rauchen lohnt sich erst recht für Männer, die an Prostatakrebs erkrankt sind. In einer Studie von Steinberger wurde gezeigt, dass sich das Sterberisiko von Rauchern gegenüber Nichtrauchern nach zehn Jahren mehr als verdoppelt hatte. Außerdem hatten Raucher ein signifikant höheres Risiko für Fernmetastasen und erlitten deutlich häufiger ein biochemisches Rezidiv. Die zentrale Aufgabe der fachurologischen Rehabilitation ist, durch Beratung, Informationen und Schulungsprogramme das Krankheitsverständnis zu fördern, Wege zum Umgang mit Defiziten aufzuzeigen und vor allem gesundheitsfördernde Lebensstiländerungen einzuüben. Das Gesundheitstraining in der Rehaklinik sollte Betroffene in die Lage versetzen, Erkrankungen vorzubeugen oder diese in ihrem Verlauf günstig zu beeinflussen. Dabei werden Sie unterstützt, Risikofaktoren zu erkennen, zu minieren und damit künftig einen bewussten, gesundheitsfördernden Lebensstil zu pflegen. Zum Aufbau des Gesundheitstrainings gehören u.a.:

- psychoedukative Gruppen einschließlich einer Raucherentwöhnung
- Ernährungsberatung mit praktischen Tipps und Erfahrungen in der Lehrküche
- medizinische Informationen (Vorträge zu Tumorentstehung, Diagnostik, Therapie, Spätfolgen und Nachsorge)
- Beratung über Naturheilverfahren und unkonventionelle Verfahren in der Krebsbehandlung

Voraussetzung für den Erfolg der oben genannten Schulungen und Seminare sind Motivation und Bereitschaft des Betroffenen.

Psychische Stabilisierung

»Krebs? Prostatakrebs. Ich glaube, das ist eine Erkrankung, die die anderen bekommen«, so denken viele Betroffene vor der Diagnose. Wann beginnt so eine Krankheitsgeschichte? Im Nachhinein betrachtet, beginnt sie doch früher, als man denkt. Erst durch die Diagnosemitteilung nimmt der Prozess der im Kopf kreisenden Fragen seinen Lauf. Ist die Botschaft angekommen – die Diagnose »Prostatakrebs«?

- Bin wirklich ich gemeint?
- Warum ich?
- Liegt vielleicht doch eine Verwechslung vor?
- Was habe ich falsch gemacht?
- Wie komme ich mit der Krankheit zurecht, steht das Ende bevor?
- Was muss ich noch unbedingt erledigen?
- Wie groß sind die Chancen für die Heilung?
- Werde ich inkontinent nach der Operation?
- Was geschieht mit meiner Potenz?

Das Leben wird angehalten. Es kommt zwangsläufig zu Veränderungen im familiären, beruflichen und sozialen Umfeld. Die Vorstellung, nicht mehr so gesund zu sein wie vor der Diagnose, ist belastend. Rückblickend kann das bisherige Leben verstanden und geschätzt werden. Vor der Erkrankung war das Leben geprägt von vielen guten Seiten und Erfahrungen, Erlebnissen mit den Eltern, mit der Familie und Freunden und Erfolg im Beruf. Sicher gab es auch Einschnitte, dunkle Momente, die aber in diesem lichten Leben rückblickend gar nicht so ins Gewicht fallen.

Die Suche nach den Ursachen oder der Versuch, die Schuld für die Krankheit bei sich selbst oder anderen zu suchen, kostet immens viel psychische Kraft. Die Diagnose eines bösartigen Tumors löst stärkere Angst aus als die Entdeckung eines anderen, möglicherweise tödlichen Leidens. Am häufigsten kommt es zu einer akuten Belastungsreaktion, die als »Sturz aus der normalen Wirklichkeit« erlebt wird.

Die Psyche unterstützen

Aufgrund der psychischen Belastung durch die Krebserkrankung und durch die Folgen der Behandlung entwickeln ca. 20 bis 30 Prozent der Patienten eine behandlungsbedürftige psychische Störung. Meist handelt es sich um Anpassungsstörungen, depressive Störungen und Angststörungen. Auch wegen Schlafstörungen, Erschöpfung oder Partnerkonflikten können Männer nach der radikalen Prostatektomie von einer professionellen psychoonkologischen Mitbetreuung profitieren. Geschulte Gesprächsführung kann helfen, Gegenkräfte zur Angst zu entwickeln, wie den Mut, die persönlich gefärbte Vorstellung über die medizinische Hilfe auch zu äußern. Im Aufnahmegespräch werden die Motivation und die Präferenzen des Patienten zur psychoonkologischen Unterstützung abgeklärt und die therapeutischen Optionen mit dem Patienten abgestimmt. Die psychoonkologische Unterstützung konzentriert sich auf den Betroffenen in seiner individuellen Lebens- und Krankheitssituation. Es soll ihm ermöglicht werden, wieder an seine ursprünglich physische und psychische Stärke anzuknüpfen.

Beispiele psychoonkologischer und unterstützender Therapieverfahren

- Beratung und Psychotherapie zur Förderung der Krankheitsverarbeitung und Selbstwertstabilisierung (Einzel- und Paarberatung)
- stabilisierende einzeltherapeutische Behandlung bei Traumatisierung, Anpassungsstörungen, Ängsten und Depressionen
- Sexualberatung
- Stressbewältigung durch Achtsamkeit
- Erlernen von Entspannungstechniken
- progressive Muskelentspannung (PME)
- autogenes Training
- Qi Gong
- meditativer Tanz / Meditation in Bewegung
- Meditation
- Kennenlernen von künstlerisch-musischen Techniken
- bildnerische Techniken
- Malen mit Aquarell, Gouchefarben, Pastellkreiden, Pigmenten
- Schriftgestaltung mit der eigenen Handschrift
- textiles Gestalten mit Hand-Filz
- Papierarbeiten
- musische Techniken
- Musik machen
- Gesang
- Tanz
- gestalterische Techniken mit dem Wort
- kreatives Schreiben in der Schreibwerkstatt
- kreatives Tagebuch

Werden Sie kreativ

Zur Krankheitsbewältigung kann Kreativität ein wichtiges Ventil zwischen Innen- und Außenwelt sein und Impulse freisetzen, eigene Ressourcen zu entdecken und somit neue Möglichkeiten im Umgang mit der durch die Krankheit veränderten Lebenssituation eröffnen. Es gilt, einen Weg zur Bewältigung der Krankheitssituation zu finden, bei dem Kreativität, Fantasie und die Gefühlswahrnehmung angeregt werden.

Die onkologische Rehabilitation bietet kreative Verfahren an, die positiv und entspannend auf das seelische Befinden wirken und den Prozess der Krankheitsverarbeitung unterstützen oder gar beschleunigen. Es können die sogenannten »inneren Aspekte« angegangen werden. Hier stellt sich die Frage, warum eine Übung in der einen Situation besser funktioniert als in der anderen, woran es liegen mag, dass einer leichter mit seiner Situation zurechtkommt als der andere?

Anders gefragt: »Warum gehen wir bei Sonnenschein morgens lieber kurz aus dem Haus, um Brötchen zu holen, als bei Regenwetter?« Die Bilder, die bei dieser Frage im Kopf entstehen, führen direkt zu den sinnlichen Wahrnehmungen. Bei Regenwetter schrecke ich von den kalten Tropfen, die auf mein Gesicht prasseln, zurück, sehe schon von Weitem die Schlange vor der Bäckerei stehen und erinnere mich an die schlecht gelaunte Verkäuferin von gestern. Ich ziehe mich instinktiv zusammen, halte die Luft an.

Bei Sonnenschein hingegen spüre ich das Licht und die Wärme auf meiner Haut, jede Zelle meines Körpers öffnet sich, mein Gang wird leicht, ich trete lieber und kraftvoller in die Pedale meines Fahrrades, spüre den leisen Windhauch, der mein Gesicht streichelt, rieche den Duft der frisch gebackenen Brötchen, schon bevor ich die Tür zur Bäckerei öffne. Ich fühle mich offen und voller Tatendrang.

Das Geheimnis der Kraft und Wirkung der künstlerisch-musischen Therapien besteht darin, sich auf eine oft unbekannte Situation voll einzulassen, mit unbekannten Materialien zu experimentieren, ohne zu wissen, wohin sie mich führen werden, ohne das Ziel zu kennen. Wenn ich mich dann für eine Situation öffne, kann ich sinnliche Erfahrungen sammeln, zu meinen eigenen, persönlichen Kraftquellen durchdringen, zu dem, was mich beseelt und mir hilft, mit Schwierigkeiten zurechtzukommen.

Beim Malen z. B. entstehen plötzlich Bilder, ich erinnere mich an längst vergessene, beglückende Ereignisse oder tief verborgene, noch nicht erfüllte Wünsche. Indem ich diesen Situationen in der künstlerischen Tätigkeit Raum gebe, gelange ich an mein innerstes Sein. Im Tun bin ich ganz bei mir. Ich bemühe mich, meinen persönlichen Ausdruck zu finden für das, was ich im Moment spüre. Alles um mich herum verblasst, nicht weil ich abgelenkt bin, sondern im Gegenteil: Ich bin voll präsent. Ich bin im Moment Eins mit meinen Gedanken, Gefühlen und mit meinem Tun. Eine solche Qualität dürfen wir so nur in ausgewählten Situationen erleben. Die hieraus erwachsende Kraft entsteht nicht, in dem ich auf Funktionalität achte und zielgerichtet eine Aufgabe erfülle oder eine bestimmte künstlerische Technik vollkommen beherrsche, sondern indem ich mich vergesse im Glück des Augenblicks.

Kreativität ist bewusst erlebte Zeit, denn Kreativität führt zum inneren Kern. Im kreativen Prozess verbinden sich Tätigkeit, Bewusstsein und Unbewusstes. Intensives, ganzheitliches Erleben stellt sich ein. Konzentration, Entspannung, vertiefte Atmung werden erlebt, dadurch werden Ressourcen mobilisiert. Kreative Methoden unterstützen Sie darin, die Krankheitsverarbeitung zu erleichtern, psychische und soziale Belastungen zu lindern, die Lebensqualität zu verbessern und somit die Rückkehr in den Alltag zu erleichtern, Teilhabe am beruflichen und privaten Leben zu erhalten oder wiederherzustellen.

Kunsttherapie

Im Experiment mit unbekanntem Material werden die verborgenen Kraftquellen berührt (wir spielen wie die Kinder)

- Bilder/Formen entstehen und berühren aktuelle oder alte Themen, Ängste, Wünsche usw.
- Über das Anschauen des Verborgenen können Bewusstseinsprozesse ablaufen
- Belastendes kann im Bild (auf neutralem Boden) bearbeitet und aufgelöst werden
- Gebundene Kräfte stehen neu zur Verfügung.

Im Austausch miteinander können Sie möglicherweise als Paar eine gemeinsame neue Ebene zu bestimmten Ereignissen reichen. Eine neue Gemeinsamkeit kann entstehen.

Auch die Partnerin wird hier von vorneherein mit dem Kreativsein vertraut gemacht, sie kann für sich selbst eine der Entspannungstechniken erlernen oder sich mit einer der künstlerisch-musischen Methoden vertraut machen. Sie wird mit ihrem Partner die erlebten Erfahrungen teilen können und diese in positiver Weise in ihre Partnerschaft einfließen lassen.

Welches Material, welche Methode für jeden Einzelnen zu der Zeit des Rehabilitationsaufenthaltes diese Erfahrungen ermöglicht, liegt in der persönlichen Erfahrungswelt des Einzelnen begründet. Legen Sie mehr Wert auf Bilder oder Farben? Gestalten Sie lieber mit Ihren Händen? Können Sie besser loslassen, wenn Sie eine angenehme Stimme, oder auf Ihren eigenen Atem hören? Oder hören Sie gerne Musik? Spüren Sie Ihre innere Stärke besser, wenn Sie singen? Oder schreiben Sie gerne, ist es Ihnen wichtig, Ihre Erlebnisse und Gefühle, Ihre Gedanken in Worte zu fassen?

In der onkologischen Rehabilitation haben Sie die Möglichkeit, diese Methoden kennenzulernen, ein Stück Weg damit zu gehen. Wählen Sie aus diesem vielseitigen Strauß an Möglichkeiten diejenige aus, die Ihnen im Moment am Herzen liegt, denn damit können Sie in dem drei bis vier Wochen dauernden Aufenthalt am schnellsten Ihre persönlichen Erfahrungen sammeln.

Einige wissenschaftliche Untersuchungen zu den o.g. Ausführungen finden Sie im Anhang, wenngleich sich die Forschung nicht allzu oft mit diesem Thema beschäftigt. Fragen Sie jedoch jemanden, der Erfahrungen mit den künstlerischen Therapien sammeln konnte, werden Sie oben Ausgeführtes oder Ähnliches hören.

Beratung durch den Sozialdienst

Die Diagnose »Prostatakrebs« ist nicht nur mit Schock und den postoperativen physischen Belastungen, wie Inkontinenz und Problemen im Bereich Sexualität, verbunden. Auch nach der Operation oder im Verlauf der Tumorerkrankung stehen einige Betroffene vor Existenzängsten, wissen nicht, wie es finanziell oder beruflich weitergehen soll. Deshalb sollte bei jedem Betroffenen in allen Phasen der Tumorerkrankung die Möglichkeit einer Beratung durch den Sozialdienst zeitnah angeboten werden. Die Beratungsinhalte stehen in Abhängigkeit zur gesundheitlichen und persönlichen Lebenssituation der Patienten.

Für Patienten, die im erwerbsfähigen Alter sind, können sich beispielsweise Fragen stellen nach

- der wirtschaftlichen Versorgung im Krankheitsfall (z.B. Entgeltfortzahlung, Krankengeld, Übergangsgeld),
- Kriterien für eine nachhaltige Reintegration ins Erwerbsleben (z.B. Planung einer stufenweisen Wiedereingliederung),
- den Auswirkungen eines Schwerbehindertenstatus auf das Arbeitsleben und das Renteneintrittsalter (Nachteilsausgleiche SGB IX),
- den Möglichkeiten weiterer Nachsorge,
- den Möglichkeiten einer beruflichen Um-/Neuorientierung (z.B. Leistungen zur Teilhabe am Arbeitsleben, LTA) und
- den Beratungsmöglichkeiten am Wohnort.

Für Patienten, die krankheitsbedingt auch nach der Rehabilitation Unterstützung bei der Bewältigung des Alltags brauchen, können sich beispielsweise Fragen stellen nach

- einem geeigneten ambulanten Pflegedienst,
- einer geeigneten Struktur zur Bewältigung des Alltags (z. B. Hausnotruf, Essen auf Rädern, organisierte Nachbarschaftshilfe),
- Beratungsmöglichkeiten am Wohnort (z. B. Pflegestützpunkte, Beratungsstellen),
- einer geeigneten Wohnform,
- Voraussetzungen für Leistungen aus der Pflegeversicherung (SGB XI),
- finanziellen Unterstützungsmöglichkeiten und
- den Auswirkungen eines Schwerbehindertenstatus (Nachteilsausgleiche SGB IX).

Bei beiden Patientengruppen wird die Möglichkeit, mehrere Reha-Maßnahmen in bestimmten Zeitabständen zu beantragen, aufgezeigt. Die Handlungsoptionen bei Ablehnung einer Rehabilitationsmaßnahme werden vermittelt. Das Ziel des Sozialdienstes ist es, durch Einzelberatungen und Gruppenangebote die Handlungsfähigkeit der Patienten bei der konstruktiven Verarbeitung der Tumorerkrankung zu stärken. Auf Wunsch werden auch Angehörigengespräche bzw. Gespräche mit dem relevanten Umfeld (z. B. Arbeitgeber) angeboten.

Selbsthilfe

Bereits während des Rehabilitationsaufenthalts wird von der Rehabilitationsklinik der Kontakt zu Selbsthilfegruppen am Heimatort gefördert.

Mit einer gelungenen Rehabilitation wird der Patient nach einer Zeit der intensiven Therapien sowie Begleitung in Form von Vorträgen, Gesprächen und Übungsanregungen nach Hause entlassen. Damit der Reha-Erfolg möglichst lange anhalten kann, wird es wichtig sein, nicht sofort wieder im »alten Trott weiterzumachen«, sondern die im Rehabilitationsaufenthalt gewonnenen Erkenntnisse und Fertigkeiten in den Alltag zu integrieren.

Hier kann ein regelmäßiger Kontakt zu einer Selbsthilfegruppe die eigenen Vorsätze stärken. Bei Zweifeln, Rückschlägen oder aufkommenden Ängsten kann der Halt einer Gruppe unterstützend wirken. Viele Selbsthilfegruppen halten intensiven Kontakt zu Ärzten oder Häusern ihres Vertrauens und können somit von deren Fachkompetenz und den neuesten Entwicklungen profitieren.

Nicht zu unterschätzen sind die unterstützenden Worte eines Mitbetroffenen, der die Situation nicht von »außen«, sondern aus eigener Erfahrung betrachtet, da er selbst eine ähnliche Situation zu bewältigen hatte.

Einige Selbsthilfegruppen machen es sich zur Aufgabe, bereits in der Akutklinik Patienten vor oder nach ihrer Operation zu besuchen, um die aufkommenden Ängste zu besprechen, mit Rat und Unterstützung den Berg, vor dem man zu stehen scheint, abzutragen und somit das Selbstvertrauen wieder zu stärken.

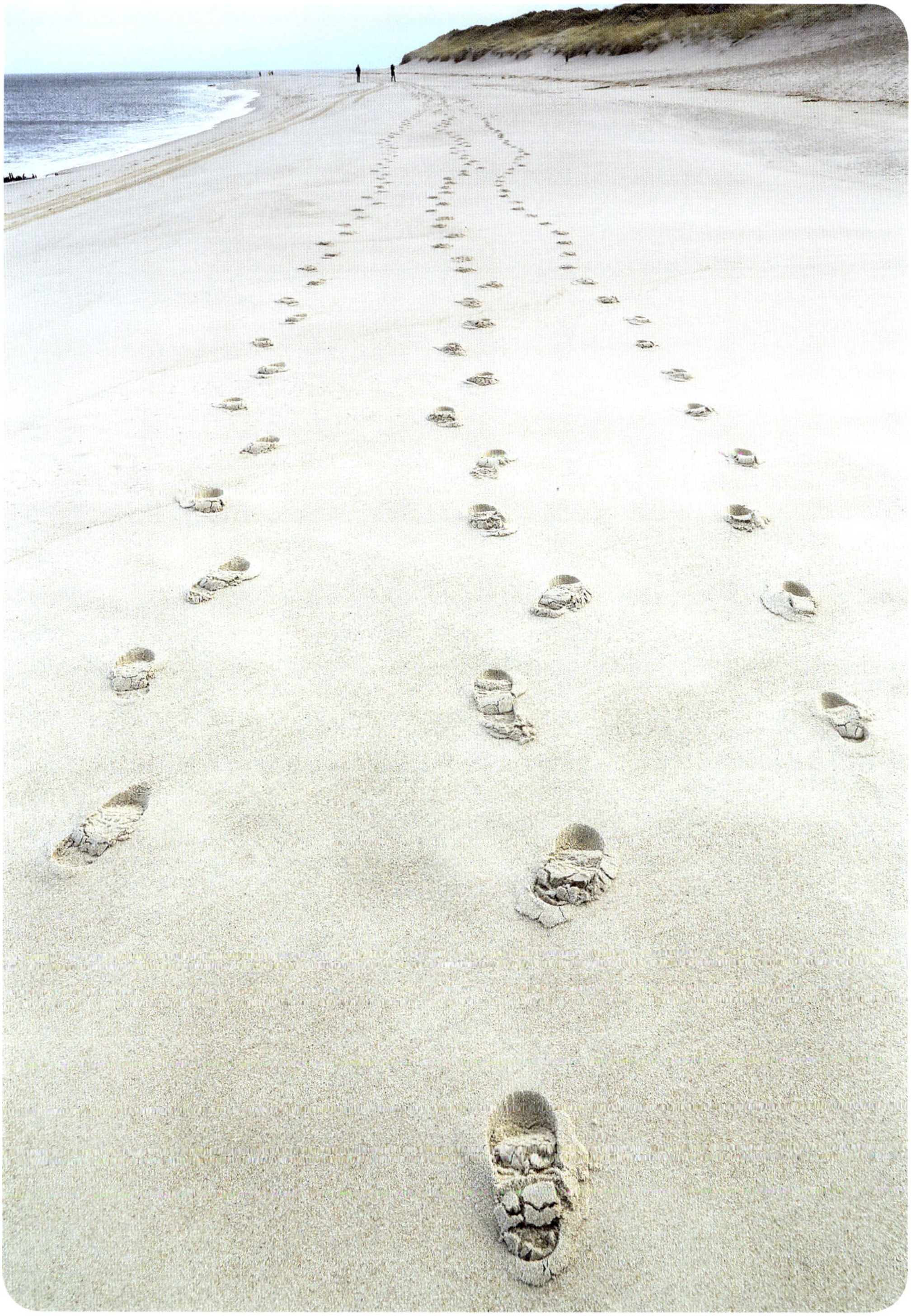

Karl Heinz Bauer

Selbsthilfe

Anmerkungen eines Betroffenen, der seit 2001 eine Selbsthilfegruppe für Männer mit Prostatakrebs leitet.

Selbsthilfe kann zweierlei meinen: »Hilf dir selbst, sonst tut es keiner« oder »Dir kann nur geholfen werden, wenn du selbst mitmachst«. Selbst aktiv zu werden und das Schicksal in die eigenen Hände nehmen, das war wohl einer der wichtigsten Beweggründe der Gründerväter von Selbsthilfegruppen. Oder sollte man besser Gründerfrauen sagen. Ja – die Frauen haben schon vor Jahrzehnten begonnen, sich in Selbsthilfegruppen zu organisieren, sich gegenseitig zu unterstützen und Erfahrungen auszutauschen. Und wir Männer? – Selbsthilfegruppen und Männer – ...

So richtig scheint das nicht zusammenzupassen, denn wir Männer sind lieber stark als schwach und lieber gesund als krank. Unserer Meinung nach sind Frauen für die Krankheiten zuständig. Wir müssen ja täglich unseren »Mann« stehen. Gleichwohl gelten wir aber als Vorsorgemuffel, wenn es um unsere Gesundheit geht.

Und dennoch hat sich auch bei den Männern bei der Gründung von Selbsthilfegruppen z. B. für Prostatakrebs in den letzten Jahren einiges getan. Waren es 2001 in Baden-Württemberg gerade mal drei Selbsthilfegruppen für Prostatakrebspatienten, so sind es zzt. schon 35 Gruppen. Allerdings wird es heute, im Zeitalter des Internets, zunehmend schwieriger, neue Gruppen zu gründen bzw. ehrenamtliche Leiter für bestehende Gruppen zu finden.

Was ist denn nun das Wesentliche bei einer Selbsthilfegruppe?

- Die Betroffenen tauschen Informationen und Erfahrungen aus.
- Einer profitiert vom Wissen und von den Erfahrungen des Anderen, positiv wie negativ.
- Menschen in vergleichbarer Situation sprechen über ihre Probleme und Ängste.

Diese Merkmale einer Selbsthilfegruppe klingen doch überaus positiv. Aber warum tun sich dennoch viele Männer so schwer, sich einer Selbsthilfegruppe anzuschließen? Die klassische Männerrolle erlaubt den Männern nicht, auf jemanden angewiesen zu sein oder körperliche und seelische Schwächen einzugestehen. Dies verhindert häufig die Inanspruchnahme ärztlicher oder psychoonkologischer Behandlung. Männer erleben eine

Tumorerkrankung als umfassenden Angriff auf ihre Identität, als unverzeihliche Schwäche und Versagen. Nicht allein die körperliche Integrität ist bedroht, sondern die Integrität der gesamten Person. Das Prostatakarzinom ist in westlichen Kulturen die häufigste Krebserkrankung beim Mann. Bei Prostatakrebs stehen erektile Dysfunktion, Harn- und Stuhlinkontinenz, Probleme mit Mobilität und Schmerzen in signifikantem Zusammenhang mit Rollenunsicherheit, Scham, Angst, Depression, sozialem Rückzug und Qualität der partnerschaftlichen Beziehung.

Prostatakrebs bedeutet für uns Männer einen massiven Einschnitt in unser Leben, beschädigt unsere Männlichkeit und hat eine verheerende Auswirkung auf unsere Gefühlswelt. In einer solchen Situation sich als Betroffener zu »outen«, wie es so schön in Neudeutsch heißt, sich einer Selbsthilfegruppe anzuschließen und über seine Probleme zu sprechen, kostet viele Männer eine große Überwindung.

Unsere Aufgabe als Selbsthilfegruppen ist es deshalb auch, den Betroffenen die Scheu vor einer Selbsthilfegruppe zu nehmen und Unterstützung zur Bewältigung ihrer Krankheit und deren Folgen anzubieten. Nicht selten haben betroffene Männer, als Folge des massiven Eingriffs in ihre Männlichkeit, auch mit psychischen Problemen zu kämpfen. Die Standardaussage »Das muss ich mit mir selbst ausmachen« ist dabei oft wenig hilfreich. Hier stößt die Unterstützung durch die Selbsthilfegruppe oftmals an ihre Grenzen und professionelle Hilfe muss in Anspruch genommen werden. Dies gilt vor allem auch bei zwischenmenschlichen Beziehungen – und wir Männer dürfen dankbar sein, wenn wir in dieser schwierigen Phase einen starken und verständnisvollen Lebenspartner an unserer Seite wissen.

Männer und Frauen gehen mit der Situation »Prostatakrebs und Sexualität« oft sehr unterschiedlich um. Frauen sind in erster Linie mal froh, dass der Partner die OP gut überstanden hat, wieder bei ihnen zu Hause ist und so langsam wieder auf die Beine kommt. Wobei das Sexuelle erst einmal völlig in den Hintergrund tritt. Dass der mütterliche Fürsorge- und Pflegeinstinkt uns bisweilen etwas übertrieben erscheint, kann ja hin und wieder vorkommen. Wir Männer hingegen trauern, wenn es uns wieder einigermaßen bessergeht, der verlorenen Männlichkeit nach und machen uns Sorgen, ob wir unsere Partnerin noch zufrieden stellen können. Hier ist es wichtig, dass wir gemeinsam im Verständnis füreinander wieder einen neuen Weg für eine erfüllte Lebensgemeinschaft finden.

Mehr und mehr finden Betroffene in die Selbsthilfegruppe, die vor einer Therapieentscheidung stehen und sich über alle Optionen informieren möchten, die zzt. für eine Behandlung von PCA zur Verfügung stehen. Dabei besteht die Aufgabe der Selbsthilfe darin, Erfahrungen mit aktuellen Therapiemöglichkeiten weiterzugeben sowie über deren Wirkung und Risiken, soweit sie uns bekannt sind, zu informieren. Eine medizinische Beratung ist nicht Aufgabe der Selbsthilfegruppe.

Abschließend darf ich feststellen, dass viele unserer Mitglieder dankbar sind für die Hilfe und Unterstützung der Selbsthilfegruppe, mit der wir sie in ihrer schwierigen Lebensphase begleiten, und möchten diese Einrichtung nicht mehr missen. Deshalb will ich den betroffenen Männern Mut machen, sich einer Selbsthilfegruppe anzuschließen.

Als Fazit und aus eigener gelebter Erfahrung kann ich sagen: »Selbsthilfe macht selbstbewusst«.

Georges Akoa

Harninkontinenz

Harninkontinenz, also der Verlust der Fähigkeit, die Harnausscheidung zu kontrollieren, stellt für die Betroffenen ein großes Problem dar. Aber es gibt Hilfen.

Von Harninkontinenz wird ganz allgemein dann gesprochen, wenn es Betroffenen nicht (immer) möglich ist, Zeit und Ort der Harnausscheidung zu kontrollieren. Sowohl Männer als auch Frauen leiden mit zunehmendem Alter darunter. Aus der Fähigkeit zu gebären resultiert für Frauen eine Doppelbelastung im Hinblick auf die Gefahr einer Harninkontinenz. Frauen sind daher von der Harninkontinenz wesentlich häufiger betroffen als Männer.

Johann B.

Wie haben Sie sich geholfen?

» *Ohne Vorlagen war zunächst nichts zu machen. Und manchmal waren die so schnell voll, es war kaum zu glauben. Ich war zwar darauf vorbereitet, doch nach der Entfernung des Dauerkatheters war dann doch wohl noch eine ganz neue Erfahrung und ein Problem, das ich mir so nicht vorgestellt hatte.* «

Grundlagen zur Harnkontinenz

In der Literatur schwanken die Angaben zur Häufigkeit der Harninkontinenz beim Mann zwischen 3 und 11 Prozent. Bei 40 bis 80 Prozent dieser Betroffenen überwiegt die Dranginkontinenz (Urinverlust durch plötzlichen unkontrollierbaren Harndrang), gefolgt von den Mischinkontinenzen (Kombination von Drang- und Belastungsinkontinenz) mit 10 bis 30 Prozent.

Dies zu wissen ist wichtig, um die Ergebnisse der Harninkontinenz nach der radikalen Prostatektomie beurteilen zu können. Denn bei der Diagnosestellung eines Prostatakarzinoms sind die meisten Männer älter als 65 Jahre, einige davon leiden bereits vor der Operation unter Blasenentleerungsstörungen aufgrund einer vergrößerten Prostata, was zu Inkontinenz und Irritationen in der Blase führt. Um die Harninkontinenz nach der radikalen Prostatektomie einzuschätzen, sollten folgende Fragen berücksichtigt werden:

- Wurde die Harninkontinenz durch die radikale Prostatektomie ausgelöst?
- Litt der Patient schon vor der Operation unter Harninkontinenz?

Direkt nach einer radikalen Prostatektomie leiden bis zu 80 Prozent der Patienten an einer Belastungsharninkontinenz. Bereits ein Jahr nach der Operation liegt die Rate der von Harninkontinenz Betroffenen in spezialisierten Kliniken mit hoher Anzahl von radikalen Prostatektomien bei deutlich weniger als 10 Prozent.

Risikoeinschätzung

Wie hoch das Risiko einer Harninkontinenz nach der radikalen Prostatektomie ist, hängt von der Tumorgröße und dem Alter des Patienten ab. Auch die Erfahrung des Operateurs spielt eine wesentliche Rolle. Die Harninkontinenz nach der Operation wird von drei Faktoren beeinflusst:

- eine präoperativ (vor der Operation) bestehende Harnblasen- oder Sphinkterdysfunktion (Harnblasen- oder Schließmuskelfunktionsstörung)
- höheres Patientenalter (nicht alle Männer sind zum Zeitpunkt der Diagnose und der radikalen Prostatektomie älter als 65 Jahre)
- eingeschränkte operative Erfahrung des Behandlers

Das bessere Verständnis der chirurgisch anatomischen Zusammenhänge im männlichen kleinen Becken hat zu einer deutlichen Verminderung der postoperativen Inkontinenz geführt.

Anders als bei der Belastungsharninkontinenz der Frau kann beim Mann nach radikaler Prostatektomie bei unbeschädigtem äußerem Schließmuskel sogar der Harnstrahl unterbrochen werden, kurzfristige Belastungen, wie Husten oder Niesen, führen nicht zwangsläufig zu einem Urinverlust. Andererseits berichten die betroffenen Männer typischerweise über eine Verschlechterung der Belastungsharninkontinenz am Nachmittag.

Komponenten des Harnröhrenverschlusses

In der Literatur wird die genaue Zusammensetzung und Funktion des äußeren Schließmuskels unterschiedlich dargestellt. Aus funktioneller Sicht kann man drei Komponenten des anatomisch-funktionellen Kontinenzmechanismus für den Harnröhrenverschluss beschreiben:

- Die erste Komponente wird von den Muskel- und Bindegewebsanteilen gebildet, die den sogenannten Harnröhrenverschlussdruck aufbauen, der die Kontinenz in Ruhe gewährleistet.

- Die zweite Komponente führt bei körperlicher Belastung, wenn der Druck in der Harnblase stark ansteigt, über die sogenannte passive Drucktransmission (Druckübertragung) zu einem entsprechenden Anstieg des Drucks in der Harnröhre und sorgt so für Kontinenz.
- Die dritte Komponente beruht auf dem sogenannten Hustenreflex, der bei plötzlichen und extremen Druckerhöhungen im Bauch- und Beckenraum die Beckenbodenmuskulatur unmittelbar zu einem sofortigen Zusammenziehen aktiviert. Diese reflexartige Reaktion auf plötzliche Druckanstiege wird auch als aktive Drucktransmission bezeichnet.

Ursachen der Inkontinenz nach radikaler Prostatektomie

Als Ursachen für die Inkontinenz nach radikaler Prostatektomie gelten folgende Faktoren:

- Die verminderte passive Drucktransmission, die sich aus einer zu kurzen funktionellen (prostatischen) Harnröhre ergibt.
- Die verminderte aktive Drucktransmission als Folge einer verminderten reflektorischen Kontraktionsleistung der Harnröhren- und Beckenbodenmuskulatur.

Die Kontinenz nach der Operation basiert auf dem Gleichgewicht zwischen dem Widerstand des unteren Schließmuskels und dem Blasendruck während der Füllungsphase und bei Blasendruckerhöhungen durch Belastung. Wenn der Blasendruck den Harnröhrenwiderstand übersteigt, kommt es zu Urinverlust. Die funktionelle Harnröhrenlänge und der maximale Verschlussdruck sind die entscheidenden Parameter der Kontinenz. Im Umkehrschluss besteht ein direkter Zusammenhang zwischen Inkontinenzschweregrad und Verkürzung der funktionellen Harnröhrenlänge beziehungsweise Senkung des maximalen Verschlussdruckes.

Nach den vorherrschenden Symptomen wird die Inkontinenz unterteilt in

- Belastungsharninkontinenz
- Drangharninkontinenz oder sogenannte überaktive Blase mit oder ohne Urinverlust
- Mischinkontinenz

Die häufigste Form der Harninkontinenz beim Mann nach der radikalen Prostatektomie ist die Belastungsinkontinenz. In der Studie von Heidler wird angegeben, dass die Inkontinenz nach der radikalen Prostatektomie

- in 34 Prozent durch Sphinkterschwäche (Schließmuskelschwäche),
- in 30 Prozent durch Detrusorüberaktivität (überaktive Blase),
- und in 36 Prozent durch eine gemischte Belastungs- und Drangharninkontinenz hervorgerufen wird.

Inkontinenzformen

In der Literatur wird die Belastungsharninkontinenz (früher auch als Stressinkontinenz bezeichnet) als Urinverlust unter körperlicher Belastung ohne die Empfindung von Harndrang definiert. Der Urinverlust kann dabei sehr gering sein (wenige Tropfen), in Spritzern oder auch im Strahl kommen. In sehr ausgeprägten Fällen geht Urin schließlich bei jeder Bewegung, schon beim Stehen oder sogar im Liegen ab. Typischerweise verspürt der Betroffene keinen Harndrang, bevor er ungewollt Urin verliert. Der klinische Schweregrad der Belastungsharninkontinenz wird in drei Stufen eingeteilt:

- Grad I: Urinverlust bei schwerer körperlicher Belastung (Niesen, Husten, Heben von schweren Lasten)
- Grad II: Urinverlust unter leichter körperlicher Belastung (Aufstehen, Gehen)
- Grad III: Urinverlust auch im Liegen

Laut Studien tritt eine erst- bis zweitgradige, vorübergehende Belastungsharninkontinenz bei nahezu allen Patienten auf. Gleichwohl unterscheiden sich die Angaben zur Häufigkeit einer Belastungsharninkontinenz nach der radikalen Prostatektomie, je nachdem, wer sie wie und wann ermittelt hat, erheblich.

Messung der Belastungsharninkontinenz

Für die richtige Einschätzung der Belastungsharninkontinenz ist im Klinikalltag die Messung des Urinverlusts in Vorlagen verlässlicher als die Anzahl oder der Gebrauch von Vorlagen. Laut Standard für die Rehabilitation soll der PAD-Test (Vorlagenwiegetest) in Form eines standardisierten 1-h-Pad-Tests am Vormittag nach den Kriterien der internationalen Kontinenzgesellschaft oder 24-h-Pad-Test als ein wesentliches Element der Reha-Therapiesteuerung und Erfolgskontrolle erfolgen.

Verlauf des 1h-Pad-Tests:

- Einlegen der gewogenen Vorlage
- orale Flüssigkeitsaufnahme von 500 ml innerhalb von 15 Min.
- Bewegung (Spazierengehen, inklusive Treppensteigen) für 60 Min.
- gezielte Bewegungen: zehnmal aus dem Sitzen aufstehen
- zehnmal heftig husten
- fünfmal bücken
- eine Minute auf der Stelle laufen
- Hände unter laufendem Wasser waschen
- erneutes Wiegen der Vorlage

Pad-Test Einteilung

- Grad I: bis 10 ml Urinverlust
- Grad II: 10–25 ml Urinverlust
- Grad III: 25–50 ml Urinverlust
- Grad IV: über 50 ml Urinverlust

Drang- und Mischinkontinenz

Die Dranghamrinkontinenz wird allgemein als unwillkürlicher Urinverlust beschrieben, der mit einem so starken Harndrang verbunden ist, dass man ihn nur sehr schwer bis gar nicht unterdrücken kann. Grund dafür kann eine Irritation der Harnblasenmuskulatur im Blasenhalsbereich nach der radikalen Prostatektomie sein. Auch eine bereits vor der Operation bestehende überaktive Blase, ausgelöst z.B durch eine vergrößerte Prostata, kann das Auftreten einer Dranginkontinenz nach der Operation begünstigen. Die Detrusorhyperaktivitäten (irritative Blasenfunktionsstörungen) können bis zu einem Jahr nach der Operation andauern.

Von einer Mischharninkontinenz spricht man, wenn Belastungs- und Dranginkontinenz gleichzeitig vorliegen.

Miktionstagebuch

Nach der Entfernung des Dauerkatheters kommt es bei manchen Patienten zu vermehrtem Wasserlassen, tagsüber wie auch nachts. Dabei wird die Anzahl der gebrauchten Vorlagen ungenau angegeben. Allen betroffenen Männern wird nach der Operation das Führen eines Miktionstagebuches über mindestens drei Tage empfohlen. Protokolliert werden dabei:

- Harndranggefühl
- Miktionsfrequenz (Häufigkeit des Wasserlassens)
- Miktionsvolumen (mithilfe eines Bechers kann die Urinmenge abgemessen werden)
- Vorlagenverbrauch (tagsüber wie auch nachts)
- Trinkmenge (wünschenswert sind Wasser oder Tee)

Nach den Vorgaben der internationalen Kontinenzgesellschaft (International Continence Society«) unterscheidet man zwischen

- Miktionskalender: Protokolliert werden hier die Zeitpunkte der Miktion (Wasserlassen).
- Miktionsprotokoll: Dabei geht es um Zeitpunkt und Volumen (Menge) der Miktionen.
- Miktionstagebuch: Hier werden zusätzlich Zeitpunkt und Volumen der Trinkmenge, von der Blase ausgehende Beschwerden wie imperativer Harndrang und Häufigkeit des Urinverlustes aufgezeichnet. Für prostatakrebsoperierte Patienten eignet sich das Trink- und Miktionstagebuch am besten. Dies ist nicht nur hilfreich, um den Schweregrad sowie den Typ der Harninkontinenz (d. h. Belastungs- oder Dranginkontinenz) einzuschätzen. Auch therapeutisch kann das Tagebuch genutzt werden, wenn es sich herausstellt, dass die individuellen Entleerungs- oder Trinkgewohnheiten eine Inkontinenz fördern. Mithilfe des Miktionstagebuches kann zum Beispiel trainiert werden, die Zahl der Toilettengänge auf ein normales Maß zu reduzieren oder zu erhöhen oder die Trinkmenge dem Bedarf anzupassen.

Wege zur Verbesserung der Harninkontinenz

Für den Umgang mit Belastungsharninkontinenz gibt es viele verschiedene Wege, aber keine Patentlösung, die für alle Betroffenen funktioniert. Maßnahmen wie Veränderungen des Lebensstils und Blasentraining führen nicht nur zur Verbesserung des Zustandes, sie tragen auch zu einer besseren Lebensqualität nach der Operation trotz bestehender Harninkontinenz bei.

Veränderungen des Lebensstils

Unterstützen Sie durch die Veränderung Ihres Lebensstils die Behandlung der Belastungsharninkontinenz nach der radikalen Prostatektomie.

Meiden von blasenreizenden Nahrungsmitteln

Ein Zusammenhang zwischen Koffeingenuss und zunehmender Dranginkontinenz wird heute als wahrscheinlich angesehen. Versuchen Sie daher, auf Kaffee und Schwarztee zu verzichten.

Bestimmte Arten von Lebensmitteln könnten die Harnblase reizen, zur Dranginkontinenz führen oder diese verstärken. Dazu gehören scharfe Gewürze oder würzige Nahrung, Zitronen oder kräftiger Käse.

Auch ein Zusammenhang zwischen Zigarettenrauchen und erhöhtem Harndrang sowie Harninkontinenz wird angenommen. Auch wenn die meisten Studien über den Einfluss des Rauchens auf die Harnblase oder Harninkontinenz, die durchgeführt wurden, auf Frauen ausgerichtet waren, kann das Rauchen genauso bei Männern, vor allem bei sogenannter Raucherbronchitis

(Raucherhusten), nach der Operation zur Verschlechterung der Belastungsharninkontinenz führen. Bei vorhandener Harninkontinenz und auch infolge des Verlaufs der Tumorerkrankung wird die Raucherentwöhnung empfohlen.

Meiden von bestimmten Medikamenten
Einige Medikamente können die Harnspeicherungsfunktion bzw. die Blasenentleerung negativ beeinflussen. Folgende Medikamente haben Auswirkungen auf die Kontinenz:

- Belastungsinkontinenz: ACE-Hemmer (eingesetzt bei Bluthochdruck, Herzschwäche), Alpha-Sympatholytika (eingesetzt bei Bluthochdruck, Prostatavergrößerung), Benzodiazepine (eingesetzt bei Schlafstörungen, Angst, Muskelverspannungen) u.a.
- Dranginkontinenz: Digitaliswirkstoffe (eingesetzt bei Herzrhythmusstörungen, Herzschwäche), Betarezeptorenblocker (eingesetzt bei Herzrhythmusstörungen, Bluthochdruck, Herzschwäche, Erkrankungen der Herzkranzgefäße) u.a.

Bei ausgeprägter oder anhaltender Inkontinenz sollte auch überprüft werden, welche Medikamente der Patient einnimmt. Eine Medikamentenumstellung, die zunächst sorgfältig abzuwägen ist, könnte auch zu einer Verbesserung der Inkontinenz führen.

Gewichtsreduktion/Stuhlregulierung:
Ernähren Sie sich ausgewogen und ballaststoffreich (z.B. mit viel Gemüse und Vollkornprodukten). Das ist gesund und hilft zur Stuhlregulierung. Bei längerem Anhalten einer Verstopfung können sich durch die Irritation von Nerven Drangsymptome entwickeln. Unter häufigem Pressen kann sich die Belastungsinkontinenz verschlechtern.
Eine Gewichtsreduktion bei dem frisch operierten Patienten wäre eine zusätzliche belastende Herausforderung.

Blasentraining

Blasentraining hat die Verlängerung des Intervalls zwischen Verspüren des Harndranges und dem Wasserlassen und somit eine Erhöhung des Blasenvolumens zum Ziel. Es ist in der Therapie der Harndranginkontinenz, aber auch der Belastungs- und Mischinkontinenz hilfreich.

Vor der medikamentösen Therapie wegen Harndranginkontinenz sollte primär ein Blasentraining durchgeführt werden. Es gibt kein etabliertes Programm für die Durchführung eines Blasentrainings. Das anfängliche Miktionsintervall variiert zwischen 30 Min. und zwei Stunden. Um welche Zeitdauer das Miktionsintervall erhöht wird, ist sehr unterschiedlich. Erfahrungsgemäß werden 30 Min. empfohlen. Nach einer Woche Training erfolgt die nächste Verlängerung, bis das Ziel, d.h. ein Miktionsintervall von zwei bis drei Stunden, erreicht ist.

Beckenbodentraining

Um das Beckenbodentraining möglichst sinnvoll einsetzen zu können, ist es vorteilhaft, die Funktionen und Aufgaben des Beckenbodens und der verschiedenen Arten von Beckenbodenmuskulatur zu kennen.

Anatomie des Beckens

Das Wissen über die genaue Lage dieser unterschiedlichen Muskelgruppen kann beim Beckenbodentraining hilfreich sein.

Knöchernes Becken

Das knöcherne Becken spielt im Körper eine doppelte Rolle. Es ist der Boden der Bauchhöhle und der knöcherne Schutz der Beckenorgane sowie der Befestigungsort der unteren Extremität. Das knöcherne Becken ist ein ringförmig geschlossener Knochengürtel, der aus den zwei Hüftbeinen (Os coxae) und dem Kreuzbein (Os sacrum) besteht. Jedes Hüftbein gliedert sich wieder in ein

- Darmbein (Os ilii)
- Schambein (Os pubis) und
- Sitzbein (Os ischii).

Die Verbindung zum geschlossenen Knochengürtel erfolgt in den Kreuzbein-Darmbeingelenken sowie in der Schambeinfuge. Das Becken als Ganzes lässt sich in das obere große Becken und in das untere kleine Becken unterteilen. Beide gehen an einer ringförmigen Grenzlinie (Linea terminalis) ineinander über. Das kleine Becken ist bei der Frau rund und beim Mann mehr kartenherzförmig.

Unter der Beckenhöhle versteht man den Raum des kleinen Beckens zwischen der Becken-Eingangsebene, begrenzt von der Linea terminalis, und dem Beckenboden, der aus einer Platte von Muskeln und Sehnen besteht. Die Beckenhöhle ist ein Teil der Bauchhöhle. Deren Wände werden teils von Knochen (Wirbelsäule, Becken, Brustkorb), teils von Muskeln (Zwerchfell, Bauchmuskeln, Beckenboden) gebildet. Der Beckenboden verschließt die Beckenhöhle nach unten, er wird beim Mann zum Durchlass der Harnröhre und des Analkanals an zwei Stellen, bei der Frau zusätzlich wegen der Vagina an drei Stellen unterbrochen. Die Öffnungen sind durch Muskelringe gesichert: Musculus sphincter ani externus (äußerer Afterschließmuskel), Musculus bulbocavernosus (quergestreifter Muskel im Bereich der Geschlechtsorgane)

Muskeln des Beckenbodens

Der Beckenboden besteht aus drei Muskulaturschichten:

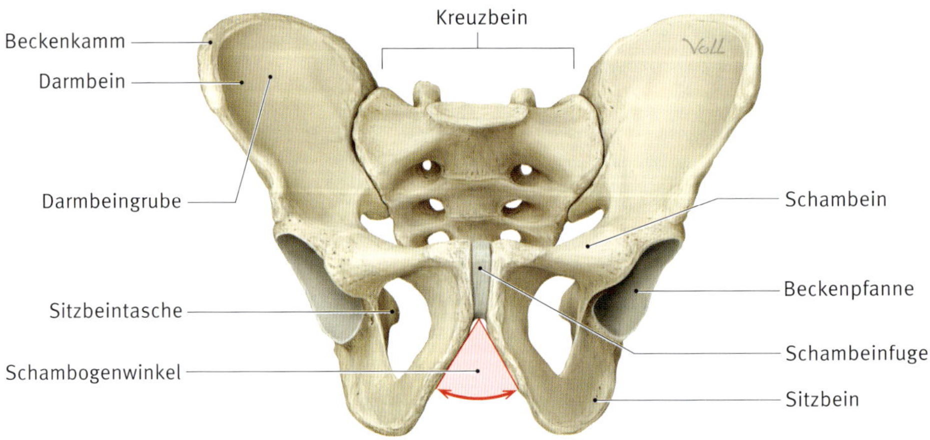

Becken-Skelett beim Mann.

- Die erste Schicht läuft von hinten nach vorne. Sie spannt sich zwischen dem Schambein und dem hinten liegenden Steißbein aus. Sie wird überwiegend aus glatten Muskelfasern und Bändern gebildet, die die inneren Organe im Bauchraum abstützen und eine Verbindung zur Lendenwirbelsäule haben.
- Die zweite Muskelschicht wird durch eine querverlaufende Muskelplatte (Beckenzwerchfell; Diaphragma pelvis) gebildet. Diese Schicht spannt sich von rechts nach links zwischen den beiden Sitzhöckern aus. Tragend ist der Musculus levator ani. Es handelt sich um willkürlich anzuspannende Muskelfasern, die den Beckenboden wie eine Hängematte auskleiden. Die Muskelfasern haben beim Mann Kontakt zur Faszie der Prostata und bei der Frau zur Vaginalwand. Teile des Musculus levator ani bilden den Sphincter ani (Afterschließmuskel), der den Anus umschließt.
- Die dritte Muskelschicht besteht aus mehreren Muskeln, die wiederum in zwei Schichten angeordnet sind: glatten Muskeln, die für den unbewussten Dauerverschluss verantwortlich sind, und quergestreiften Muskeln, die willkürlich z. B. im Falle eines Hustens automatisch angespannt werden können. Sie bilden gemeinsam mit dem Beckenboden den äußeren Schließmuskelapparat.

Was leistet das Beckenbodentraining?

Bei der radikalen Prostatektomie wird nicht nur die Prostata, sondern auch der innere Schließmuskel, der primär für den Blasenhalsverschluss während des Samenergusses verantwortlich ist, entfernt. Gemeinsam mit dem äußeren Schließmuskel war dieser vor der Operation für die Kontinenz wichtig.

Das Beckenbodentraining nach der Operation zielt darauf ab, die Funktion der Beckenbodenmuskulatur, der Harnblase und des äußeren Schließmuskels wiederherzustellen. Dabei sollten speziell auf den Mann abgestimmte Trainingsmethoden angewendet werden, die sich von den für die Behandlung der Inkontinenz der Frau etablierten Methoden unterscheiden. Das Ziel des Beckenbodentrainings ist die Kräftigung des quergestreiften (willkürlichen), äußeren Schließmuskelapparats, der den primären Harnröhrenverschluss unterstützt.

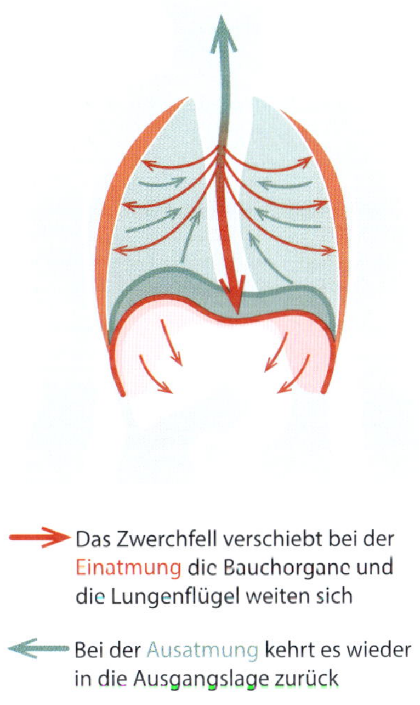

Zwerchfellstand und Rippenstellung in Abhängigkeit von der Atemlage.

Übungsprogramm Kontinenztraining

Bitte alle Übungen langsam sowie schmerzfrei ausführen! Sie sollten ein leichtes, aber angenehmes Zuggefühl spüren. Suchen Sie sich Ihre Übungsfavoriten heraus und üben Sie diese (ca. 3 bis 4 Übungen) drei- bis fünfmal täglich je max. 10 Min.

Die Zugbrücke

Legen Sie sich bequem auf den Rücken, stellen Sie die Beine an.

Übung 1

- Nun ziehen Sie während der Ausatmung Ihr Schambein in Richtung Bauchnabel und heben das Becken langsam von der Unterlage ab (wie eine Zugbrücke).
- Halten Sie das Becken ca. 5 bis 8 Sekunden abgehoben und legen Sie es dann Wirbel für Wirbel langsam wieder zurück auf die Unterlage.
- Wiederholen Sie dies einige Male.

Übung 2

- Nun ziehen Sie während der Ausatmung Ihr Schambein in Richtung Bauchnabel, schließen Sie Ihren Beckenboden und heben Sie das Gesäß wieder langsam von der Unterlage ab.
- Halten Sie das Gesäß ca. 5 bis 8 Sekunden abgehoben, ohne die Beckenbodenspannung zu verlieren, dann das Becken langsam wieder ablegen und den Beckenboden entspannen.

Varianten: Während das Becken abgehoben ist:

- Becken leicht auf und ab bewegen
- Becken hin- und herschwanken
- auf der Stelle treten
- Bewegung im Atemrhythmus: Ausatmen, Beckenboden schließen und das Gesäß abheben, Einatmen, den Beckenboden lösen und das Gesäß wieder ablegen.

Übung im Sitzen

Setzen Sie sich aufrecht auf einen Gymnastikball, die Beine hüftbreit, die Füße befinden sich unter den Knien und die Arme zeigen gestreckt nach hinten.

Übung 1 Bewegen Sie nun mit Schwung beide Arme nach vorne oben (Konfetti werfen). Hierbei geht der Oberkörper etwas nach vorne, das Gesäß wird leicht und die Fersen lösen sich ab. Der Ballkontakt mit dem Gesäß muss erhalten bleiben! Wiederholen Sie dies einige Male.

Übung 2 Wiederholen Sie diese Übung nun mit einem explosiven Ausatmen auf »sch«, während die Arme und Oberkörper sich nach vorne oben schwingen.

Der Vierfüßler

- Die Knie sind hüftbreit unter den Hüftgelenken, Ellbogen unter den Schultergelenken, das Gesicht schaut zum Boden.
- Machen Sie ein leichtes Doppelkinn, der Nacken streckt sich und stellen Sie die Zehenspitzen auf den Fußboden.

Übung 1:
- Lassen Sie nun Ihren Bauchnabel in Richtung Fußboden sinken, soweit es für Sie angenehm ist. Es entsteht ein Hohlkreuz.
- Ziehen Sie nun das Schambein zum Bauchnabel, der Unterbauch wird kurz. Es entsteht ein Rundrücken. Wiederholen Sie dies im Wechsel einige Male.

Übung 2:
- Ziehen Sie nun das Schambein zum Bauchnabel, der Unterbauch wird kurz, während Sie Ausatmen und lassen Sie Ihren Bauchnabel in Richtung Fußboden sinken und atmen ein.
- Wiederholen Sie dies in Ihrem Atemrhythmus einige Male.

Übung 3:
- Ziehen Sie das Schambein zum Bauchnabel, während Sie ausatmen und den Beckenboden schließen, lassen Sie Ihren Bauchnabel in Richtung Fußboden sinken, während Sie einatmen und den Beckenboden entspannen.

Varianten:
- Ausatmen, Beckenboden schließen, Druckverstärkung Ellbogen und Zehenspitzen, Knie leicht machen und während der Ausatmung 2 cm von der Unterlage abheben.
- 5 bis 8 Sekunden halten.

Im Stehen üben

Stellen Sie sich hüftbreit vor der Wand. Je weiter die Füße von der Wand entfernt sind, umso anstrengender wird die Übung.

- Geben Sie mit Ihren Händen einen leichten Druck gegen die Wand. Spüren Sie, wie sich die Spannung im Bauch und Beckenboden verstärkt?
- Treten Sie nun etwas auf der Stelle (zunächst kleine Bewegungen, bei denen Sie »trocken« bleiben sollten).
- Spannen Sie während der Ausatmung den Beckenboden (After und Harnröhre schließen) an und treten Sie auf der Stelle.

Varianten:
- Bewegung vergrößern, wie beim Treppensteigen
- Ausführung ohne willkürlich angespannten Beckenboden
- Im Atemrhythmus, Knie zum Bauch während der Einatmung, Fuß auf den Boden während der Ausatmung

Die vorgestellten Übungen zur Erlangung der Kontinenz und Anbahnung der Potenz machen exemplarisch deutlich, welche Möglichkeiten Sie haben, die Folgen der Behandlung und vor allem die gesundheitliche Entwicklung selbst zu beeinflussen. Allgemein erfordert das Üben Zeit und Geduld.

Das Hauptproblem des Kontinenztrainings ist, dass viele Männer ihren Beckenboden bis zum Zeitpunkt der Operation nie wahrgenommen haben. Sie sind wenig oder gar nicht in der Lage, den äußeren Schließmuskel anzuspannen und die Beckenbodenmuskulatur zu entspannen, bei dem Kontinenztraining wird dabei der »Po« sofort zusammenkniffen. Deshalb wird manchmal das Beckenbodentraining schon vor der radikalen Prostatektomie empfohlen. Für die Wiedererlangung der Kontinenz mittels Beckenbodentraining stehen Wahrnehmungsübungen im Mittelpunkt.

Sie sollten dem Patienten helfen, seinen Beckenboden kennenzulernen. Dabei werden die Körperhaltung und die Atemtechnik optimiert, denn das Zwerchfell als wichtigster Atemmuskel bildet als Muskelplatte den Abschluss des Bauchraumes nach oben. Bei tiefer Atmung senkt sich die Zwerchfellkuppel ab, die Atemmuskeln vergrößern das Volumen des Brustkorbs, die Beckenbodenmuskulatur ist dabei entspannt und gibt nach unten nach. Bei der Ausatmung hebt sich das Zwerchfell, insbesondere elastische Kräfte verkleinern das Volumen des Brustkorbs. Der Beckenboden hebt sich dabei und spannt sich an.

Dies macht deutlich, wie wichtig eine richtige Atemtechnik zur Unterstützung des Beckenbodentrainings ist. Es gibt zahlreiche Bücher und Anleitungen zum Beckenbodentraining, doch ein Beckenbodentraining erzielt bei geschulter Anleitung durch speziell dafür ausgebildete Physiotherapeuten oder Kontinenztrainer die beste Wirkung.

Johann B.

Hat das Beckenbodentraining Ihnen geholfen?

» *Vor der OP kannte ich das Beckenbodentraining noch nicht. Ich lernte es in der Anschlussheilbehandlung kennen. Dort habe ich es täglich in der Gruppe gemacht sowie alleine ein- bis zweimal täglich für etwa 10 Min. Mein konsequentes Training führte zu schnellem Erfolg, die Inkontinenz war schnell kein Problem mehr.* «

Medikamentöse Therapie bei Belastungsharninkontinenz

Für die Behandlung der Belastungsharninkontinenz bei Frauen hat sich das Medikament Yentreve mit dem Wirkstoff Duloxetin etabliert. Es handelt sich um einen Serotonin-Noradrenalin-Wiederaufnahme-Hemmer. Das Medikament bewirkt eine Aktivierung des Nervus pudendus, eines Nervs, der den äußeren Schließmuskel versorgt. Studien zufolge kommt es bei etwa der Hälfte der damit behandelten Frauen zu einer deutlichen Abnahme der Inkontinenzepisoden um mehr als 50 Prozent. Zehn Prozent der Frauen werden allein durch diese Therapie wieder kontinent, wobei die Kombination mit Beckenbodentraining die Ergebnisse weiter verbessert. Die Wirkung des Medikaments beruht einerseits auf der Entspannung der Harnblase mit gleichzeitiger Kontraktion der glatten Harnröhrenmuskulatur, anderseits auf einer erhöhten Kräftigung des quergestreiften (willkürlichen) äußeren Schließmuskels.

Therapie mit Duloxetin bei Männern

Für die Behandlung der Belastungsinkontinenz beim Mann mit Duloxetin besteht bisher keine Zulassung. Die vielversprechenden Ergebnisse einiger Studien rechtfertigen jedoch die Anwendung von Duloxetin zur Behandlung auch der männlichen Belastungsharninkontinenz nach individueller Abwägung der Indikation. Da keine Zulassung von Duloxetin für den Mann besteht, handelt es sich um einen sogenannten Off-Label-Use, der dem Patienten vor einem Behandlungsversuch mitgeteilt werden muss.

Die Studie von Zahariou et al. konnte zeigen, dass die Ersttherapie von Duloxetin auch Monate nach radikaler Prostatektomie noch eine Verbesserung der Kontinenz bewirken kann. Wie auch bei Frauen wird eine signifikante Reduktion der Inkontinenz nach radikaler Prostatektomie mit einer Kombination aus Beckenbodentraining und Gabe von Duloxetin erzielt. Die Duloxetin-Therapie kann mit einigen Nebenwirkungen, insbesondere Mundtrockenheit, Schwindel, Übelkeit, Schlaflosigkeit oder Müdigkeit, verbunden sein, wobei die Verträglichkeit beim Mann im Allgemeinen besser ist als bei der Frau. Die Nebenwirkungen treten seltener und schwächer auf, wenn einschleichend therapiert wird:

- in der ersten Woche 1 × 20 mg
- in der zweiten Woche 2 × 20 mg
- und erst ab der dritten Woche 2 × 40 mg.

Die Unverträglichkeiten bilden sich nach dem Absetzen der Behandlung, die ebenfalls ausschleichend erfolgen sollte, rasch zurück.

Therapie mit Anticholinergika

Besteht neben der Belastungsharninkontinenz auch noch eine zusätzliche Drangkomponente oder eine überaktive Blase, wird eine anticholinerge Therapie empfohlen. Die Anticholinergika, wie Oxybutynin, Tolterodin, Trospiumclorid, Propiverin oder Solifenacin, beruhigen die Harnblasenmuskulatur und erhöhen das Blasenfüllungsvolumen. Bis die Wirkung eintritt, kann es einige Wochen dauern. Deshalb sollten die Medikamente mindestens vier Wochen lang eingenommen werden, um die Wirkung einschätzen zu können. Nebenwirkungen wie Mundtrockenheit, verschwommenes Sehen, Übelkeit oder Herzrasen können auftreten.

Hilfsmittelversorgung

Nach Entfernung des Harnröhrendauerkatheters tritt bei nahezu allen Patienten vorübergehend ein geringgradiger bis starker Urinverlust auf. Deshalb kommt der Beratung über eine geeignete Hilfsmittelversorgung schon im Akutkrankenhaus eine besondere Bedeutung zu, denn die mangelnde Aufklärung über am Markt befindliche Vorlagen und deren Einsatzmöglichkeiten führt nicht nur zur Unsicherheit, sondern oft zu selbst konstruierten Urinauffangmöglichkeiten.

Sehr oft bekommen Männer Monatsbinden von der Ehefrau. Diese selbst gebastelten provisorischen Vorlagen oder auch falsche Hilfsmittelversorgungen können zu Peinlichkeiten mit nassen Hosen, Abdruck auf dem Stuhl bei Aufstehen sowie Geruchsbelästigung führen. Häufig kommt es zu Hautirritationen und brennendem Gefühl an der Eichel aufgrund von Pilzinfektionen. Insbesondere bei mittlerer und schwerer Inkontinenz ist für die Teilnahme am sozialen Leben und zur Verhütung von Hautschäden eine angepasste Versorgung mit Inkontinenzhilfsmitteln notwendig und hilfreich.

Es gibt eine große Auswahl an speziellen Inkontinenzhilfsmitteln für die postoperative Versorgung, je nach Schweregrad der Belastungsharninkontinenz.

Aufsaugende Versorgung

Körpernah Hilfsmittel dieser Gruppe saugen den Urin auf und sollen dadurch eine Dauerbefeuchtung der Haut im Anwendungsbereich vermeiden. Die Hilfsmittelprodukte gibt es als Tropfenfänger, Vorlagen und Windelhosen. Die Vorlagen findet man in verschiedenen Passformen, Größen und Saugstärken. Sie sind anatomisch für den Mann geformt und absorbieren den Urin optimal, ohne dass Gerüche entstehen. Die meisten dieser Vorlagen sind mit sogenannten Superabsorbern, einem gelatineartigem Granulat, das den Urin abbinden kann, ausgerüstet. So kann der Urin komplett aufgenommen werden. Die kleinen und mittleren Vorlagen werden in die normale Unterwäsche eingelegt. Geeignet ist straff sitzende Baumwollunterunterwäsche, um einen Wärme- und Feuchtigkeitsstau zu vermeiden. Wenn die normalen Vorlagen nicht ausreichen, werden bei ausgeprägter Inkontinenz große Vorlagen verwendet, die mit Netzhosen fixiert werden. Auch Windelhosen können bei schwerer Inkontinenz in Frage kommen.

Körperfern Bei schwerer Harninkontinenz werden zum Schutz des Bettes sogenannte Bettzulagen oder -einlagen verwendet. Auch bei Patienten, die für die Nacht sicherheitshalber eine Vorlage tragen, kann die Benutzung von Betteinlagen zu Sicherheit führen. Es fällt dem Patienten damit leichter, versuchsweise auf die Nachteinlage zu verzichten.

Systeme zum Auffangen des Urins

Kondomurinale mit Beinbeutelsystem sind dünne Hüllen aus Latex oder Silikon, die über den Penis gestreift werden. Am unteren Ende befindet sich ein Schlauchansatz für den Anschluss eines Beinbeutels. Man unterscheidet dabei Oberschenkel- und Unterschenkelbeinbeutel sowie Bettbeutel für die Nacht. Bei schwerer Harninkontinenz und vor einer geplanten Anschlussheilbehandlung kann der Patient vorübergehend ein Kondomurinal vom Arzt verordnet bekommen. Zu Beginn der Rehabilitation sollte beim Patienten kein Dauerkatheter mehr vorhanden sein.

Eher nicht zu empfehlen: mechanisch komprimierende Hilfsmittel

Diese Hilfsmittel nutzen das Prinzip der mechanischen Abschnürung der Harnröhre mittels extremer lokaler Druckerzeugung am Penis. Die Penisklemme kann nur für eine kurze Zeit verwendet werden, etwa zum Einkaufen, Spazierengehen oder einem Theaterbesuch. Manche Männer stufen sie als hilfreich ein, andere empfinden sie als unangenehm drückend oder sogar schmerzhaft. Von der Verordnung von Penisklemmen und Penisbändchen ist aufgrund möglicher Durchblutungsstörungen und wegen der Gefahr von Penisnekrosen grundsätzlich abzuraten.

So kommen Sie im Alltag zurecht

Mit einigen einfachen Maßnahmen für den Umgang mit den Folgen der Inkontinenz nach der radikalen Prostatektomie können Sie sich helfen. Die Umsetzung der folgenden Maßnahmen sollten Sie üben. Trainieren Sie Anfangs zu Hause und versuchen Sie, dabei jedes Mal ein wenig mehr Zeit zu gewinnen.

Entlasten Sie den Beckenboden Drehen Sie beim Husten, Niesen und Lachen den Oberkörper zur Seite, damit erzielen Sie bei Belastungsinkontinenz eine Druckentlastung des Beckenbodens.

Üben Sie, sich abzulenken Gehen sie bei plötzlichem oder starkem Harndranggefühl nicht gleich zur Toilette, sondern bleiben Sie vorerst ruhig stehen oder sitzen. Zusätzliche Reaktionen wie die Angst, die Toilette nicht rechtzeitig zu erreichen, oder schnelle Bewegung können den Harndrang eher verstärken oder fördern. Versuchen Sie deshalb, an etwas anderes zu denken und sich abzulenken, zum Beispiel, indem Sie ein Buch oder die Zeitung lesen, rückwärts zählen, telefonieren, im Internet surfen usw. Hat der Harndrang nachgelassen, können Sie in Ruhe zur Toilette gehen.

Übungen können Ihnen helfen Für das Überwinden des Harndranges können spezielle Atemübungen hilfreich sein: ruhig und tief in den Bauch einatmen, dabei mehrmals und kurz hintereinander den Harnröhrenschließmuskel anspannen. Bei Vorliegen von Harndrang beziehungsweise Drangsymptomatik kann Entspannungstherapie helfen. Auch eine Rückenschule kann bei bestehenden Rückenschmerzen einen positiven Effekt auslösen, nicht nur auf den Rücken, sondern auch auf den Beckenboden.

Vermeiden Sie schwere körperliche Tätigkeiten Das Vermeiden schwerer körperlicher Tätigkeit hat günstige Effekte auf die Belastungsharninkontinenz. Beim Heben von schweren Lasten nach der Operation kommt es zur Belastung des Beckenbodens, was zur Entstehung oder Verschlechterung der Belastungsharninkontinenz führen kann. Für die Entlastung des Beckenbodens gehen Sie beim Bücken oder Heben von kleinen Lasten (unter 10 kg) am besten mit gestrecktem Rücken in die Knie, achten Sie dabei auf die Atmung, d. h., bei Belastung sollten Sie ausatmen.

Leistungspflicht der GKV

Grundsätzlich sind die benötigten Hilfsmittel bei Harninkontinenz für Männer und Frauen durch die gesetzlichen Krankenkassen in einem sogenannten Hilfsmittelkatalog erfasst. Die Verordnung von Harninkontinenzhilfsmitteln zu Lasten der gesetzlichen Krankenversicherung kommt dann in Betracht, wenn mindestens eine mittelgradige Harninkontinenz vorliegt und der Einsatz der Inkontinenzhilfen

- medizinisch indiziert,
- im Einzelfall erforderlich ist und
- den Versicherten in die Lage versetzt, Grundbedürfnisse des täglichen Lebens zu befriedigen.

Trinken Sie viel Ausreichend viel zu trinken hilft! Es sollten ca. zwei Liter verteilt auf den Tag getrunken werden. Bei unwillkürlichem Urinverlust neigen viele Männer dazu, weniger als vor der Operation zu trinken, damit sie nicht so viel Urin verlieren. Wenn Sie zu wenig trinken, haben Sie einen konzentrierten Urin, der den Blasenmuskel reizt. Es kommt zum vermehrten Harndrang und das Risiko einer Harnblaseninfektion nimmt zu. Trinken Sie vorwiegend am Vormittag bis zum frühen Nachmittag. Beginnen Sie morgens mit der Flüssigkeitsaufnahme (Wasser oder Tee) und steigern Sie die Trinkmenge bis zur Mittagszeit. Für einen ungestörten Schlaf lassen Sie die Flüssigkeitsaufnahme zum Abend hin ausklingen.

Gehen Sie nicht vorbeugend zur Toilette Nach der Entfernung des Dauerkatheters sind sehr oft die Harnröhre und Harnblase gereizt, die Blasenkapazität ist in der Regel reduziert und sollte wieder trainiert werden. Vermeiden Sie, vorbeugend auf die Toilette zu gehen, ohne einen Harndrang zu spüren. Wenn Sie die Harnblase zu oft entleeren, kann sich die Speicherfunktion nicht verbessern.

Lassen Sie sich Zeit Lassen Sie sich Zeit auf der Toilette. Es kann sein, dass es mit dem Wasserlassen nicht sofort klappt. Um den Beckenboden nicht zusätzlich zu belasten, vermeiden Sie den Bauchpresseneinsatz. Um den Beckenboden zu entspannen, ist es empfehlenswert, im Sitzen Wasser zu lassen. Eine ständige Strahlenunterbrechung während der Blasenentleerung ist für die Verbesserung der Harnröhrenschließmuskel- und Beckenbodenfunktion nicht erforderlich.

Tragen Sie bequeme Kleidung Weil es auf der Toilette bei starkem Harndrang manchmal schneller gehen muss, sollte die Kleidung dementsprechend angepasst werden. Empfehlenswert ist zum Beispiel eine Jogginghose (wenn man zu Hause ist) oder eine Hose mit Reißverschluss anstatt Knöpfen für unterwegs.

An dieser Stelle ein persönliches Wort

Als Frau sollte es Ihnen leichtfallen, Verständnis für Ihren Partner zu haben, denn Frauen sind von einer Harninkontinenz wesentlich häufiger betroffen als Männer. Vielleicht sind Sie selber nicht betroffen, aber jemand in Ihrem Freundinnenkreis? Die Krankheitshäufigkeit nimmt auch bei Frauen mit dem Alter zu, entgegen häufiger Annahme ist die Harninkontinenz aber nicht nur eine Erkrankung älterer Frauen: Schon im jüngeren Erwachsenenalter sind 20 bis 30 Prozent aller Frauen betroffen, im mittleren Alter zwischen 30 bis 40 Prozent, in höherem Lebensalter steigt die Rate auf mindestens 50 Prozent. In jedem Fall können viele Frauen die Inkontinenzproblematik ihrer Männer gut nachempfinden. Die Harninkontinenz hat einen deutlichen Einfluss auf die Lebensqualität der Betroffenen nach einer Operation. Vermeiden Sie, das Thema Harninkontinenz in Ihrer Beziehung zu tabuisieren. Reden Sie mit Ihrem Partner verständnisvoll darüber. Bei ausgeprägter Belastungsharninkontinenz kann es bei Ihrem Mann länger dauern, bis er wieder vollkommen kontinent ist. Dabei braucht er Ihre volle Unterstützung.

Auch wenn Sie selbst kein Problem mit der Harninkontinenz haben, können Sie mit Ihrem Mann gemeinsam Beckenbodentraining machen, um ihn dadurch zu motivieren. Denn ein gesunder, stabiler und kräftiger Beckenboden stärkt nicht nur das Körpergefühl, sondern verbessert auch die aufrechte Haltung und hat außerdem einen positiven Einfluss auf das sexuelle Erleben.

Georges Akoa

Erektionsstörungen

Die Lebensfreude vieler Paare hängt mit der erektilen Funktion des Mannes zusammen. Welche Möglichkeiten bieten sich nach der Prostatakrebsbehandlung an?

Prostatakrebs hat Folgen für Partnerschaft

Mit der Ära der Früherkennung trifft der Eingriff einer Prostataentfernung viele Menschen buchstäblich an einer Lebenswurzel. Es geht zunächst um die Konfrontation mit dem Wort »Krebs«, das landläufig und in den Köpfen der meisten Menschen mit Leid, Schmerzen und schließlich auch Tod assoziiert ist. In der Regel stehen vor der Operation oder Bestrahlung die Existenzängste im Vordergrund, bei der ärztlichen Beratung die Frage nach Heilungsmöglichkeiten. Gibt es eine Chance auf Heilung durch Behandlung, so wünschen sich die meisten Patienten und deren Partner diese Behandlungen, auch wenn damit spezifische Risiken und Nebenwirkungen wie beispielsweise Inkontinenz, Impotenz oder körperliche Einschränkungen verbunden sein können. Medizinische Aufklärungen zur kurativen Operation oder Bestrahlung beinhalten selbstverständlich solche Risiken, die in diesem Moment allerdings häufig von vielen Patienten und deren Partner als nachrangig gegenüber der Heilungsaussicht angesehen werden.

Bei der Diagnosemitteilung kommt es bei den meisten Patienten zu psychischen Reaktionen wie Ängsten, Depressionen, Ärger und Wut auf die Diagnose. Bei einem kleinen Teil der Patienten können diese Gefühle ein bis zwei Jahre andauern. Am häufigsten sind Ängste vor dem Verlassenwerden, vor Trennung und sozialer Isolation, Rückfällen und Unheilbarkeit. Auch die Partnerin oder der Partner leidet unter Verlustängsten, Depressionen, Schlaflosigkeit und mangelndem Appetit nach der Diagnose des Prostatakarzinoms. Worüber kann man sich unterhalten, wenn der Trauerprozess noch nicht abgeschlossen ist? In seinem Buch über »Körperglück« schreibt Werner Bartens, dass schlechte Gedanken und Gefühle im Gehirn die Wirkung von Glückshormonen blockieren. Schmerz und Leid wird dann stärker empfunden. Außerdem sind negative Gedanken und Ängste ansteckend. Eine Krebsdiagnose verändert

das Leben grundlegend. Manches, was bisher gültig war, wird plötzlich in Frage gestellt. Krankheit und Behandlung können eine Zeit lang die ganze Aufmerksamkeit fordern und die Gedanken fast ausschließlich darum kreisen lassen. »Die Sexualität beginnt im Kopf« wird sehr oft gesagt. Der Wunsch, die Blockade im Kopf zu lösen, kann nur eine Bestätigung dafür sein. Wie soll man sich entspannen und ein sexuelles Verlangen bekommen, wenn man Angst um das Leben des Partners hat. Der erste Schritt zur Neuorientierung hinsichtlich Lust und Liebe nach der radikalen Prostatektomie oder Bestrahlung ist eine professionelle Unterstützung des Paares bei der Krankheitsverarbeitung.

Wann haben Sie sich Gedanken über mögliche Auswirkungen der Erkrankung auf Ihr Sexualleben gemacht?

Ingrid W.

» *Zum Zeitpunkt der Diagnose habe ich mir erst mal keine großen Gedanken über unser Sexualleben gemacht. Für mich war es in erster Linie wichtig, den Krebs wegzubekommen. Erst kurz vor der Operation wurde es mehr ein Thema. Wir haben intensiver über die Zeit danach gesprochen und darüber, was passiert, wenn die Erektion nicht mehr zurückkommen sollte. Was ist wichtig in einer Beziehung? Wie könnten wir Sexualität dann gestalten? Welche Rolle spielen Zärtlichkeit und Liebe. Sexualität hatte bei meinem Mann schon immer einen höheren Stellenwert als bei mir. Mit Freunden oder Bekannten habe ich vorher über dieses Thema eher nicht gesprochen. Nach der Operation dann eher mal, aber nicht sehr detailliert.* «

Markus W.

» *Mich haben sofort viele Fragen beschäftigt: Geht es wieder? – Ist es anders? Schlechter? Geht gar nichts mehr? Sex war immer wichtig für mich. Die Gespräche mit meiner Frau waren offen.* «

Heilung – Kontinenz – Potenz

Bei den meisten Betroffenen geht es zunächst darum, nach überstandenem Eingriff wahrzunehmen, dass sie noch leben, vielleicht immer weniger Schmerzen haben und dass es weitergeht. Die ersten angestrebten Ziele nach der Behandlung des Prostatakarzinoms (Operation oder Bestrahlung) sind neben der Verarbeitung der psychischen Belastung durch die Krebserkrankung die Wiedererlangung der Harnkontinenz und körperliche Stabilisierung. Hat man diese Folgestörungen mehr oder weniger überwunden, tritt zu einem relativ späten Zeitpunkt schließlich der Wunsch nach »Normalisierung« der Sexualität in den Vordergrund. Ob dieses Priorisieren der Therapieaussichten (Heilung – Kontinenz – Potenz) durch die Prostatakarzinom-Patienten richtig ist, sei einmal völlig dahingestellt.

Über die Sexualität nach der radikalen Prostatektomie wurde schon in vielen Studien berichtet. Demnach fällt dem Mann der Umgang mit der eigenen Körperlichkeit, der Krankheit und dem Verlust der erektilen Funktion schwerer als der Frau. In der Studie von Yoshika Sato und Kollegen wurde zum Beispiel eine Analyse der Erwartungen an das Sexualleben nach einer radikalen Prostatektomie bei Patienten und deren Partnern durchgeführt sowie der Einfluss der Operation auf die sexuelle Motivation und den Grad der sexuellen Störung in der postoperativen Periode untersucht. Die Befragungen wurden innerhalb eines Zeitraums von einem Jahr postoperativ nach ein, drei, sechs und zwölf Monaten durchgeführt. Es zeigte sich dabei ein signifikanter Unterschied der Sichtweise auf das postoperative Sexualleben von Patienten und deren Partnerinnen. Die Wichtigkeit des Sexuallebens, die Erwartungen der Patienten an den Erhalt der erektilen Funktion sowie die Bereitschaft, eine medikamentöse Therapie (PDE-5-Inhibitoren) einzusetzen, war bei den Patienten deutlich höher als bei den Partnerinnen. Weiterhin zeigte sich, dass Patienten, deren Partnerinnen eine negative oder ablehnende Haltung gegenüber der Sexualität hatten, eine deutlich niedrigere Motivation zur Wiederherstellung der Erektionsfunktion hatten, jedoch auch eine sehr viel niedrigere Beeinträchtigung durch deren Verlust verspürten. Bei Patienten, deren Partnerinnen eine unterstützende Haltung zeigten, trug dies sehr dazu bei, die Lust und die Motivation aufrechtzuerhalten.

Die Sorge um die erektile Dysfunktion nach der radikalen Prostatektomie mit ihren möglichen Auswirkungen auf die Beziehung betrifft nicht nur die Patienten, sondern auch deren Partnerinnen. Cayan und Kollegen ihrerseits konnten zeigen, dass eine ungestörte männliche Sexualfunktion für die weibliche Sexualität sehr wichtig ist. Partnerinnen, deren Männer an erektiler Dysfunktion litten, hatten eine signifikant niedrigere Sexualfunktion (wie zum Beispiel sexuelle Aktivität, Lust, Orgasmusfähigkeit) als Partnerinnen potenter Männer. Wurde die erektile Dysfunktion behandelt, verbesserte sich auch die Sexualfunktion der Frau. Diese Beobachtung wurde von der Studie von Herkommer und Kollegen bestätigt. In dieser Studie konnte gezeigt werden, dass in der Gruppe der Paare, bei denen der Mann 60 Monate nach der Operation eine erektile Dysfunktion aufwies, die sexuelle Funktion der Partnerinnen nach 60 Monaten schlechter war als in der Gruppe der Paare, wo keine erektile Dysfunktion vorlag.

Da heutzutage gerne das Bild vermittelt wird, dass im Bereich Potenzerhalt und

Potenzverbesserung fast alles möglich ist, fühlen sich Prostatakarzinompatienten oft doppelt stigmatisiert. Vielfach wird aus dem primär den Mann betreffenden Potenzproblem ein den Mann und die Frau betreffendes Beziehungsproblem, das das gemeinsame Zusammen- und Weiterleben stark beeinträchtigt. Wir meinen oft, dass wir in einer aufgeklärten Gesellschaft leben, dabei liegt manches im Argen. Sexualität – Potenz – Sex, sie werden dem Menschen mit auf die Lebensreise gegeben wie die Zähne, die Lunge, das Herz ... Unser Körper ist ein heiliges Gut, das tagtäglich gepflegt wird. Unsere Zähne putzen wir zwei Mal am Tag. Darauf geben wir Acht. Wir leben ernährungsbewusst. Aber wie erleben wir unsere Sexualität? Die Sexualität, die gelebte Sexualität, ist Bestandteil des Menschen, will auch gepflegt sein und werden. Manchmal bekommen das Auto, der Hund oder die Wohnzimmerpflanzen mehr Aufmerksamkeit als die Partnerin oder der Partner.

Was ist Sexualität überhaupt?

Die Sexualität ist, was zwei Menschen intim verbindet. Sie beginnt mit dem Augenkontakt, liebevollen körperlichen Gesten (wie zum Beispiel Händchenhalten), Zuneigung, Zärtlichkeit, Küssen und beinhaltet alles, was zur sexuellen Lust führt. Die richtige und angemessene Definition von Sexualität überlasse ich den Sexualexperten. In ihrem Buch »Lustvoll: Sex in jedem Lebensalter« beschreibt Rina Nissim die Sexualität wie folgt: »Die gängigen Bilder von Sexualität, wie sie von den Medien, Film und Fernsehen, von Pornos ganz zu schweigen, verbreitet werden, zeigen immer dasselbe Ritual: Erektion, Penetration, eine intensive Hin-und-her-Bewegung (der Koitus) und schließlich die Ejakulation, wobei in den meisten Fällen die Position »Mann liegt auf Frau« gewählt wird. Dieses Ritual gilt nach wie vor als der Inbegriff von »Sexualität«, dabei handelt sich hierbei um nichts anderes als ein soziales und kulturelles Konstrukt, fast schon um einen Mythos.«

Die Sexualität wird von der Frau und vom Mann sicherlich unterschiedlich definiert. Vordergründig scheint sie für die Frau mit Geborgenheit, Nähe, Sicherheit, Zärtlichkeit, Streicheln verbunden zu sein, während für den Mann die Sexualität mehr als nur Zärtlichkeit zu sein scheint. Hier scheint dabei der Geschlechtsverkehr im Fokus zu stehen. Zu diesem Schluss kommen zumindest die Autoren der Arbeit »Anatomie et physiologie de la sexualité«. Sie beschreiben, dass das männliche Verlangen in erster Linie erobernd ist. Es konzentriert sich primär auf das Endziel, d. h. den Geschlechtsverkehr, nach einem ziemlich einfachen Mechanismus des Bedürfnisses, die Belohnung, während das weibliche Verlangen oft indirekt und sekundär ist, gespeist aus der Beziehung und der Zärtlichkeit in einem komplexen, gefühlsbedingten Spiegelnetz: Es ist ein wenig das Verlangen des Verlangens des Anderen. Der französische Satz »C'est un peu le désir du désir de l'autre«, der sich auf Deutsch mit »Es ist ein wenig das Verlangen des Verlangens des Anderen« übersetzen lässt, klingt auf Französisch sehr poetisch und philosophisch, er beschreibt die sehr tiefe Intimität der Frau in einer Beziehung. An dieser etwas klischeehaften Vorstellung ist sicherlich etwas Wahres, doch jede Frau und jeder Mann haben sicherlich eine eigene Sichtweise auf die Dinge.

Bewusste Sexualität

Nach der radikalen Prostatektomie führt das Unvermögen, Sex zu haben, zu erheblicher psychischer Belastung des Mannes selbst und Belastung der Partnerschaft. Es könnte auch sein, dass nicht die Erektionsstörungen an sich, sondern der Umgang damit zu massiven Beziehungsschwierigkeiten führt. Beides würde erklären, warum die meisten Betroffenen und ihre Partnerinnen einen Leidensdruck erleben, den sie im Zeitraum der Diagnosemitteilung und Behandlung nicht für möglich gehalten hätten. Die folgenden Fragen können helfen, die Sexualität nach der radikalen Prostatektomie neu zu definieren. Und daraus kann sich eine ganz neue Form der zwischenmenschlichen Beziehung, insbesondere der Partnerschaft, entwickeln, letztlich bietet dies auch die Chance, das Geschenk der Sexualität noch bewusster und intensiver zu gestalten.

- Wie wurde die Sexualität vor der Krebserkrankung gepflegt?
- Welchen Stellenwert hatte die Sexualität in der Partnerschaft?
- Welche Form der Sexualität hatten Sie in ihrer Beziehung?
- Haben Sie sich schon mal die Frage gestellt, was Ihre Partnerin oder Ihr Partner von Ihnen erwartet oder will?

Veränderung der Sexualität im Alter

In gut funktionierenden Partnerschaften scheint sich im Laufe der Beziehung die Sexualität zu verändern. Die klinische Praxis zeigt, dass die Beziehungsdauer Einfluss auf das sexuelle Verlangen haben kann. Vertrautheit und Nähe nehmen zu, wohingegen häufig das sexuelle Verlangen abnimmt. Mehrere Studien, darunter die Studie von C. Mücke und Kollegen, konnten belegen, dass Frauen und Männer nach der radikalen Prostatektomie die Bedeutung des Geschlechtsverkehrs in ihrer Beziehung unterschiedlich zu bewerten scheinen. Einige Partnerinnen berichteten, dass Geschlechtsverkehr für sie nicht mehr den Stellenwert habe wie früher. Stattdessen sei für sie das Gefühl der Nähe viel wichtiger und sie schätzen andere Formen des Austauschs von Zärtlichkeiten. Es ist bekannt, dass die sexuelle Aktivität naturgemäß mit dem Alter abnimmt. Die Bedeutung der Sexualität im Alter richtet sich eher auf die Befriedigung des psychosozialen Grundbedürfnisses nach Nähe, Wärme, Geborgenheit, Sicherheit und Angenommensein. Bevor es zu Partnerschaftskonflikten wegen der Unfähigkeit, nach der Behandlung des Prostatakrebses Sex zu haben, kommt, können Kenntnisse über die altersbedingten Veränderungen der Sexualfunktion behilflich sein, um den Leidensdruck abzubauen.

Veränderungen der Sexualfunktion bei Männern im Alter

Studien zufolge brauchen ältere Männer mehr Zeit, um eine Erektion zu erreichen, und häufig auch mehr direkte Stimulation durch die Partnerin. Der Grund liegt im Rückgang der Testosteronproduktion, der eine Abnahme des sexuellen Verlangens bewirkt. Die Sensibilität der Geschlechtsorgane lässt nach, daher braucht der Penis zur Erektion mehr direkte Stimulation. Außerdem lässt die Gliedsteife nach. Die Zeit bis zum Orgasmus, die sogenannte Plateauphase, dauert länger und erfolgt später und vor allem ist der Drang zur Ejakulation weniger ausgeprägt. Insgesamt ist der Orgasmus oft kürzer und weniger klar erkennbar und das Volumen des Ejakulats sinkt. Die Rückbildungsphase ist verkürzt, aber die Zeit, bis es dem Mann wieder möglich ist, eine Erektion zu bekommen, nimmt zu. Außerdem können verschiedene andere Faktoren zu sexuellen Funktionsstörungen führen:

- Alkoholkonsum
- Einnahme von blutdrucksenkenden Medikamenten oder Psychopharmaka
- Zuckerkrankheit (Diabetes mellitus), Hypercholesterinämie, Koronare Herzkrankheit

Veränderungen der Sexualfunktion bei Frauen im Alter
Stärker als beim Mann wird die sexuelle Funktion der Frau im Alter von der Hormonumstellung beeinflusst. Durch die hormonelle Umstellung in der Menopause kann das sexuelle Verlangen, die Kohabitations- und Orgasmusfähigkeit negativ beeinflusst werden. Außerdem kommt es zu Veränderungen des weiblichen Genitales wie zum Beispiel Elastizitätsverlust in der Scheide sowie Atrophie (Gewebeschwund) und Scheidentrockenheit, was zu Schmerzen beim Geschlechtsverkehr führen kann. Wie beim Mann wird auch bei der Frau die sexuelle Funktion von verschiedenen Faktoren beeinflusst:

- körperlichen Erkrankungen wie zum Beispiel Bluthochdruck, Diabetes mellitus, Hypercholesterinämie
- Operationen im kleinen Becken und Harninkontinenz
- Konsum von Suchtmitteln (Alkohol, Nikotin)

Studien zeigen jedoch, dass Erektionsstörungen des Mannes die Hauptursache dafür sind, dass Frauen im Alter jeglichen Geschlechtsverkehr einstellen, vor allem, wenn der Mann wegen seinen Erektionsstörungen den sexuellen Rückzug antritt und dazu neigt, alle Formen von intimem körperlichen Kontakt zu vermeiden.

Was passiert bei der Behandlung des Prostatakarzinoms?

Jede der beschriebenen Therapieformen (radikale Prostatektomie, perkutane Bestrahlung, Brachytherapie, Kryochirurgie und Hormontherapie) kann eine erektile Dysfunktion nach sich ziehen. Diese kann unterschiedliche, therapiebedingte Ursachen haben:

- Schädigung des Gefäß-Nervenbündels durch die Operation oder als Strahlenfolge
- Hormonmangel bei der Hormontherapie

Der Erhalt der Erektionsfähigkeit ist damit eines der Hauptprobleme der Patienten mit lokal begrenztem Prostatakarzinom. Die Prognose für die Wiederherstellung der Erektionsfähigkeit hängt von unterschiedlichen Faktoren ab:

- von der Schonung des Nervenbündels
- vom Alter
- vom Erektionsstatus des Patienten vor der Operation

Es zeigt sich weiterhin, dass ein schneller Beginn der Therapie einer erektilen Dysfunktion nach der Primärbehandlung bessere Ergebnisse erbringt, um eine Veränderung des Penis- und Schwellkörpergewebes zu vermeiden. Die Ursache der erektilen Dysfunktion ist bei der operativen Therapie des Prostatakarzinoms durch die Verletzung des sogenannten neurovaskulären Bündels überwiegend neurogen (durch Schädigung der Nerven) bedingt, wohingegen die erektile Dysfunktion nach der Bestrahlung überwiegend vaskulären Ursprungs (durch Schädigung der Gefäße) ist. Studien zufolge werden die Verletzungen bestimmter Arterien ebenfalls als Risikofaktor für die Entstehung der erektilen Dysfunktion nach radikaler Prostatektomie diskutiert, da für die Integrität des Nervengewebes und der Schwellkörper eine ausreichende Sauerstoffversorgung erforderlich ist. Außerdem zeigt ein Verzicht auf energiereiche beziehungsweise Hitze entwickelnde Instrumente während der Operation eine deutliche Verbesserung der Ergebnisse bezüglich der Wiedererlangung der erektilen Funktion nach der Operation.

Ziel der sexuellen Rehabilitation

Die Ursache der erektilen Dysfunktion ist bei der radikalen Operation des Prostatakrebses durch die Verletzung oder Schädigung der Nerven bedingt. Werden beide neurovaskulären Bündel im Rahmen der Operation durchtrennt, resultiert bei nahezu 100 Prozent der Patienten eine erektile Dysfunktion. Jedoch auch nach nervschonender operativer Therapie kann die Wiedererlangung der Erektionsfähigkeit 24 bis 36 Monate dauern. Studien zufolge sollte dies jedoch keinesfalls teilnahmslos abgewartet werden, da es bei fehlender Sauerstoffversorgung im Schwellkörper zu einer Störung des Gleichgewichts von Muskelzellen und Bindegewebe kommen kann, welche durch einen Umbauprozess (Fribrosierung) der Schwellkörper bis zur erektilen Dysfunktion führt.

Der wohl wichtigste Aspekt in der Rehabilitation der Erektionsfähigkeit nach der radikalen Prostatektomie ist der Erhalt der physiologischen nächtlichen penilen Erektionen, die unabhängig von sexuellen Aktivitäten bei gesunden Männern durch regelmäßige Durchblutung des Schwellkörpers zu einer wiederholten Erhöhung der Sauerstoffversorgung im Schwellkörper führen. Um die Sauerstoffversorgung im Schwellkörper zu unterstützen und damit der sonst drohenden Fibrosierung entgegenzuwirken, wird in der Literatur eine frühzeitige Therapie ab dem Tag der Katheter-Entfernung oder innerhalb des ersten Monats nach der Operation empfohlen. Es wird eine Medikation mit PDE-5-Hemmer oder Hilfsmitteln (Schwellkörperautoinjektionstherapie (SKAT) oder MUSE oder Vakuumpumpe), ggf. eine Kombination beider Verfahren angeraten. Die Basis für diesen Therapieansatz bildet die Einnahme des PDE-5-Hemmers zur Nacht, um die nächtlichen Erektionen zu verbessern, was wiederum den natürlichen Schutzeffekt mit gesteigerter Sauerstoffversorgung der Schwellkörper unterstützen soll.

Hat sich Ihre Sexualität verändert?

Dass die Sexualität nicht mehr so sein wird, wie vor der Operation, wird vielen Patienten erst bewusst, wenn sie feststellen müssen, dass eine deutliche Abnahme der Länge und des Umfangs des Penis nach der radikalen Prostatektomie eintritt. Dies ist keine direkte Folge der Operation bedingt durch die Entfernung der Harnröhre mit der Prostata (intraprostatische Urethra), sondern der Beginn eines Prozesses, der sich über das erste Jahr nach der Behandlung erstreckt. Begriffe wie »Tote Hose« oder »Schlappschwanz«, die immer wieder von den Betroffenen benutzt werden, um den Zustand des Penis nach der Operation zu beschreiben, zeigen, wie hilflos die betroffenen Männer diesen Veränderungen gegenüberstehen. Der Penis wird nicht nur kürzer, er fühlt sich auch anders an. Einige berichten über einen veränderten

Orgasmus, frustrierend dabei ist für viele, dass es durch die Unterbindung der Samenleiter während der Operation nicht mehr zum Samenerguss kommt, man erlebt einen sogenannten »trockenen Orgasmus«. Das Gefühl ist wie ein »Phantomorgasmus« – es ist nicht mehr, wie es war.

Potenz für den Mann heißt Kraft, Können und Macht – es steckt Energie dahinter. Wenn davon nichts mehr im Mann steckt, wackelt das Selbstbild, es fehlt ihm ein großes Stück seiner Männlichkeit, was Einfluss auf sein tägliches Leben haben kann. Studien gemäß kann eine Penisverkürzung Lebensqualität und Selbstbewusstsein der betroffenen Männer erheblich einschränken. Der Wunsch nach der Wiederherstellung der erektilen Funktion birgt die Hoffnung, mit der Partnerin oder dem Partner wieder »innerlich vereint zu sein«. Damit der »kleine Mann« wenigstens wieder sichtbar wird, versuchen es einige betroffene Männer mit Masturbation, bevor sie mit irgendeiner Therapie wegen erektiler Dysfunktion anfangen. Dies erscheint ihnen aufbauend.

Johann B.

Wie sehen Sie Ihre Sexualität?

»*Ich stellte mir die Frage: Mein kleiner Mann. Hallo, was hat man denn mit dir gemacht? – Er macht sich so klein – er scheint immer kürzer zu werden. Da ist nur noch Schlauch. Wo ist der Rest? Und beim Pinkeln wird ständig mein Hodensack nass. Echte Sauerei. Ja, wenn das so bleibt?!*«

Kombinationstherapien wie zum Beispiel PDE-5-Hemmer mit Hilfsmitteln (Schwellkörperautoinjektionstherapie (SKAT) oder MUSE oder Vakuumpumpe) können helfen, den Leidensdruck abzubauen. Aber trotz Therapie kann ein Verlust der Penislänge bleiben. Selbst wenn der Penis während der Erektion nicht die gewohnte Länge erreicht, erfüllt er genau die gleichen Voraussetzungen. Die Vagina der Frau passt sich der Größe des Penis an.

Veränderung in der Paarbeziehung

Nach der radikalen Prostatektomie kann es dazu kommen, dass die Partnerinnen ihre eigenen Wünsche nicht artikulieren, da sie sich scheuen, angesichts der potenziell existenzbedrohenden Erkrankung ihres Partners über das scheinbar »lapidare« Thema Sex zu sprechen. Neben der medizinischen Behandlung und Betreuung ist der Arzt, beziehungsweise das gesamte Behandlungs- und Pflegeteam, psychologisch gefordert. Es geht darum, den Patienten zu ermutigen, die Krebserkrankung einerseits als etwas Schicksalhaftes anzuerkennen, andererseits zu sehen, dass das Geschehen für das zukünftige Leben, vor allem in der Partnerschaft, eine positive Bedeutung haben könnte.

Wie schon oben aus der französischen Arbeit von F. Cour und Kollegen erwähnt wurde, sind das sexuelle Verlangen des Mannes und der Frau sehr verschieden, die unterschiedlichen Bedürfnisse können nach der radikalen Prostatektomie aufgrund der mangelnden Kommunikation und fehlender Spontanität in der Beziehung zu Spannungen in der Partnerschaft führen.

In einem von mir in Zusammenarbeit mit der Psychologin Sibylle Zengerle-Hübner durchgeführten Seminar für Paare nach radikaler Prostatektomie konnten wir ähnliche Beobachtungen machen. Es fällt dem Mann schwer, nach der Therapie die Bedürfnisse seiner Frau zu erahnen, umgekehrt tappen die Frauen im Dunkeln. Die Wünsche und Erwartungen, vor allem, wenn sie nicht ausgesprochen werden, können von beiden falsch interpretiert werden. Für den Umgang mit der erektilen Dysfunktion nach radikaler Prostatektomie sind die Erwartungen und Wünsche von Frauen und Männern, wie die folgenden Beispiele zeigen, sehr unterschiedlich.

Gedanken, Wünsche und Erwartungen der Frauen:

- Die Sexualität geht beide an.
- Männer sollen nicht immer das Gleiche über ihre Krankheit erzählen.
- Als Paar sollte man psychologische Hilfe in Anspruch nehmen, um den Kopf frei zu bekommen, z. B. in Form einer Paarberatung schon während der Anschlussheilbehandlung.
- Ich möchte offen über das Problem der erektilen Dysfunktion sprechen.
- Wir sollten mehr gemeinsam unternehmen.
- Geduld und Zeit sind für diesen neuen Lebensabschnitt elementar wichtig.
- Ich hoffe, dass mein Partner sich trotz Inkontinenz oder Impotenz nicht zurückzieht.
- Wir sollten uns unsere Gefühle zeigen und die Zweisamkeit genießen.

Gedanken, Wünsche und Erwartungen des Mannes:

- Ich möchte meiner Frau vermitteln, dass es ein gemeinsames Problem ist.
- Ich möchte meiner Partnerin die Angst vor der Krebserkrankung nehmen.
- Ich wünsche mir offene Gespräche, miteinander über alles reden.
- Kommunikation ist die beste Basis für eine stabile Beziehung.
- Wir sollten gemeinsam etwas unternehmen (Kino-, Theaterbesuch, Café, Essen gehen usw.).
- Wir sollten Bereitschaft zeigen, im Rahmen des Geschlechtsverkehrs etwas Neues auszuprobieren.
- Wir sollten gezielt Zeit füreinander einplanen und reservieren.
- Trotzdem sollte die Sexualität etwas Spontanes sein und bleiben.

Professionelle Unterstützung durch Ärzte und Psychologen

Aus unseren Erfahrungen in der Klinik suchen die Frauen der Prostatakrebs-operierten Männer das Erstgespräch beim Arzt oder Psychologen. Aussagen wie »Seit der Operation ist mein Mann ein halber Mensch geworden« oder »Herr Doktor, tun Sie bitte was für meinen Mann, ich ertrage das nicht mehr« kommen immer wieder vor. Eine Paarberatung durch den Urologen, für den betroffenen Mann und seine Partnerin, kann die Auseinandersetzung mit der veränderten Situation anregen und helfen, den Erwartungsdruck abzubauen, Sexualität neu zu bewerten und neue Formen der Sexualität zu erproben. Genauso liegt es auch an den Therapeuten, dem Paar Mut zu machen, Informationen zu geben und Hilfeleistungen anzubieten, ganz nach dem Motto »Auch ein impotenter Mann kann sexuell potent sein«. Hilfreich können außerdem verhaltensmedizinische Verfahren mit dem Ziel der Entwicklung positiver Vorstellungen und angenehmer Körperempfindungen durch

Reduktion von Schmerzen und Ängsten sein. Die eingesetzten Techniken, zum Beispiel körperbezogene Entspannungsverfahren wie progressive Muskelrelaxation und Atemtherapie, stärken die gedanklichen Bewältigungsstrategien und erhöhen die Selbstkontrolle. Gute Gedanken und Gefühle machen nicht nur gesund, sondern tragen auch zum Wohlbefinden bei.

Die Tumorerkrankung birgt eine große Chance, dass die Zuneigung und Nähe zwischen zwei Partnern wächst. Denn die sexuelle Erfüllung ist größer, wenn in einer stabilen Beziehung die Liebe wieder mehr zum Ausdruck kommt und das Paar durch liebevolle Gesten das Gefühl der Verbundenheit wiederentdeckt.

Die Rückkehr zur Sexualität

Die Sexualität des Mannes ist, wie schon oben erwähnt wurde, mit einem Endziel verbunden, d. h. mit Geschlechtsverkehr. Wie soll es nun weitergehen nach Operation, Bestrahlung oder auch unter Hormontherapie, wenn der Mann keine Erektionen mehr bekommt? Bedeutet es das Ende der Sexualität in der Beziehung? Man empfiehlt eine sexuelle Rehabilitation mit dem Einsatz von Medikamenten oder Hilfsmitteln. Die Studienlage spricht von einer Regeneration der Nerven nach der Operation, die bis zu 24 Monate dauern kann. Ein Betroffener stellte einmal die Frage: »Was soll ich in dieser Zeit machen? Soll ich meine Sexualität in eine Schublade reinstecken und sie erst rausholen, wenn es mit der Potenz wieder klappt?«

Über Krankheits- und behandlungsbedingte Sexualstörungen nach der radikalen Prostatektomie schrieb D. Rösing: «Das Ziel einer sexuellen Rehabilitation ist nicht allein die Wiederherstellung einer verloren gegangenen organischen Funktionsfähigkeit, sondern die Verbesserung der sexuellen Beziehungsqualität der Partner. Denn nicht der Penis, sondern das Paar ist der Patient.« Und H.J. Berberich findet, dass das sexualtherapeutische Vorgehen bei älteren Paaren sich nicht grundsätzlich von dem der Behandlung jüngerer Patienten unterscheidet. Im Zentrum der Behandlung steht die Erfüllung der Grundbedürfnisse wie Akzeptanz, Nähe, Wärme und Geborgenheit mit dem Ziel, die sexuell-partnerschaftliche Beziehungszufriedenheit zu erhöhen.

Wie hat sich Ihre Sexualität verändert?

Ingrid W.

» *In der Zeit nach der Operation hielten wir unsere Zweisamkeit mit regelmäßiger »Handarbeit« am Laufen. Wir nannten es ganz nett und einfach »Stimulationstherapie«. Es war eine Zeit, in der Zärtlichkeit und andere körperlichen Berührungen einen neuen, manchmal anderen Stellenwert bekamen. Das erste Mal »danach« ging mithilfe von Medikamenten etwa fünf bis sechs Monate nach der OP, wenn auch die Erektion noch etwas weicher war.* «

Markus W.

» *Die Sexualität ist zärtlicher, wir reden mehr darüber. Nach etwa einem Jahr war es mit Tabletten wieder recht gut.* «

Oliver K.

» *Ich habe leider keine erfüllte Sexualität und leide mehr darunter als meine Ehefrau. Ich hoffe nicht mehr auf Besserung.* «

Therapie der 1. Wahl: Phosphodiesterase-Hemmer

Die Geschichte der Liebeselixiere ist nahezu so alt wie die Geschichte der Menschheit selbst. Bereits in der Antike waren viele Kräuter und Pflanzen mit erotisierender oder berauschender Wirkung der Göttin Aphrodite geweiht. Die eigentliche Hochzeit der Liebestränke war das Mittelalter. Hier war zur Steigerung der männlichen Potenz und zur Erweckung der sexuellen Lust (Libido) nahezu alles erlaubt. Neben den gebräuchlichen pflanzlichen Substanzen kamen insbesondere tierische Stoffe und Körperteile zum Einsatz, wie zum Beispiel Stierhoden, Hammelhoden, Hirschpenis, Hengstpenis, Schnecken, Kröten, Schlangen und Schwalben, aber auch sehr ungewöhnliche Substanzen wie Drüsensekrete von Biber oder Eber usw. Die Behandlung der erektilen Dysfunktion ist heutzutage präziser und komfortabler als früher geworden. Die ursprünglichen Praktiken und pflanzlichen Mixturen wurden durch wirksame chemische Substanzen und Hilfsmittel ersetzt.

Siegeszug von Viagra® und Co.

Ursprünglich war Sildenafil (Viagra®) zur Behandlung von Bluthochdruck beziehungsweise koronarer Herzkrankheit bestimmt. Da die erhofften Wirkungen in der Indikation der koronaren Herzkrankheit nur gering ausfielen, die Teilnehmer der Studien aber auffällig häufig über verbesserte und verlängerte Erektionen berichtetet hatten, verfolgte man Sildenafil in der Indikationsstellung der erektilen Dysfunktion weiter und landete so in der Therapie der erektilen Dysfunktion. 1998 wurde das Medikament Viagra® mit dem Wirkstoff Sildenafil zugelassen. Fünf Jahre später wurden die Medikamente Cialis® mit dem Wirkstoff Tadalafil und Levitra® mit dem Wirkstoff Vardanafil als wirksame Medikamente gegen Erektionsstörungen in Deutschland zugelassen. Neben den etablierten Medikamenten (Cialis®, Levitra®, Viagra®) wurde im Frühjahr 2014 als viertes Medikament für die Behandlung der erektilen Dysfunktion das Medikament Spedra® mit dem Wirkstoff Avanafil in Deutschland zugelassen. Nach Literaturangaben wirken alle PDE-5-Hemmer über den gleichen Mechanismus. Sie verstärken die Erektion, wenn sie durch sexuelle Erregung ausgelöst wurde. Warum werden diese Medikamente Phosphodiesterase-Hemmer beziehungsweise PDE-5-Hemmer genannt? Dies lässt sich, auch wenn es etwas kompliziert klingt, mit den physiologischen und biochemischen Grundlagen der Erektion erklären.

Wirkung der Phosphodiesterase-Hemmer

Der Erektionsvorgang des Mannes ist komplexer, als man denkt. Bei sexueller Erregung werden die Sexzentren im Gehirn stimuliert. Das Gehirn leitet die Nervenreize ins Rückenmark zum Erektionszentrum weiter. Die Reizsignale, die im Rückenmark verarbeitet werden, werden über die peripheren Nervenfasern zum Penis weitergeleitet, setzt dort unter anderem den Neurotransmitter NO (Stickstoffmonoxyd) frei und leitet so die Erektion ein. NO aktiviert das Enzym Guanylcyclase, welches die Abspaltung von cGMP (3'5'-cyclo-Guanosinmonophosphat) aus GTP (Guanosintriphosphat) bewirkt. cGMP führt über die Stimulation der Proteinkinase G zu einer Kalzium-Konzentrationsabnahme in der Schwellkörpermuskelzelle, wodurch die Erschlaffung der glatten Schwellkörpermuskelzelle eingeleitet wird. Und durch den verstärkten Blutzustrom kommt es zur Erektion. Die Dauer der Erektion hängt von der Menge der cGMP im Schwellkörper ab. Das cGMP wird durch das Enzym Phosphodiesterase Typ 5 abgebaut, was zum Erliegen der Erektion führt. An dieser Stelle setzt die Wirkung von Phosphodiesterase-5-Hemmern (PDE-5-Hemmer) (Cialis®, Viagra®, Levitra®, Spedra®) ein. Sie verhindern den Abbau von cGMP und bewirken so eine Konzentrationszunahme dieser Substanz. Es kommt zu einer verlängerten Erektion.

Eine erektile Dysfunktion liegt vor, wenn ein Mann seit mindestens sechs Monaten immer wieder oder ständig bei sexueller Erregung keine zum Geschlechtsverkehr ausreichende Erektion erreicht oder nicht bis zum Ende des Geschlechtsverkehrs aufrechterhalten kann. Die Erektionsstörungen können Folge von Diabetes mellitus (Zuckerkrankheit), Bluthochdruck, Koronarer Herzkrankheit oder Einnahme bestimmter Medikamente sein. Für die betroffenen Männer stehen für die Behandlung der Erektionsstörungen nach Ausschluss der Kontraindikationen die oben genannten PDE-5-Hemmer zur Verfügung.

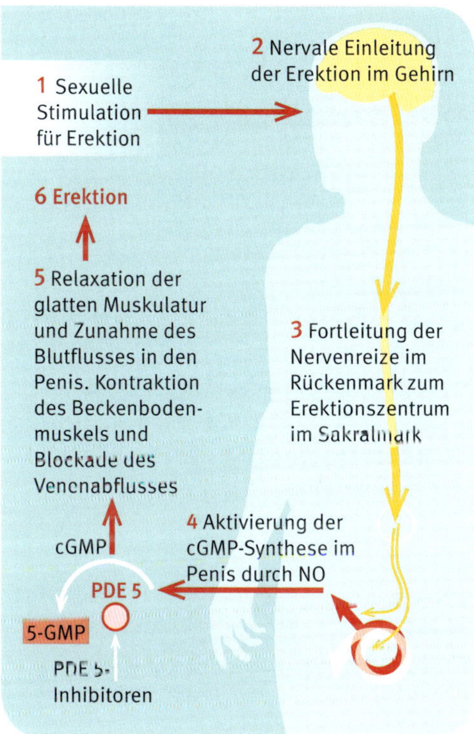

Wirkung der Phosphodiesterasehemmer

Laut Studienlage erlangen etwa 75 Prozent der unter 50-jährigen, aber nur 33 Prozent der über 65-jährigen Männer nach Prostatektomie ihre Erektionsfähigkeit zurück. Die PDE-5-Hemmer weisen mit ca. 80 Prozent die höchste Ansprechrate bei Patienten mit Nervenerhalt beidseits auf, bei einseitigem Nervenerhalt eine Ansprechrate von ca. 50 Prozent. Bei nicht nerverhaltender Operation sprechen nur etwa 15 Prozent der Patienten auf eine Gabe von PDE-5-Hemmern an.

Ob eine regelmäßige Einnahme der PDE-5-Hemmer erforderlich ist, oder ob eine reine Bedarfsmedikation ausreicht, ist weiterhin umstritten. In der Frage nach dem Therapiekonzept konnten Bannowsky und Kollegen zeigen, dass von 86 Prozent der befragten Urologen insgesamt 39 verschiedene Therapiekonzepte angegeben wurden. Am häufigsten werden die PDE-5-Hemmer eingesetzt. In Deutschland sind gegenwärtig vier PDE-5-Hemmer zur Therapie der erektilen Dysfunktion zugelassen.

Wirkung der PDE-Hemmer (PDE-Hemmer nach Wirkdauer aufgelistet)

Merkmal	Tadalafil	Avanafil	Sildenafil	Vardenafil
Handelsname Originalpräparat	Cialis®	Spedra®	Viagra®/ Generika	Levitra®
Hersteller	Lilly	Berlin-Chemie	Pfizer/andere Hersteller bei Generika	Bayer
Standard- und Maximaldosis (mg)	5 / 10 / 20 mg	50 / 100 / 200 mg	25 / 50 / 100 mg	5 / 10 / 20 mg
Wirkeintritt (Min. nach der Einnahme)	Mind. 30 Min.	Ca. 15–30 Min. (100 und 200 mg), ca. 30 Min. (50 mg)	60 Min.	25–60 Min.
Wirkdauer (Stunden)	36 Stunden	über 6 Stunden	4 Stunden	4 Stunden
höchste Konzentration im Blutplasma (Min.)	120 Min.	30 bis 45 Min.	30 bis 120 Min.	30 bis 120 Min.
Halbwertszeit (Stunden)	17 Stunden	6 bis 17 Stunden	3 bis 5 Stunden	4 bis 6 Stunden
Einfluss von Mahlzeiten/Verzögerung (Stunden)	Kein Einfluss	Wirkung vermindert nach sehr fettreicher Mahlzeit (1 Stunden 25)	Wirkung verzögert und schwächer nach einer Mahlzeit (1 Stunde)	Wirkung vermindert nach sehr fettreicher Mahlzeit (1 Stunde)

Die abendliche Medikamenteneinnahme führt nicht nur zu einer Verbesserung der nächtlichen Erektionen in Dauer und Ausprägung, sondern auch zu einer verbesserten Sauerstoffversorgung des glatten Muskels im Schwellkörper und reduziert somit die Gefahr einer Fibrosierung der Schwellkörper. In ihrer Studie konnten Montorsi und Kollegen zeigen, dass eine Therapie mit Tadalafil 5 mg (Cialis®) täglich plus einer Gabe von 20 mg beim Wunsch nach Geschlechtsverkehr sich höchst effektiv auf die Erektionsfähigkeit auswirkte. Ebenso konnten dadurch postoperative Veränderungen der Schwellkörper des Penis und ein Verlust der Penislänge verhindert werden.

Im Nachsorgeintervall von 24 Monaten konnten Bannowsky und Kollegen nachweisen, dass eine regelmäßige tägliche Einnahme von niedrig dosiertem Sildenafil (25 mg zur Nacht) zu einer signifikant schnelleren und besseren Rehabilitation der erektilen Funktion führt im direkten Vergleich gegenüber einer Kontrollgruppe ohne regelmäßige potenzfördernde Medikation. Trotz mangelndem Therapiekonzept für die Behandlung der erektilen Dysfunktion nach der radikalen Prostatektomie befürworten die meisten durchgeführten Studien die tägliche Einnahme eines PDE-5-Hemmers als effektivste Behandlung für die erektile Rehabilitation, wobei Montorsi und Kollegen 2008 in der Reinvent-Studie die Einnahme der PDE-5-

Hemmer bei Bedarf als die effektivste Therapie im Vergleich zur täglichen Einnahme der PDE-5-Hemmer darstellten. Im Vergleich zu den sexuell aktiven, beidseits nerverhaltend operierten Männern, die in dieser Studie aufgenommen wurden, haben wir jedoch täglich mit Männern zu tun, die schon vor der Operation zumeist ein abgeflachtes bis eingeschlafenes Sexualleben (mit ein- bis dreimaligem Geschlechtsverkehr im Monat) hatten. Eine Bedarfsmedikation wirkt bei diesen Patienten wie ein Tropfen auf den heißen Stein. Die Entscheidung, wie die PDE-5-Hemmer eingenommen werden sollten, muss deshalb je nach Ausgangslage der Betroffenen individuell entschieden werden.

Therapie-Optionen.

Therapieziel	Therapie
Schwellkörpertraining	5 mg Cialis® oder 25 mg Viagra®/Generika oder 5 mg Levitra®
Schwellkörpertraining	10 mg Cialis® oder 50 mg Viagra ®/Generika oder 10 mg Levitra® alle zwei Tage. Aufgrund der längeren Wirkdauer wird auch eine zweimalige wöchentliche Einnahme von 10 mg Cialis® als ausreichend angesehen.
Bedarfstherapie	Eine Bedarfsmedikation mit 20 mg Cialis® (oder 50 bis 100 mg Viagra®/Generika) oder 20 mg Levitra® ist angezeigt, wenn bei schwacher Erektion eine Penetration nicht möglich ist.

Wissenswertes

Spedra® Dazu, wie Spedra® nach radikaler Prostatektomie einzunehmen ist, gibt es momentan noch keine Studie. Die Therapieoptionen wurden anhand der verschiedenen Studien-Ergebnisse zusammengestellt.

Konstanz-Therapie Aufgrund der langen Halbwertszeit besteht bei Cialis® 5 mg die Möglichkeit zur Konstanz-Therapie, d. h., durch Einnahme von täglich 5 mg Cialis® wird nach vier bis fünf Tagen ein stabiler Wirkspiegel erreicht, der den Medikamenteneffekt jederzeit bei ungeplanter sexueller Aktivität ermöglicht. Die tägliche Einnahme hat als neue Therapieoption gegenüber der bedarfsgerechten Einnahme auch Eingang in die aktuellen EAU-Leitlinien (europäische Leitlinien) gefunden.

Kostenübernahme Die Kosten von PDE-5-Hemmern, die überwiegend zur Behandlung der erektilen Dysfunktion dienen, werden für Versicherte der gesetzlichen Krankenkassen leider nicht erstattet. Die Kosten lassen sich verringern, wenn man höher dosierte Tabletten kauft und diese mit einem Tablettenteiler teilt. Nach Literaturangaben werden grundsätzlich die PDE-5-Hemmern mit leichten bis moderaten Nebenwirkungen als sehr gut verträglich eingestuft. Gleichwohl gibt es Risikogruppen (siehe unten), die wegen erhöhter kardiovaskulärer Risiken keine PDE-5-Hemmer oder nur niedrig dosiert einnehmen sollten.

Urinverlust Bei über 80 Prozent der Patienten nach radikaler Prostatektomie kommt es zu unwillkürlichem Urinverlust beim Geschlechtsverkehr. Deshalb sollten die Betroffenen vor der geplanten sexuellen Aktivität die Blase entleeren.

Nebenwirkungen der PDE-5-Hemmer

Nach Literaturangaben werden grundsätzlich die PDE-5-Hemmern mit leichten bis moderaten Nebenwirkungen als sehr gut verträglich eingestuft. Gleichwohl gibt es Risikogruppen, die wegen erhöhter kardiovaskulärer Risiken keine PDE-5-Hemmer oder nur niedrig dosiert einnehmen sollten.

Genererika

Seit Ende Juni 2013 können neben dem Originalhersteller Pfizer auch andere Pharmafirmen den Viagra®-Wirkstoff Sildenafil herstellen und als zugelassenes Arzneimittel (Generikum) verkaufen. Ein Generikum (Nachahmerprodukt) ist ein zugelassenes Arzneimittel, das dann auf den Markt gebracht wird, wenn der Patentschutz eines Originalpräparats abgelaufen ist. Es enthält damit den gleichen Wirkstoff wie das Originalpräparat. Wie Viagra® sind auch die neuen Sildenafil-Generika verschreibungspflichtige Medikamente und werden nicht von der Krankenkasse bezahlt.

Kardiale Hochrisikopatienten sollten keine Behandlung der erektilen Dysfunktion erhalten und sich sexueller Aktivität enthalten, bis sich ihre kardiale Situation stabilisiert hat. Außerdem soll bei bekannten Herzerkrankungen vor der Therapie mit PDE-5-Hemmern eine ausführliche kardiologische Untersuchung (u.a. mittels Belastungs-EKG) durchgeführt werden. Von der Behandlung mit PDE-5-Hemmern ist abzuraten bei:

- hypertropher Kardiomyopathie
- hohem kardiovaskulärem Risiko
- arterieller Hypertonie (Bluthochdruck) über 170/110 mmHg
- Herzinfarkt, Schlaganfall oder Arrhythmien in den letzten sechs Monaten
- Retinitis pigmentosa
- niedrigem Blutdruck mit Blutdruckwerten unter 90/50 mmHg
- Einnahme von Nitrat-Präparaten, zum Beispiel Nitro-Spray oder Isosorbitdinitrat, sowie von Stickoxid (NO-Donatoren), zum Beispiel Molsidomin, oder sogenannten »Poppers« (Amylnitrit oder Amylnitrat)
- komplexer antihypertensiver Therapie (zum Beispiel mehr als 3 Tabletten wegen erhöhten Blutdrucks)
- dekompensierter Leberinsuffizienz (der Abbau der PDE-5-Hemmer erfolgt vorwiegend über die Leber)

Mögliche Nebenwirkungen der PDE-5-Hemmer

Nebenwirkungen	Cialis®	Spedra®	Viagra®/Generika	Levitra®
Sehr häufig			Kopfschmerzen	Kopfschmerzen
Häufig	Kopfschmerzen Hautrötung Muskelschmerzen Rückenschmerzen Schmerzen in den Extremitäten verstopfte Nase Dyspepsie und gastroösophagealer Reflux	Hitzegefühl verstopfte Nase Kopfschmerzen	Schwindel Sehstörungen verstopfte Nase Übelkeit Dyspepsie Flush Hitzewallung verändertes Farbsehen verschwommenes Sehen	Schwindel Flush verstopfte Nase Dyspepsie

Viele Patienten brechen die Therapie ab. Die Ursachen für den Abbruch können unterschiedlich sein:

- Enttäuschung bei zu hohen Erwartungen gegenüber der Einnahme von PDE-5-Hemmern nach der Operation
- mangelnde Informationen über das Ziel der Therapie nach der radikalen Prostatatektomie
- fehlende Unterstützung der Partnerin oder des Partners, weil diese zum Beispiel kein sexuelles Verlangen aufweisen
- Kosten (Medikamente zu teuer)

Nebenwirkungen wie Kopfschmerzen, die sehr oft unangenehm empfunden werden, führen selten zu einem Therapieabbruch.

Therapien der 2. Wahl

Schon die Herren der Antike hatten Ihre »Rezepte« bei gewissen subjektiv empfundenen Unzulänglichkeiten, wie dieser von Dirk Schultheiß, Archivar der Europäischen Gesellschaft für Urologie, gefundene Originaltext zeigt: *»Zunächst reibe deinen Penis mit Wespengift ein und massiere ihn mit süßem Öl. Sobald er schwillt, lass ihn für zehn Nächte durch ein Loch in Deinem Bett hinabhängen, wobei du auf dem Bauch schlafen musst. Verwende anschließend eine kühlende Salbe, um Schmerzen und Schwellung zu lindern. Auf diese Weise bleiben die Penisse von Männern mit unsättigbarem sexuellen Appetit ein Leben lang vergrößert.«*

Auch wenn die PDE-5-Hemmer nicht die gewünschte Wirkung zeigen, sind heute solche Maßnahmen wirklich nicht nötig. Unabhängig, ob eine nerverhaltende Operation durchgeführt wurde oder nicht, können bei fortbestehenden Erektionsstörungen trotz regelmäßiger Einnahme eines PDE-5-Hemmers oder nach der Bestrahlung sogenannte Hilfsmittel als Therapie der zweiten Wahl eingesetzt werden. Sie helfen nicht nur, den Leidensdruck des Patienten abzubauen, wenn unter PDE-5-Hemmern die Erektion ausbleibt, sondern können generell auch für die erektile Rehabilitation eingesetzt werden.

Alprostadil (Prostaglandin E1; PGE1)

Bei Therapieversagen von PDE-5-Hemmern können die sogenannten vasoaktiven Substanzen (Prostaglandin E1; PGE1), die innerhalb von fünf bis zehn Minuten zur Erektion führen können, auf verschiedene Art angewendet werden. In der Praxis unterscheidet man:

Schwellkörperautoinjektionstherapie (SKAT)
Alprostadil (PGE1) wurde erstmals 1986 auf dem zweiten Weltkongress über Impotenz in Prag für die Schwellkörperinjektionstherapie bei erektiler Dysfunktion vorgestellt. Laut Studienlage lässt sich der Wirkmechanismus über die Aktivierung der Adenylatzyklase mit Steigerung des zyklischen Adenosinmonophosphats (cAMP) und konsekutiver Senkung der Kalziumkonzentration in den glatten Muskelzellen des Schwellkörpers erklären. Dies führt zu einer Erschlaffung der glatten Muskulatur und es kommt zur Erektion.

Bei der Schwellkörperautoinjektion (SKAT) wird das Medikament vom Patienten selbst in den Schwellkörper gespritzt. Für die richtige Anwendung des Medikaments und Behandlung ist eine intensive Betreuung durch den behandelnden Urologen erforderlich. Einer gründlichen Unterweisung folgt ein Selbsttest unter Beobachtung. Daran schließen sich wiederholte Vorstellungen beim Urologen an, um die richtige Dosierung festzulegen.

Auf dem deutschen Markt sind mit Viridal® (10, 20 und 40 µg) und Caverject® Impuls (10 und 20 µg) als Zweikammerspritzen bzw. Caverject® als Trockensubstanz mit Lösungsmittel drei Präparate verfügbar. Die Zweikammerzylinderampullen sind so gebaut, dass eine Einzeldosis in ¼-Stufen der angegebenen Dosis (2,5, 5, 7,5 und 10 µg) eingestellt werden kann. Nach Applikation ist ein Wirkungseintritt nach fünf bis zehn Min. für eine Dauer von 30 bis 60 Min. zu erwarten. Papaverin und Phentolamin sind in Deutschland zwar zugelassen, werden aber als Präparat nicht vertrieben, sodass entweder eine individuelle Herstellung durch die örtliche Apotheke erfolgt oder alternativ Androskat™ (30 mg Papaverin und 1 mg Phentolamin) importiert werden kann.

Nach der radikalen Prostatektomie kann es zu einer Freisetzung von Entzündungsmediatoren kommen, die zu einer Sensibilisierung von Schmerzrezeptoren am Penis führt. Gefäßwirksame Injektionen von Alprostadil gehen dann für die Patienten mit erheblichen Schmerzen einher, die zum vorzeitigen Therapieabbruch führen. Ein verzögerter Beginn, etwa ab dem dritten postoperativen Monat, führt zur Steigerung der Therapietreue von Patienten.

(PGE1) mit MUSE® (Medicated Urethral System for Erection)
Als Alternative kann Prostaglandin als Medikamentenzäpfchen (MUSE®: Medizinisch Urethrales System der Erektion) mit der Dosierung 250, 500 und 1000 µg in die Harnröhre eingeführt werden. Laut Fachinformation ist ein Wirkungseintritt nach etwa 5 bis 10 Min. für eine Wirkungsdauer für ca. 30 bis 60 Min. zu erwarten. Studien gemäß benötigen die Patienten die Dosierungen 500 und 1000 µg, um Geschlechtsverkehr zu haben.

Der Erfolg von MUSE® hängt entscheidend von den Details in der praktischen Anwendung ab, die quasi einem festen Ablauf folgen muss. Wird einer der nachfolgend aufgeführten Schritte nicht befolgt, kann die MUSE®-Anwendung zum Flop werden:

- Der Patient muss mit dem MUSE®-Applikator zur Toilette gehen.
- Zum besseren Lösen des Medikaments muss die Harnröhrenschleimhaut feucht

SKAT-Therapie Kurzprofil (nach Th. Klotz. UNI-MED, Seite 62)

Vorteile	Nachteile
• Anwendung bei Bedarf • gute Wirksamkeit • klinische Langzeiterfahrung • auch nach Beckenchirurgie gut wirksam • Unabhängig von der Ursache der erektilen Dysfunktion	• invasives Verfahren • Risiko prolongierter Erektion bis zum Priapismus (schmerzhafte Dauererektion) • lokale Schmerzen, Bluterguss • Bildung von Thrombosen und lokalen Fibrosen an der Injektionsstelle des Schwellkörpers bis zur Penisabweichung bei langfristiger Anwendung • fehlende Standardisierung • hohe Kosten

sein, d. h., die Anwendung findet nach dem Wasserlassen statt, dabei muss das sonst übliche Abschütteln der letzten Urintropfen ausbleiben.
- Der MUSE®-Applikator wird nun in die Harnröhre eingeführt und der Penis anschließend zwischen den Händen eine halbe Minute massiert. Das Ausmaß der Absorption über die Schleimhaut unterliegt individuellen Schwankungen.

Seit 2014 steht mit Vitaros® eine zähflüssige Anwendungsform zum Einträufeln in die Harnröhre zur Verfügung. Unter Umgehung der Nervenleitung wird die Erektion in ca. 15 bis 20 Min. unmittelbar im Schwellkörper ausgelöst.

Vakuumpumpen

Vakuumpumpen stellen genauso wie die SKAT- und MUSE-Therapie eine Alternative zur Behandlung der erektilen Dysfunktion nach Operation oder Bestrahlung dar. Neben der Möglichkeit zur Erektion kann das Vakuum-System auch zur erektilen Rehabilitation eingesetzt werden. In der Studie von Raina et al. über die vorbeugende Wirksamkeit des Einsatzes von Vakuumpumpen wurde lediglich der subjektive Eindruck der Patienten abgefragt. Von den Patienten, die zur erektilen Rehabilitation nach der Operation eine Vakuumpumpen-Erektion einsetzen, berichten nur 23 Prozent über eine Penisverkürzung, während es bei 85 Prozent der übrigen Patienten zu einer subjektiven Penisverkürzung kam. In einer anderen Studie von Köhler und Kollegen fand sich in der Gruppe mit Vakuumpumpe drei und sechs Monate nach radikaler Prostatektomie keine signifikante Penisverkürzung, in der Kontrollgruppe dagegen eine Penisverkürzung von zwei Zentimetern.

Die Vakuumerektionshilfen sorgen mithilfe eines Plastikzylinders, in den der Penis eingeführt wird, durch Absaugen der Luft für ein Vakuum. Der Unterdruck führt zu einem verstärkten venösen Blutzufluss in die Schwellkörper und damit zu einer Erektion. Diese wird mit einem Gummiring an der Penisbasis bis zum Ende des Geschlechtsverkehrs aufrechterhalten. Der Gummiring sollte nicht länger als 30 Min. am Penis angelegt bleiben, da es sonst zu Schädigungen des Schwellkörpers kommt. Für die erektile Rehabilitation brauchen Sie keinen Gummiring, das primäre Behandlungsziel ist die Sauerstoffversorgung des Schwellkörpers.

Transurethrale Therapie MUSE®

Vorteile	Nachteile
• Anwendung bei Bedarf • klinische Langzeiterfahrung • auch nach Beckenchirurgie gut wirksam • unabhängig von der Ursache der erektilen Dysfunktion	• prolongierte Erektion (im Vergleich zu SKAT jedoch seltener) • Penisschmerzen • Harnröhrenschleimhautverletzungen im Rahmen der Applikation • Brennen in der Harnröhre • Schwindelgefühl, niedriger Blutdruck • Kopfschmerzen • hohe Kosten

Vakuumtherapie- Kurzprofil (nach Th. Klotz. UNI-MED. Seite 63)

Vorteile	Nachteile
• Anwendung bei Bedarf • keine systemischen Nebenwirkungen • kostenlos (Krankenkassen übernehmen die Kosten) • unabhängig von der Ursache der erektilen Dysfunktion	• ungenügende Gliedsteifigkeit • Kältegefühl des Penis • Risiko von Blutergüssen unter Einnahme von Medikamenten zur Hemmung der Blutgerinnung • Genitalrasur manchmal sinnvoll

Ein tägliches 20-minütiges Schwellkörpertraining mit einer Vakuumpumpe sollte der Schrumpfung des Penis entgegenwirken.

Die Vakuumpumpe ist einfach zu handhaben, effektiv und vergleichsweise preisgünstig, denn anders als bei den PDE-5-Hemmern (Cialis®, Spedra®, Viagra®, Levitra®), SKAT® und MUSE® werden die Kosten für eine Vakuumpumpe in den meisten Fällen körperlich bedingter Erektionsstörungen von den Krankenkassen übernommen. Was anfangs ein wenig fremd und künstlich wirkt, lässt sich mit der Zeit in ein befriedigendes Sexualleben einbauen. Jedes Paar findet mit der Zeit dafür seine eigene Form, bei der es sich wohl fühlt.

Therapie der 3. Wahl

Die operative Implantation einer Penisprothese ist eine Option für Patienten, bei denen alle anderen Maßnahmen versagt haben und die sich eine dauerhafte Lösung wünschen. Bei der Implantation des sogenannten alloplastischen Materials in die Schwellkörper kommt es zu einer nicht umkehrbaren Zerstörung des Schwellkörpers. Damit ist der betroffene Patient von allen neu entwickelten Therapieoptionen ausgeschlossen. Man unterscheidet dabei:

- semirigide Implantate (geringe Kosten, leichte Handhabung) und
- hydraulische Dreikomponentenimplantate (mehrheitlich implantiert, gute Steuerbarkeit, gutes kosmetisches Ergebnis; Fünfjahresfunktionsrate zwischen 84 und 94 Prozent).

Mögliche Nebenwirkungen sind:

- Protheseninfektion
- Funktionsverlust einzelner Komponenten
- Undichtigkeit
- Perforation von Haut und Harnröhre

sowie übliche operative Komplikationen.

»Die schönste Nebensache der Welt«

Es gibt keine Gebrauchsanweisung, die Ihnen genau sagt, wie Sie mit Ihrer Partnerin oder Ihrem Partner umzugehen haben. Die unzähligen Bücher über Sexualität oder Sex geben nur Tipps und Anregungen, die vielleicht hilfreich für Ihre Beziehung sein könnten. Nicht wenige Paare, die seit Jahren zusammenleben, stellen manchmal fest, dass sie die ganze Zeit auf dieselbe Art Sex hatten, ohne je darüber zu reden oder etwas Anderes auszuprobieren. Andere schleppen ungelöste Probleme mit sich herum, die ihr

Sexualleben beeinträchtigen. Wieder andere haben das Gefühl, Sex sei zur Routine und zur Nebensache geworden. Die Sexualität kann sich im Laufe eines Lebens verändern, aber sie ist und bleibt alles, was wir sexuell ausdrücken – durch Kleidung, Flirten, Körpersprache und sexuelle Fantasien, bis hin zum Geschlechtsverkehr mit einem Partner. Dies alles gilt schon für gesunde Partner.

Und nun stellen die Erkrankung und die Folgen der Behandlung Sie vor ganz besondere Herausforderungen. Mit den zur Verfügung stehenden Medikamenten und Hilfsmitteln ist die Wiederherstellung der Erektion nach radikaler Prostatektomie oder Bestrahlung in hohem Prozentsatz möglich. Unter Einnahme von Tabletten (Cialis®, Spedra®, Viagra®, Levitra®) berichten einige Patienten über eine deutliche Verbesserung der Erektion, die jedoch leider häufig nicht standfest genug ist für Geschlechtsverkehr. Mit der Zeit führt dies zu Wut, Frustration und Enttäuschung bei den Betroffenen. Um sexuelle Peinlichkeiten wegen bleibender erektiler Dysfunktion zu vermeiden, ziehen sich manche Männer zurück.

Das Dilemma der Partnerin

Als Partnerin stehen Sie vor einem Dilemma: Einerseits haben Sie Angst um Ihren Mann wegen der Tumorerkrankung, andererseits erwartet der Mann Ihre Unterstützung bei der erektilen Rehabilitation. Äußerungen, wie zum Beispiel »Sei doch froh, dass du noch am Leben bist, der Sex ist nicht so wichtig« machen die Situation eher schlimmer, als dass sie dem Mann Mut machen oder ihm helfen würden. Der betroffene Mann hat nicht nur mit dem Tumor zu kämpfen, sondern auch mit den Folgen der Behandlung wie erektiler Dysfunktion. Wie können Sie angstfrei leben trotz der Erkrankung ihres Mannes? Was können Sie unternehmen, um Blockaden zu lösen?

Die mangelnden Informationen über die Tumorerkrankung des Mannes können bei Ihnen zu Ängsten und Verunsicherungen führen. Suchen Sie das Gespräch mit dem behandelnden Urologen über das histologische Ergebnis nach der Operation. Das bringt Sicherheit und hilft, die Angst abzubauen und vor allem den weiteren Verlauf der Erkrankung besser einzuschätzen. Ein Paargespräch mit einem Psychologen nach der radikalen Prostatektomie kann zur Neuorientierung in der Beziehung führen. Die Gespräche bringen nicht nur neue Impulse ins Leben des Paares, sondern tragen auch zur Verbesserung der Lebensqualität bei. Mit Entspannungsübungen kommen die erholsamen Nächte zurück. Sportliche Aktivitäten mit Ihren Freundinnen, zum Beispiel Nordic Walking oder Pilates, können ebenfalls helfen, den Kopf frei zu bekommen.

Sprechen Sie miteinander

Nicht nur professionelle Hilfe ist wichtig, sondern auch das Miteinander-Reden. Offene Gespräche, über alles reden zu können, hilft, den Leidensdruck abzubauen und gemeinsam neue Wege und Ziele in der Partnerschaft zu finden. Sexuelle Kontakte ohne verwendete Hilfsmittel können helfen, Enttäuschungen nach Anwendung von Tabletten zu bagatellisieren und die Befriedigung durch Nähe und Geborgenheit zu intensivieren.

Das Selbstbild des Mannes ist in vieler Hinsicht mit seiner Potenz verbunden, wegen der erektilen Dysfunktion können sich Gefühle des Versagens und der Scham entwickeln. Wie kann man mit dieser Situation umgehen? Die Qualität der Beziehung spielt dabei eine wichtige Rolle und vor allem auch, was Sie als Paar zusammenhält. Wenn sie vor der Operation ein erfülltes Sexualleben hatten, können sie den Weg bis zur Wiedererlangung der Erektionsfähigkeit gemeinsam gehen. Dabei gilt es, den Mann bei dem sogenannten Schwellkörpertraining zu unterstützen. Wegen mangelnder Unterstützung durch die Partnerin kommt es bei vielen betroffenen Patienten, die an erektiler Dysfunktion nach Operation leiden, zu einem Therapieabbruch. Die Regeneration der Nerven, die zur Erektion führen, kann bis zu 24 Monate dauern. Wie oben erwähnt wurde, unterstützt die regelmäßige Einnahme der PDE-5-Hemmer nicht nur die Regeneration der Nerven, sondern führt auch zur vermehrten Durchblutung und Verbesserung der Sauerstoffversorgung im Schwellkörper. Mit der Zeit kann es dem Patienten an Motivation fehlen. Ihre Bereitschaft als Partnerin, etwas Neues, wie zum Beispiel eine Vakuumpumpe mit Gummiring, auszuprobieren, wenn es mit den Tabletten noch nicht klappt, kann helfen, den Leidensdruck des Mannes abzubauen.

Ihre Bedürfnisse in der Partnerschaft

Frauen lernen von klein auf, die Bedürfnisse der anderen vor ihre eigenen zu stellen. Rena Nissim schreibt darüber: »Das ist sicherlich eine wertvolle menschliche Qualität, besonders, wenn es darum geht, sich um Menschen zu kümmern, die von uns abhängig sind, wie unsere Kinder, so kann ihnen diese Opferbereitschaft in sexuellen Beziehungen – insbesondere mit Männern – aber auch zum Nachteil gereichen«. So sagt Rösing folgerichtig, dass »nicht der Penis, sondern das Paar der Patient ist«. Es geht auch um Sie, um Ihre Bedürfnisse in der Partnerschaft. Sexualität hat mit Körperlust zu tun und sollte nicht als Last gesehen werden. Schmerzen beim Geschlechtsverkehr oder Sex über sich ergehen lassen, weil Sie Ihre Pflichten als Frau erfüllen wollen, sind keine Basis für ein gemeinsames, erfülltes Sexualleben. Falls Sie Beschwerden beim Geschlechtsverkehr haben, können Sie mit Ihrem Gynäkologen darüber sprechen. Nach Literaturangaben nimmt die sexuelle Lust nach der Menopause nicht ab, im Gegenteil, sie nimmt eher noch zu. Erzählen Sie Ihrem Partner offen über Ihre Träume, Wünsche und Bedürfnisse. Denken Sie immer wieder daran, dass »ein impotenter Mann auch sexuell potent sein kann«.

Das »Kuschelhormon« Oxytocin

Der modernen Wissenschaft zufolge gibt es ein Hormon der Liebe. Überall, wo Liebe ist, ist auch Oxytocin. Zum einen ist Oxytocin am Vorspiel, aber auch an der sexuellen Liebe und am Orgasmus bei Mann und Frau beteiligt. Es steuert die orgastischen Kontraktionen der Gebärmutter, die das Einsaugen der Spermaflüssigkeit und den Kontakt zwischen Samen- und Eizelle erlauben. Oxytocin wird auch beim Stillen freigegeben, sowohl vor als auch während des Saugens. Die Wirkungen dieses Hormons auf die Gebärmutterkontraktionen während der Geburt sind wohlbekannt. Studien gemäß sind die Regionen, die während liebevoller Blicke besonders aktiviert werden, reich an den Bindungshormonen Oxytocin und Vasopressin, die als »Kuschelhormone« gelten. In seinem Buch »Körperglück« schreibt W. Bartens, dass Oxytocin bei Zärtlichkeiten und emotionaler Nähe ausgeschüttet wird und daher als das Kuschelhormon gilt, das für Zärtlichkeit, Verlässlichkeit, Treue und Sicherheit steht. Es scheint auch bei Stress beruhigend und stabilisierend zu wirken und das körpereigene Belohnungssystem zu aktivieren.

An dieser Stelle ein persönliches Wort

Sexualität ist eine Spielart der Lebensfreude. Sie haben es leichter, wenn es Ihnen gelingt, sich dieses Terrain ohne Leistungsdruck zurückzuerobern. Probieren Sie aus! Anders ist nur anders, es muss nicht schlechter sein!

Ein paar Tipps für den Alltag

- Lernen Sie den Partner im Alltag, durch liebevolle Bemerkungen, Blicke oder bewusste Gesten der Zuneigung, wieder mehr zu schätzen.
- Machen Sie Ihrer Partnerin oder Ihrem Partner immer wieder Komplimente über eine neue Frisur, Kleider, Hose, Bluse, Hemd usw.
- Viele Partnerinnen freuen sich über einen schönen, duftenden Blumenstrauß, schließlich sagt das mehr als tausend Worte.
- Führen Sie bewusste und offene Gespräche über Ihre gemeinsamen sexuellen Wünsche und Erwartungen.
- Verabreden Sie sich im Café oder Restaurant, wie am Anfang der Beziehung.
- Starten Sie den Tag gemeinsam liebevoll mit einem schönen Frühstück.
- Massieren Sie sich gegenseitig, das wirkt entspannend und kann Blockaden lösen. Unter Einsatz von ätherischen Ölen wird die Durchblutung gefördert, die Muskulatur angeregt und es kommt zur Entspannung.
- Entdecken Sie gemeinsam die Welt der Lust mit einem erotischen Film oder einer erotischen Lektüre.
- Bringen Sie durch gemeinsame Unternehmungen (Kochen, Spazierengehen, Wandern ...) das »Bindungshormon« Oxytocin wieder in Schwung.

Lachen ist gesund!!

Mit lustigen Geschichten können Sie Ihre Partnerin oder Ihren Partner zum Lachen bringen und aktivieren dadurch ihr eigenes Belohnungssystem. In einer Paarbeziehung können kleine Dinge Wunder bewirken, Ihre Partnerin jeden Tag zum Lachen zu bringen ist das schönste Geschenk, das Sie ihr machen können. Lachen ist ansteckend, es stärkt nicht nur das Immunsystem, sondern ist auch ein Zeichen für ein zufriedenes Zusammenleben und die Grundbasis für ein erfülltes Sexualleben.

Wiebke Endres

Ernährung nach der Behandlung

Eine ausgewogene Ernährungsweise ist eine der Voraussetzungen dafür, vital und positiv in die neue Zukunft zu starten.

Nach dem Krebs gesund bleiben

Die Krebserkrankung und die erforderlichen Therapien haben Ihren gesamten Organismus geschwächt. Nach der Behandlung braucht Ihr Körper daher eine Extraportion gesunde Energie.

Das ist also ein geeigneter Zeitpunkt, ungünstige Ernährungsgewohnheiten aus dem »alten Leben« zu überdenken und zu ändern. Vermutlich haben Sie auch während der Therapie schon die Erfahrung gemacht, dass Sie mit der richtigen Auswahl Ihrer Speisen einen erheblichen Einfluss auf Ihr Wohlbefinden haben.

Viele Betroffene sind nach der überstandenen Therapie zudem hoch motiviert, wieder mehr Verantwortung für ihre Gesundheit zu übernehmen, und nutzen die Chance, ihre Lebensqualität dauerhaft durch eine gesunde Ernährungs- und Lebensweise zu verbessern.

Mangelernährung richtig ausgleichen

Um Ihren Körper zu stärken, ist es nicht sinnvoll, nun möglichst energiereiche Lebensmittel in den Vordergrund zu stellen. Mangelernährung bedeutet ja nicht nur einen Verlust an Körpermasse, sondern beinhaltet auch einen Mangel an Mikronährstoffen. Besser ist es also, wenn Sie sich an Nahrungsmittel mit hoher Nährstoffdichte halten. So können Sie den Energiegehalt Ihrer Mahlzeiten auch gesund mit Nüssen und hochwertigen Pflanzenölen erhöhen.

Trinken Sie mindestens zwei Liter kalorienarme Getränke über den Tag verteilt. Schon geringe Defizite in der Flüssigkeitszufuhr machen sich in mangelnder Leistungsfähigkeit bemerkbar und können Müdigkeit, Schwindel und Übelkeit verursachen. Geeignete Getränke sind Wasser sowie ungesüßte Kräuter- oder Früchtetees. Einen Teil Ihrer Trinkmenge können Sie auch über Schorlen aus Wasser und Direktsäften im Verhältnis 3 : 1 decken.

Fett ist nicht gleich Fett
Omega-3-Fettsäuren tierischen Ursprungs (Eicosapentaensäure und Dokosahexaensäure) hemmen die Proteasom-Aktivität und reduzieren so den Abbau der Skelettmuskulatur. Außerdem wirken sie entzündungshemmend und können so die Bildung von krebsfördernden Zytokinen verringern. Geeignete Quellen sind fette Seefische, Thunfisch, Forelle aber auch Weide- und Wildtiere.

Interessant ist übrigens, dass das Fett der Tiere immer nur dann gesund ist, wenn sie sich natürlich ernährt haben. Essen Sie nur selten Fisch und Fleisch, aber entscheiden sich dann für eine hohe Qualität. Für eine ausgewogene Ernährung reichen ein bis zwei Portionen in der Woche aus.

Hinsichtlich der Omega-3-Fettsäuren gibt es aber auch pflanzliche Alternativen: Alpha-linolensäure (ALA) steckt in Nüssen, Leinsamen, Walnuss-, Raps- und Leinöl. Auch in Hülsenfrüchten und Tofu ist ALA enthalten.

Für die Zubereitung Ihrer Mahlzeiten empfiehlt sich Olivenöl. Durch den hohen Phenolgehalt schützt Olivenöl ungesättigte Fettsäuren vor Oxidation und verhindert so, dass krebserregende Stoffe wie Lipid-Peroxide entstehen.

Die reichlich in Olivenöl enthaltenen Polyphenole erhöhen das Stickstoffmonoxid, was die Elastizität der Gefäße verbessert und vor oxidativem Stress schützt. Olivenöl hat zudem einen besonders positiven Effekt auf das Lipidprofil, da das LDL- und Gesamtcholesterin gesenkt wird, während das gute HDL-Cholesterin konstant bleibt.

Polyphenole sind übrigens hitzestabil und gehen beim sanften Kochen und Braten nicht verloren.

Hochwertige Proteinquellen
Um Muskulatur aufzubauen, benötigen Sie viel Eiweiß. Dazu bedarf es aber nicht großer Mengen an Fleisch. Pflanzliche Eiweißquellen wie zum Beispiel Hülsenfrüchte, die neben hochwertigen Proteinen noch eine Fülle an Mikronährstoffen liefern, helfen hier genauso weiter.

Ausschlaggebend für die Eiweißzufuhr ist nicht nur der Gehalt an Proteinen, sondern insbesondere die Biologische Wertigkeit.

Als Referenzwert gilt Vollei mit einer Biologischen Wertigkeit von 100. Rindfleisch dagegen hat nur eine Biologische Wertigkeit von 87, Kartoffeln immerhin 96.

Am besten schneiden übrigens Lebensmittelkombinationen ab: Kartoffeln und Ei 137, Weizen und Milch 125, genauso Hülsenfrüchte mit Ei. Kartoffeln mit Quark haben eine Biologische Wertigkeit von 115.

Schutzfaktoren aus der Nahrung

Obst und Gemüse sollten, auch wenn Sie an Gewicht zunehmen möchten, die Basis Ihrer Ernährung bilden. Als Faustregel gilt: Fünf Portionen Obst und Gemüse am Tag.

Pflanzliche Kost enthält große Mengen an Vitaminen, Mineralstoffen und sekundären Pflanzenstoffen in der idealen Zusammensetzung. Diese Substanzen haben das Potential, Ihren Gesundheitszustand auf vielfältige Weise dauerhaft zu verbessern.

Heute wird immer gerne von »Superfoods« gesprochen, was aber nur der Begriff für Lebensmittel mit hohem Mikronährstoffanteil ist. Das trifft aber auf die meisten Obst- und Gemüsesorten zu, die in ihren vielfältigen Wirkungen die Tumortherapie und die anschließende Aufbauphase unterstützen können: Sie wirken unter anderem krebshemmend, entzündungshemmend, antioxidativ, antimikrobiell und immunfördernd.

Lactofermentierte Lebensmittel

Joghurt, Kefir, Buttermilch, aber auch Sauerkraut enthalten Milchsäurebakterien. Sie stabilisieren die Darmflora und stärken das Immunsystem.

Milchprodukte ergänzen eine ausgewogene Ernährung, sollten aber in normalen Maßen konsumiert werden, da sie den Wachstumsfaktor IGF-1 erhöhen und so bei übermäßigem Verzehr die Krebsentstehung begünstigen könnten.

Ausreichend Flüssigkeit

Trinken Sie mindestens 2 Liter kalorienarme Getränke über den Tag verteilt. Schon geringe Defizite in der Flüssigkeitszufuhr machen sich in mangelnder Leistungsfähigkeit bemerkbar und können Müdigkeit, Schwindel und Übelkeit verursachen. Geeignete Getränke sind Wasser sowie ungesüßte Kräuter- oder Früchtetees. Einen Teil Ihrer Trinkmenge können Sie auch über Schorlen aus Wasser und Direktsäften im Verhältnis 3 : 1 decken.

Vermeiden Sie Risikofaktoren

Übergewicht begünstigt die Entstehung von Krebs und Herz-Kreislauf-Erkrankungen. Vermeiden Sie daher Lebensmittel, die nur Energie, aber keine gesunden Inhaltstoffe liefern.

Weißmehlprodukte, Zucker, gesättigte Fette und Transfettsäuren aus Fertiggerichten sind daher nicht zu empfehlen. Bevorzugen Sie Vollkornprodukte und bereiten Sie Ihre Mahlzeiten selbst aus frischen Zutaten zu.

Geräucherte und gepökelte Speisen sind wegen ihrer krebsfördernden Wirkung nicht zu empfehlen. Braten Sie Fleisch und Fisch sanft an, ohne, dass das Fett zu rauchen beginnt. So haben Sie den vollen Genuss ohne, dass krebserregende Substanzen entstehen (z. B. polyzyklische aromatische Kohlenwasserstoffe, heterozyklische Amine).

Verzichten Sie weitgehend auf alkoholische Getränke. Diese haben vielfältige negative Auswirkungen auf den gesamten Organismus und sind eine häufige Ursache für Übergewicht. Dies liegt zum einen an ihrem hohen Energiegehalt, zum anderen aber auch daran, dass sich schon kleine Mengen auf die Ratio auswirken und uns gegen besseres Wissen dazu verleiten beispielsweise doch noch die Tüte Chips zu öffnen.

Nahrungsergänzungsmittel

Es gibt eine große Anzahl von Nahrungsergänzungsmitteln, die damit beworben werden, den Körper vor Krebs oder anderen Gesundheitsrisiken zu schützen. Solche Aussagen sind mit Vorsicht zu genießen. Besonders hochdosierte Einzelpräparate können sogar das Krebsrisiko steigern. Entsprechende Hinweise gibt es unter anderem für Beta-Carotin, Vitamin C, Kalzium, Vitamin D, Eisen und Omega-3-Fettsäuren.

Das sogenannte Gießkannenprinzip, bei dem mit Kombinationspräparaten verschiedene Mikronährstoffe zusammen die Gesundheit fördern sollen, ist nicht empfehlenswert.

Bedenken Sie, dass eine Supplementation nur etwas nützt, wenn Sie tatsächlich einen Mangel haben. Ob dies der Fall ist, kann Ihr behandelnder Arzt mit einem Bluttest feststellen; er wird Ihnen dann ein geeignetes Präparat in der optimalen Dosierung und Darreichungsform empfehlen.

Besonders empfehlenswerte Lebensmittel

- Hülsenfrüchte liefern hochwertiges Eiweiß, Ballaststoffe, Folsäure und Eisen. Erbsen sind zudem reich an Chlorophyllin, das Giftstoffe binden kann. Sojabohnen enthalten Isoflavone, die bei moderatem Verzehr vor hormonabhängigen Krebsarten schützen könnten.
- Tomaten enthalten den roten Farbstoff Lycopin, der krebshemmend wirkt und durch Erhitzen freigesetzt wird. Besonders empfehlenswert sind also Tomatenprodukte wie Tomatenmark, Tomatensaft und Dosentomaten, die sich vielfältig in der Küche einsetzen lassen.
- Kohl enthält Glucosinolate, die jedoch erst durch Zerkleinern freigesetzt werden. Da sie hitzeempfindlich sind und leicht ausgeschwemmt werden, sollten Sie den Kohl schonend dünsten oder sanft anbraten. Senföle können Entgiftungsprozesse vorantreiben und haben antibiotische Effekte. Rotkohl ist zudem reich an Anthocyanen, die als Radikalfänger fungieren.
- Sauerkraut enthält Milchsäurebakterien, die die Darmflora regenerieren und das Immunsystem stärken. Es ist zudem reich an Isothiocyanaten, die eine krebshemmende Wirkung haben.
- Salat ist nicht gleich Salat. Rucola-Salat liefert Xanthophylle und Glucosinolate, die vor Zellschäden schützen können. Endivien-Salat und junger Blattspinat sind reich an Folsäure, die eine gesunde Zellteilung und -neubildung fördert.
- Rettich und Radieschen enthalten Senföle, die Pilze und Bakterien abtöten.
- Paprika weist einen besonders hohen Vitamin-C-Gehalt auf. Vitamin C fängt freie Radikale ab und stärkt zudem das Immunsystem. Rote Paprika enthält außerdem Carotinoide, die die Zellen schützen. Enthaltene Flavonoide wirken zudem antimikrobiell.
- Zucchini enthält zellschützende Carotinoide sowie Selen und Folsäure.

Krebsdiäten gibt es nicht

Natürlich wäre es schön, wenn es eine Diät gäbe, die Krebs verhindern oder heilen könnte. Aus dieser Hoffnung versuchen diverse Anbieter Profit zu schlagen. Bitte lassen Sie sich nicht von dubiosen Versprechungen zu einseitigen, mitunter sogar lebensgefährlichen Diäten verleiten.

- Lachs, Makrele, Hering und andere fette Seefische sind reich an entzündungshemmenden Omega-3-Fettsäuren. Sie können, in Maßen genossen, das Krebsrisiko senken. Zudem enthalten diese Lebensmittel Jod, Zink und Selen, die einen gesunden Stoffwechsel unterstützen.
- Knoblauch enthält krebshemmende Schwefelverbindungen und verstärkt, ebenso wie Zwiebeln, die Wirkung von Lycopin.
- Senf und Meerrettich beschleunigen durch ihren hohen Glucosinolat-Gehalt den Abbau von Giftstoffen.
- Nüsse weisen einen hohen Polyphenolgehalt auf und schützen so die enthaltenen Omega-3-Fettsäuren vor Oxidation. Das verhindert die Entstehung krebserregender Stoffe. Da sie zudem reich an Selen, und Folsäure sind, halten sie die Zellen gesund. Unterstützt wird dieser Effekt bei Pistazien noch durch Reservatol und Quercentin.
- Himbeeren, Brombeeren, Blaubeeren und Erdbeeren enthalten die krebsprotektive Ellagsäure.
- Aprikosen enthalten ebenfalls viel Lycopin und Folsäure.
- Haferflocken werden grundsätzlich aus dem vollen Korn gewalzt und enthalten viel hochwertiges Eiweiß und gesundes Fett.
- Ballaststoffe, wie sie in Obst, Gemüse, Hülsenfrüchten und Vollkornprodukten vorkommen, sind in mehrfacher Hinsicht empfehlenswert. Sie beschleunigen den Transport der Nahrung durch den Darm, wodurch weniger Giftstoffe aufgenommen werden. Zudem binden sie selbst giftige Substanzen. Sie schützen auch vor der Exposition gegenüber krebserregenden Stoffen im Darm, da sie dort zu Butter-, Essig- und Propionsäure abgebaut werden, was die Darmschleimhaut verbessert.

An dieser Stelle ein persönliches Wort

Im Gespräch mit Patienten erlebe ich immer wieder, dass sie erst im Zuge der Krebstherapie erkennen, welch ausgeprägt positive Wirkung schon kleine Veränderungen der Ernährungsgewohnheiten mit sich bringen. Nicht selten sehen die Patienten die Erkrankung auch als Chance, von nun an besser mit der Ressource Gesundheit umzugehen. Das tun sie zum Beispiel, indem sie jede Mahlzeit bewusst auswählen und auch bewusst genießen. So mancher, der früher in der Kantine irgendetwas möglichst schnell heruntergeschlungen hat, nur um satt zu sein, erkennt plötzlich, dass Essen mit Muße ein Genuss ist, an dem alle Sinne beteiligt sind. Insbesondere Männer bekunden mir dabei oft Erstaunen darüber, dass gesund auch lecker sein kann. Nicht selten entsteht daraus sogar ihr neues Hobby: Kochen! Rezepte studieren, über den Markt schlendern und sich von Farben und Gerüchen inspirieren lassen – das ist ein schöner Bestandteil ihrer neuen Lebensqualität.

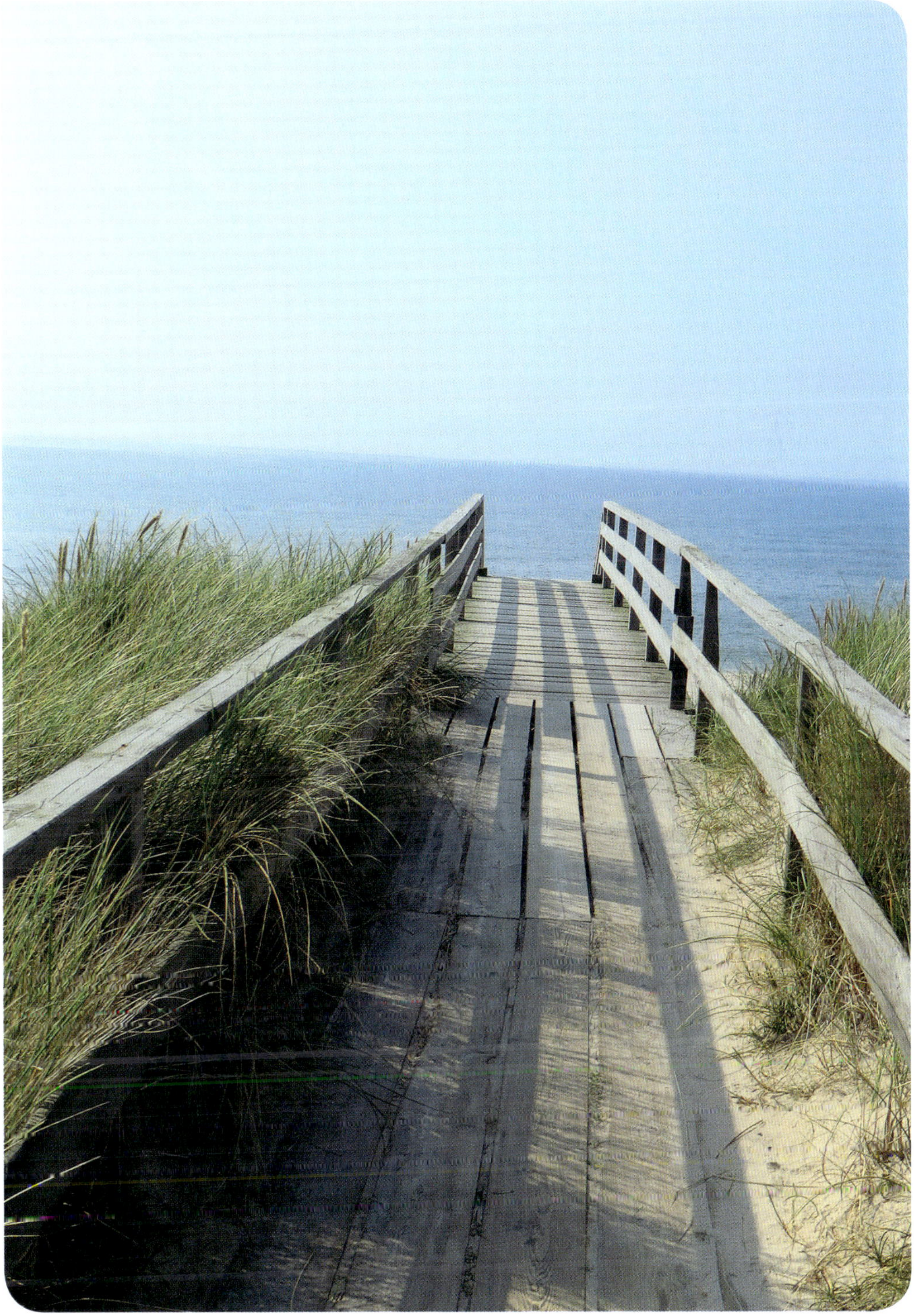

Georges Akoa

Regelmäßig zur Nachsorgeuntersuchung

Ein PSA-Anstieg nach Entfernung oder Bestrahlung der Prostata wegen Krebs kann entweder durch ein Lokalrezidiv oder durch Metastasen bedingt sein.

Die Geschichte einer Krebserkrankung könnte man in vier Säulen darstellen:

- Früherkennung
- Diagnose
- Therapie
- Nachsorge

Die Nachbetreuung schließt somit die Primärbehandlung einer Krebserkrankung ab. Sie hat einerseits zum Ziel, die Lebensqualität des Patienten zu sichern, indem die Folgestörungen der Behandlung gelindert oder angemessen behandelt werden. Andererseits sollen dadurch das Rezidiv (der Rückfall) der Krebserkrankung nach der Primärbehandlung (Erstbehandlung) schnell erkannt und geeignete Maßnahmen eingeleitet werden. Die Nachsorgekontrollen, die regelmäßig stattfinden sollen, sind mit psychischer Belastung verbunden. Die Termine beim Urologen sind für die Betroffenen mit Ängsten und emotionaler Belastung sowie Hoffnung verbunden. Für gelungene Nachsorgekontrollen steht die Kommunikation zwischen Arzt und Patient im Mittelpunkt.

Dank der verbesserten Früherkennung und moderner Diagnosemethoden können in den frühen Stadien von Prostatakrebs hohe Heilungsraten, sei es mittels radikaler Prostatektomie, perkutaner Bestrahlung oder Brachytherapie, erzielt werden. Dabei spielt der Einsatz der PSA-Bestimmung zur Früherkennung, die seit 1993 empfohlen wird, eine wichtige Rolle, da auf diese Weise viele Tumoren im Frühstadium entdeckt werden können. Die Anwendung der PSA-Bestimmung bezieht sich nicht nur auf die Früherkennung, sondern kann auch für die Kontrolle von Therapieerfolg, Prognoseabschätzung und Nachsorge angewendet werden. Bei der Nachsorge fördert der Einsatz des Tumormarkers PSA (prostataspezifisches Antigen) einige Verwirrungen bei den Betroffenen zu Tage, vor allem nach der durchgeführten radikalen Prostatektomie. Nicht selten stellen Betroffene die Frage: Warum wird der PSA-Test gemacht, wenn die Prostata nicht mehr da ist?

Wie erleben Sie die regelmäßigen Nachsorgeuntersuchungen?

Oliver K.

» *Ich bin im Nachsorgeprogramm und habe immer wieder Angst vor einem Rezidiv.* «

Johann B.

» *Ich bin da ganz zuversichtlich, die Kontrollen gehören mittlerweile dazu und werden fast schon zur Gewohnheit.* «

Wie läuft die Nachsorge?

Die Nachsorge soll spätestens zwölf Wochen nach Therapieende beginnen. Die Bestimmung des Tumormarkers PSA spielt dabei eine entscheidende Rolle. In welchen zeitlichen Abständen die Nachsorgeuntersuchungen stattfinden sollen, wird in vielen Fällen individuell festgelegt. Da die meisten Rückfälle in den ersten zwei Jahren nach kurativer Behandlung (Operation und Strahlentherapie) auftreten, ist in dieser Periode ein engmaschigeres Überwachungsintervall durchzuführen. Bei beschwerdefreien Patienten empfiehlt die S3-Leitlinie Prostatakarzinom folgendes Vorgehen:

Zeit nach Primärtherapie	Zeitabstände	Untersuchungen
1. und 2. Jahr	alle 3 Monate	PSA-Wert
3. und 4. Jahr	alle 6 Monate	PSA-Wert
Ab 5. Jahr	jährlich	PSA-Wert

Studien gemäß wird nach der Operation ein Absinken des PSA-Werts im Serum unter die Nachweisgrenze innerhalb der ersten sechs postoperativen Wochen erwartet.

Sinkt der PSA-Wert nach radikaler Prostatektomie unter die Nachweisgrenze und steigt anschließend mit zwei konsekutiven Messungen über einen Grenzwert von 0,2 ng/ml an oder liegt nach der Bestrahlung um mehr als 2 ng/ml über dem tiefsten Wert, dem sogenannten Nadir (bestätigt durch eine zweite Messung), spricht man vom biochemischen PSA-Rezidiv. Ist der PSA-Wert postoperativ weiterhin nachweisbar, spricht man von einer PSA-Persistenz.

Das Risiko eines Tumorrezidivs korreliert mit dem Tumorstadium, dem Differenzierungsgrad oder Gleason-Score und dem präoperativen PSA-Wert. Im Grund genommen kann je nach Anstiegsgeschwindigkeit der PSA-Werte zwischen Lokalrezidiv (Rückfall im Bereich des Operationsgebiets) und systemischer Erkrankung (Krebsabsiedlungen in anderen Organen, sogenannte

Fernmetastasen) unterschieden werden. Hinweisend für ein Lokalrezidiv sind:

- langsamer und späterer PSA-Anstieg innerhalb von zwei und drei Jahren nach radikaler Prostatektomie, aber auch früher.
- PSA-Verdoppelungszeit über 10 Monate
- Gleason-Score unter 8
- pN0 (negative Lymphknoten)
- unvollständige Entfernung des Prostatakarzinoms (sogenannte R1-Situation), wobei der Tumor auf die Prostata begrenzt war

Ein rascher PSA-Anstieg ist eher ein Indiz für eine eingetretene systemische Erkrankung. Folgende Punkte sprechen für eine systemische Erkrankung:

- PSA-Wiederanstieg früher als ein Jahr nach radikaler Prostatektomie
- PSA Verdopplungszeit unter 10 Monate
- Gleason-Score über 8
- pN0+ (positive Lymphknoten)

Zusätzliche Untersuchungen bei Nachsorgekontrollen

Laut S3-Leitlinie des Prostatakarzinoms ist bei Patienten ohne biochemisches Rezidiv die DRU (digital-rektale Untersuchung, »Fingertest«) in der Nachsorge des Prostatakarzinoms nicht routinemäßig angezeigt.

In aller Regel wird der nachsorgende Urologe auch eine Sonografie von Nieren und Leber vornehmen zum Ausschluss lokaler Komplikationen (z. B. Harnstau) oder einer viszeralen Metastasierung.

Bei einem biochemischen Rezidiv bringen konventionelle Verfahren wie Computertomogramm (CT) und transrektaler Ultraschall (TRUS) keine zusätzlichen Informationen über die Lokalisation der Rezidive. Aussagekräftiger ist die MRT (insbesondere mit endorektaler Spule), ergänzt durch die Magnetresonanzspektroskopie.

Bei Rezidiv nach Strahlentherapie wird eine Stanzbiopsie (Gewebeprobe) durchgeführt, bevor eine mögliche (Salvage-)Operation initiiert wird.

Eine frühzeitige Lokalisation von Rezidiven oder Metastasen ist mittels der sogenannten Positronenemissionstomografie (PET) in Kombination mit CT bei PSA über 5 ng/ml möglich. In der Rezidivdiagnostik und schon bei PSA-Werten ab 0,2 bis 0,5 ng/ml wird aktuell in manchen Kliniken das sogenannte PSMA-PET/CT (PSMA steht für prostataspezifisches Membranantigen) eingesetzt.

Eine Skelettszintigrafie zur Abklärung von Knochenmetastasen wird nur durchgeführt, wenn der Patient Beschwerden hat und der PSA-Wert über 10 ng/ml liegt.

Therapiemöglichkeiten bei PSA-Rezidiv

Ein Rezidiv kann bei guten Ausgangswerten zunächst nur beobachtet werden. Muss behandelt werden, dann kommen als Möglichkeiten in Frage:

- Salvage-Operation, wenn die Primärbehandlung eine Bestrahlung war
- Bestrahlung, wenn die Primärbehandlung eine Operation war

An dieser Stelle ein persönliches Wort

Die Rehabilitation bietet Ihnen in einem kurzen Zeitraum so viele Möglichkeiten, mit Unterstützung von Experten daran zu arbeiten, wieder gesund zu werden: Nutzen Sie diese Gelegenheit.

Ausführliche Informationen über das Wiederauftreten des Krebses nach einer Operation finden Sie auf S. 56–58.

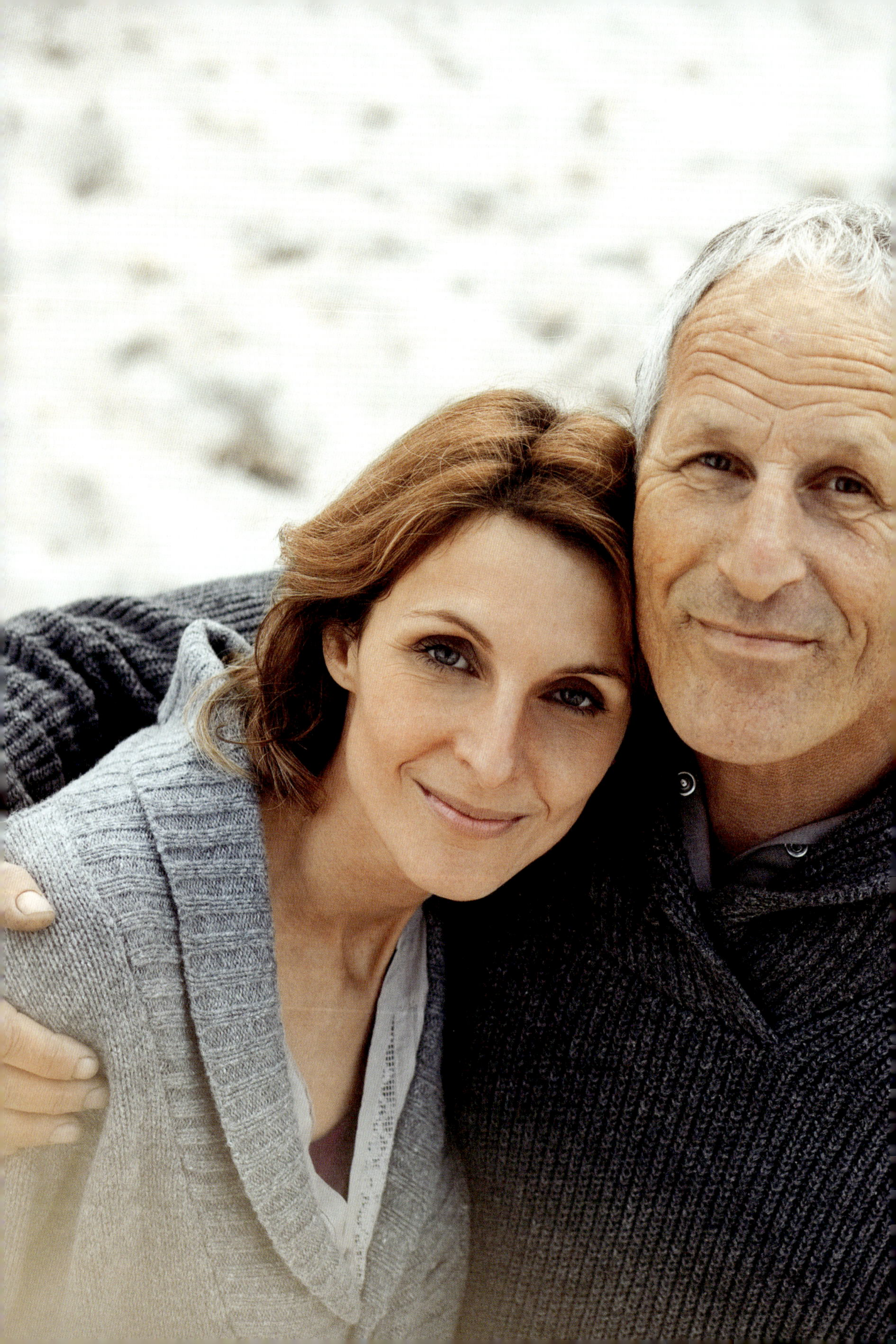

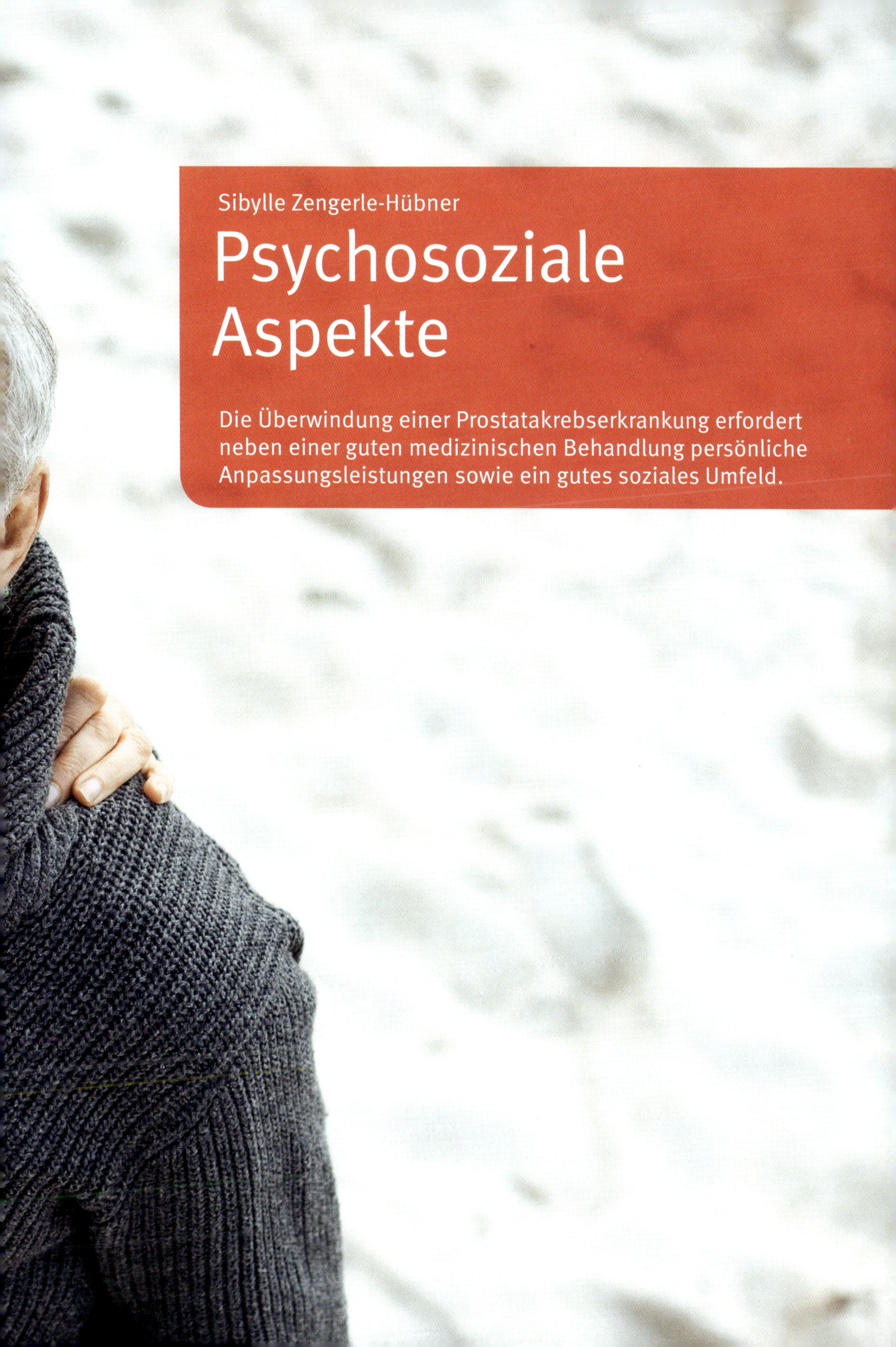

Sibylle Zengerle-Hübner

Psychosoziale Aspekte

Die Überwindung einer Prostatakrebserkrankung erfordert neben einer guten medizinischen Behandlung persönliche Anpassungsleistungen sowie ein gutes soziales Umfeld.

Wege der Krankheitsverarbeitung

Krankheitsverarbeitung ist ein Lernprozess, der Sie und Ihre Angehörigen sowohl mit Ihren Belastungsgrenzen als auch mit Ihren Potentialen in Berührung bringt.

Im Umgang mit einer Prostatakrebserkrankung gibt es kein Patentrezept, das allen betroffenen Männern und ihren Angehörigen gleichermaßen gerecht wird. Ebenso wenig lassen sich individuelle Reaktionen in Kategorien wie »richtig« oder »falsch« einordnen. Was dem einen nützt, kann dem anderen wenig hilfreich sein. Warum ist das so? Die Krankheitsverarbeitung wird von vielen Faktoren beeinflusst, zum Beispiel vom Schweregrad Ihrer Erkrankung, dem Ausmaß der behandlungsbedingten Beeinträchtigungen, Ihrem gesundheitlichen Allgemeinzustand, Ihrem Alter oder den Lebensumständen zum Zeitpunkt der Diagnosestellung. Von großer Bedeutung ist auch, wie Sie die Erkrankung einschätzen und welche Ihrer persönlichen Stärken und Ihrer bisherigen Lebenserfahrungen in der Auseinandersetzung mit der Diagnose hilfreich sind. Die Unterstützung durch Angehörige, Freunde und Bekannte hat ebenfalls erheblichen Einfluss auf die Krankheitsverarbeitung. Viele Männer betonen, wie wichtig es ihnen schon zum Zeitpunkt der Diagnosestellung gewesen ist, die Partnerin in alle Entscheidungen einzubeziehen und sie in Momenten der Unsicherheit oder Schwäche an ihrer Seite zu wissen.

Dass so viele Faktoren bei der Krankheitsverarbeitung eine Rolle spielen und miteinander in Wechselwirkung treten, kann zwar verunsichern und überfordernd wirken. Wo viele Faktoren ineinandergreifen, kann aber auch an vielen Stellschrauben gedreht werden, um auf eine psychisch herausfordernde Lebenssituation Einfluss zu nehmen. Sie werden wie bei jeder einschneidenden Lebenserfahrung einen Entwicklungsprozess durchlaufen.

In diesem Kapitel wird Ihnen zwar kein idealtypischer Weg der Krankheitsverarbeitung vorgegeben. Sie erhalten aber Informationen über das Verhalten von Menschen in Ausnahmesituationen, die Ihnen helfen können, sich selbst in Ihren Reaktionen besser zu verstehen. Sie werden psychosoziale Versorgungsstrukturen kennenlernen, die Sie in

Welche Vorstellungen von der Dauer des Genesungsprozesses hatten Sie?

Markus W.

» *Ich hatte keine genaue Vorstellung von meinem Genesungsprozess und war eher ungeduldig. Meine Frau hat mich immer wieder ermutigt, dem Ganzen Zeit zu geben.* «

Oliver K.

» *Ich war auf einen begrenzten Krankheitszeitraum eingestellt. Das Gesundwerden war aber eher ein schleichender Prozess, der sich über [illegible] und zwölf Monate erstreckte.* «

Anspruch nehmen können. In Forschung und Praxis der psychosozialen Onkologie wurden Orientierungshilfen zur konstruktiven Auseinandersetzung mit Krankheit und Gesundheit entwickelt. Männer, die vor Ihnen an Prostatakrebs erkrankt sind, verfügen über ein reiches Erfahrungswissen, von dem Sie auf Ihrem Weg der Krankheitsverarbeitung profitieren können.

Vermutlich müssen Sie sich erst daran gewöhnen, dass dieser Weg beim Gehen entsteht, nicht nur geradeaus, sondern streckenweise durch schwieriges Gelände führt und viele Wegverzweigungen hat. Es gibt Hürden und Stolpersteine, die genommen bzw. umrundet werden müssen. Wichtig ist, dass Sie immer wieder prüfen, ob der einmal eingeschlagene Weg, das Tempo, in dem Sie in der Genesung vorangehen, und die Begleitung, in der Sie sich befinden, für Sie und Ihre Angehörigen, stimmig sind. Die Zeit der Diagnosestellung kann beispielsweise ein anderes Verhalten erforderlich machen als die Rückkehr in den Beruf.

Gedankenkreise

Begriffe wie »Krankheitsbewältigung« oder »Krankheitsverarbeitung« suggerieren, dass es einen Punkt gebe, an dem die Krankheit überwunden und die Gesundheit wiederhergestellt sei. Kann man Krebs wirklich »hinter sich« lassen oder muss man vielleicht »mit ihm leben«? Ist damit zu rechnen, dass die Erkrankung wiederkommt? Wann ist man wieder gesund? Wenn man tumorfrei ist, keine Beschwerden oder Leistungseinschränkungen spürt, sich wohl in seiner Haut fühlt, das Beste aus seiner Situation macht oder tun und lassen kann, was man mag? Manchmal fühlt sich ein Mann mit guter Prognose krank und ein Mann mit einem fortgeschrittenen Prostatakarzinom gesund. Darf man Angst davor haben, dass die Erkrankung wiederkommen könnte und deshalb, gereizt oder niedergeschlagen sein? Schaden sogenannte »negative« Gefühle der

Gesundheit? Welche Gefühlsintensität ist normal? Wann sollte man psychosoziale Unterstützung suchen? Wird die Lebensqualität durch die Erkrankung negativ beeinflusst oder lässt sich der Krankheitserfahrung etwas Gutes abgewinnen? Ihre Angehörigen sind Mitbetroffene. Was stärkt, was erschwert das Zusammenleben? Wie kann man seiner Frau, seinen Kindern die Sorgen und Ängste nehmen, mit denen sie konfrontiert sind? Was kann man mit- und füreinander tun? All diese Fragen drängen sich häufig zeitgleich auf. Sie zu stellen, ist leichter, als Antworten zu finden.

Gesundheit ist mehr

Bücher über Krebserkrankungen beginnen meist mit dem Gedanken, dass die Diagnose der Prostatakrebserkrankung einem »den Boden unter den Füßen wegzieht«, wie ein »Hammerschlag« oder ein »Erdbeben« wirkt und das Leben von jetzt auf gleich »auf den Kopf stellt«. Diese Gedanken sind Ihnen vermutlich bestens vertraut. Sie müssen nicht ständig wiederholt und dadurch verstärkt werden. Sie sind daher eingeladen, sich auf ein Experiment einzulassen und sich damit zu befassen, was Ihre Gesundheit ausmacht. Um Missverständnissen vorzubeugen: Es geht nicht darum, Befürchtungen oder negative Stimmungen zu ignorieren und durch einen oberflächlichen Ratschlag wie »Kopf hoch!« oder »Positiv denken!« beiseitezuwischen. Die Diagnose »Krebs« erzeugt bei vielen Menschen ein Gefühl der existentiellen Bedrohung, die abgewendet werden muss. Wenn Sie sich Ihre Widerstandskräfte vergegenwärtigen, wird Ihnen bewusst, was trotz Erkrankung gut funktioniert, unbeschadet und gesund geblieben ist. Gesundheit ist ein kostbares Gut, für das sich der Einsatz lohnt.

Die Weltgesundheitsorganisation hat Gesundheit schon 1948 folgendermaßen definiert: »Gesundheit ist ein Zustand völligen psychischen, physischen und sozialen Wohlbefindens und nicht nur das Freisein von Krankheit und Gebrechen. Sich des bestmöglichen Gesundheitszustandes zu erfreuen, ist ein Grundrecht jedes Menschen, ohne Unterschied der Rasse, der Religion, der politischen Überzeugung, der wirtschaftlichen oder sozialen Stellung.« (Bundesministerium für Gesundheit, 2015).

Durch diese Definition wird der Wert gesunden Lebens bewusst hoch gehängt. Sie macht deutlich, dass Gesundheit allen Menschen gleichermaßen zusteht und wesentlich mehr ist als die Abwesenheit von Krankheit. Wenn man mit einer schwerwiegenden Erkrankung konfrontiert ist, verliert man dieses »Mehr« leicht aus dem Blickfeld.

Finden Sie ein Bild für Gesundheit

Nehmen Sie sich einen Moment Zeit, darüber nachzudenken, woran Sie Gesundheit festmachen. Kommen Ihnen Körperempfindungen wie ein warmes Gefühl im Bauch, Schmerzfreiheit, eine angenehme Muskelspannung in den Sinn oder denken Sie an eine bestimmte Art der Beschäftigung – z. B. Radtouren unternehmen, mit Krafteinsatz arbeiten können oder zum Kegeln gehen? Versuchen Sie, sich eine möglichst bildhafte Vorstellung von Gesundheit zu machen. Wird Gesundheit für Sie eher durch eine schattige Quelle, einen hohen Berg, einen urigen Wald, eine weite Landschaft oder etwas völlig anderes versinnbildlicht? Hat sie eine Farbe, einen Geruch, einen Geschmack, einen Klang? Vielleicht mögen Ihnen diese Fragen befremdlich erscheinen. Wenn Sie Gesundheit in ein inneres Bild kleiden, finden Sie spielerisch Ideen dafür, was Sie für

Übung: Was bleibt unbeeinträchtigt

Machen Sie sich bewusst, was weiterhin gut »funktioniert«: Sie können z.B. mit allen Sinnen wahrnehmen. Was sehen Sie sich gerne an? Welche Geräusche mögen Sie? Welche Gerüche sind Ihnen angenehm? Welcher Geschmack zergeht Ihnen auf der Zunge? Sie können sich auf Ihren Herzschlag konzentrieren und sich bewusstmachen, was Sie gerne auf der Haut spüren? Es geht nicht darum, die Erkrankung durch die Ausrichtung auf das, was in Ordnung ist, zu verharmlosen. Diese Übung soll Sie dabei unterstützen, die Aufmerksamkeit auf das zu lenken, was sich gesund anfühlt, und dazu beiträgt, das Vertrauen in den eigenen Körper und die verfügbaren Stärken zurückzugewinnen.

den Wiederaufbau und Erhalt Ihrer Gesundheit tun können.

Ein Beispiel zur Veranschaulichung: Bei einer Bergbesteigung könnten Sie sich fragen, ob Sie einen einfachen, dafür aber sicheren Weg nach oben bevorzugen oder einen, der schnell zum Gipfel führt, dafür aber einige Risiken birgt. Sie benötigen vielleicht einen Bergführer oder Wegbegleiter, eine gute Ausrüstung, Kartenmaterial, Proviant, einen Kompass. Wenn Sie im Bild alles beisammenhaben, können Sie die Bildelemente auf die Realität übertragen: Was gibt Ihnen im Umgang mit der Erkrankung Orientierung? Wofür könnte das Kartenmaterial ein Sinnbild sein? Wählen Sie lieber eine experimentelle Behandlungsmethode oder eine, die sich mehrfach bewährt hat? Wer begleitet Sie? Auf diese Weise können Sie sich kreativ ein Genesungskonzept erarbeiten.

Psychische Belastungen

Auch wenn Sie mit Kraft und Zuversicht in die Behandlung gehen und den Kampfgeist in sich spüren, der Erkrankung alles in Ihrer Macht Stehende entgegenzusetzen, kann es immer wieder Augenblicke geben, in denen Ihre Nerven »blank liegen«. Gestehen Sie sich und Ihren Angehörigen zu, phasenweise gereizter als gewohnt zu reagieren, in »schwarze Löcher« zu fallen oder in manchen Nächten gedanklichen Endlosschleifen nachzuhängen.

Vor allem in der ersten Zeit ist das normal und Ausdruck einer psychischen Überforderung, die erst verarbeitet werden muss. Krankheitsverarbeitung unterliegt einem Entwicklungsprozess. Diagnosestellung und Behandlung stellen Sie vor andere Herausforderungen als die Rehabilitation oder die Rückkehr in die Normalität des Alltags, in das gesellschaftliche und berufliche Leben. In den nächsten Kapiteln wird diesem Prozess folgend auf die Belastungen der einzelnen Phasen und die Möglichkeiten, damit umzugehen, näher eingegangen.

Schreckensmoment: Die Diagnose

Das Prostatakarzinom zeichnet sich im Vergleich zu anderen Karzinomen durch ein langsameres Wachstum, geringere Aggressivität und ein geringeres Sterblichkeitsrisiko aus. Warum fällt es trotz dieser positiven Nachrichten schwer, von einem guten Behandlungsverlauf und einem Heilungserfolg auszugehen?

Tumorerkrankungen haben eine lange, die Menschheit begleitende Geschichte. Sie sind über Jahrhunderte mit existentieller Bedrohung und Gedanken an Schmerz und Leid verknüpft worden. Dieses überlieferte Erfahrungswissen dürfte für das existentielle Erschrecken mit verantwortlich sein, das die Diagnose trotz guter prognostischer Voraussetzungen auszulösen vermag. Jeder Mensch weiß zwar, dass »das Leben zeitlich begrenzt und »lebensgefährlich« ist. Die Nachricht, krebskrank zu sein, lässt die Endlichkeit des Lebens jedoch bedrohlich näher rücken.

Fragen, die zum Zeitpunkt der Diagnose auftreten

- Warum bin ich krank geworden? Ich habe doch gesund gelebt!
- Warum bekommen Menschen, die auf sich achten, Krebs, während andere, die ihre Gesundheit aufs Spiel setzen, gesund bleiben?
- Wieso habe ich vom Tumorwachstum nichts gespürt?
- Ist die Erkrankung heilbar?
- Welche Behandlungsmöglichkeiten gibt es?
- Wie kann ich verhindern, dass die Erkrankung wiederkommt?
- Wie viel Lebenszeit wird mir bleiben?

Vor der Diagnosestellung sind häufig keine körperlichen Beeinträchtigungen zu spüren. Als bis dahin gesunder Mann werden Sie von einem Moment zum anderen in den Zustand eines Patienten mit einer ernsten Erkrankung versetzt.

Und auch Ihre Partnerin ist direkt betroffen. Sie wird sich ebenfalls viele Fragen stellen:

- Wie viel gemeinsame Lebenszeit bleibt uns?
- Wird die Krankheit unsere Beziehung verändern?
- Wird mein Partner leiden?
- Wie kann ich ihm helfen?

Die Diagnose vermag in sonst souveränen Menschen Gedanken und Gefühle durcheinanderzuwirbeln. Je länger die Wartezeit bis zu einem klaren Ergebnis ist, desto mehr psychische Spannung baut sich auf. Es ist daher wichtig, dass Sie sich zeitnah ein Bild von Ihrer Situation machen, sich die einzelnen Behandlungsschritte vor- und auf sie einstellen können. Das Vertrauen, dass die Situation zu bewältigen ist, wächst mit ihrer Einschätzbarkeit. Wissen gibt Orientierung, schafft Klarheit und reduziert Angst. Sie bestimmen, wie detailliert Sie informiert werden möchten. Manche Männer erwarten umfassende Aufklärung, holen sich eine Zweitmeinung ein und recherchieren im Internet. Andere fühlen sich von der Fülle der Informationen verunsichert und erschlagen. Sie verlassen sich auf die für ihre Situation zugeschnittenen Informationen durch ihren behandelnden Arzt oder holen sich noch eine Zweitmeinung ein.

Fragen an den Urologen

Eine konkrete Vorstellung von den Behandlungsmöglichkeiten ist Voraussetzung für Ihre Entscheidungsfindung. Neben dem Vertrauen in die Behandlungsmethode ist das Vertrauen in den Behandler hier ganz entscheidend. »Geht mein Arzt auf mich ein? Fühle ich mich ernst genommen? Sprechen wir die gleiche Sprache? Weiß er, was er tut?«

- Mit was für einer Erkrankung habe ich es zu tun?
- Woher kommt sie? Wie sind die Chancen, wieder ganz gesund zu werden?
- Welche Behandlungsmöglichkeiten gibt es? Mit welchen Risiken muss ich rechnen?
- Welche Folgen hat die Behandlung?

- Wie kann ich mich vorbereiten, was dazu beitragen, wieder gesund zu werden?
- Wie sieht meine Situation danach aus?
- Wie lange wird der Regenerationsprozess dauern?
- Wann kann ich wieder arbeiten gehen?
- Wie wirkt sich die Behandlung auf mein bzw. unser Beziehungsleben, wie auf unsere Sexualität aus?

Eine gute ärztliche Aufklärung sollte idealerweise im Beisein Ihrer Partnerin bzw. Ihres Partners erfolgen. In Zeiten großer Anspannung oder Erregung ist die Aufnahmefähigkeit begrenzt. Vier Ohren hören mehr als zwei. Die Information aus erster Hand zu bekommen, ist für alle Beteiligten hilfreich. Scheuen Sie sich nicht, Ihren Arzt mehrmals zu Ihrer Situation zu befragen. Schreiben Sie sich vor einem Gespräch Ihre Fragen auf. Man vergisst in der Aufregung, was man fragen wollte. Machen Sie sich auch nach einem Gespräch Notizen, wenn die Aufregung Sie daran hindert, wichtige Informationen zu behalten.

Haben Sie sich während der ganzen Zeit der Erkrankung gut aufgehoben gefühlt?

Oliver K.

» *Die Ärzte sind offen gewesen und haben mich ernst genommen. Ich wurde gut aufgeklärt und ernst genommen.* «

Markus W.

» *Ich habe mich überall gut beraten und aufgehoben gefühlt: beim Hausarzt, beim Urologen, im Krankenhaus und in der Rehaklinik.* «

Nutzen Sie die Wartezeit bis zum Behandlungsbeginn

Ist die Hürde der Therapieentscheidung genommen, beginnt die Zeit des Wartens auf die Behandlung. Sie kann sich von wenigen Tagen bis zu mehreren Wochen erstrecken und dadurch belastend sein. Sie finden daher nachfolgend einige Anregungen dafür, was sie tun können, um sich die Wartezeit zu erleichtern:

Vorbereitungen Vielleicht ist es Ihnen wichtig, vor dem Eingriff Projekte abzuschließen oder so weit voranzubringen, dass Familie, Freunde und Arbeitskollegen wissen, was sie während ihrer Abwesenheit zu tun haben. Häufig gibt die Erkrankung auch dazu Anlass, Angelegenheiten zu regeln.

Kontinenztraining Nutzen Sie eine längere Wartezeit dazu, mithilfe eines Physiotherapeuten mit dem Kontinenztraining zu beginnen. So bekommen Sie ein Gefühl für Ihren Beckenboden und die Muskulatur, die nach dem Krankenhausaufenthalt trainiert werden muss.

Bewegung Bewegung hilft, die steigende Spannung vor einem Eingriff auf ein erträgliches Maß zu reduzieren. Spaziergänge oder der vertraute Sport sorgen für vegetativen Ausgleich. Gespräche mit den Menschen, denen Sie vertrauen, geben Halt und beruhigen. Wenn Sex Sie entspannt und Ihnen der Sinn danach steht, genießen Sie die vertraute Intimität mit Ihrer Partnerin bzw. Ihrem Partner.

Trotz aller Vorbereitungen kann eine gewisse Anspannung bleiben. Sie wird vielleicht erst nachlassen, wenn Sie die Behandlung hinter sich gebracht haben und das endgültige Ergebnis vorliegt. Das Erreichen

Übung: Selbstberuhigung

Bewegung hilft immer. Ängste werden weniger, wenn man sich buchstäblich »auf die Füße stellt, den Kontakt zum Boden spürt und sich bewegt. Frische Luft tut gut. Unterwegs verflüchtigt sich gedankliche Enge. Sie sind aktiv, spüren Ihren Körper und Ihre Kraft. Die Konzentration auf Ihren Atem ist eine ebenfalls einfache, aber wirkungsvolle Möglichkeit, davonfliegende Gedanken auf den Boden der Tatsachen zurückzuholen. Versuchen Sie, die Aufmerksamkeit wieder und wieder auf Ihren Atem lenken. Achten Sie erst einmal auf das Ausatmen. Die meisten Menschen werden dabei ruhiger. Vielleicht können Sie mit dem Ausatmen Ihre Schultern ein wenig lockerer lassen. Nach einigen Atemzügen können Sie die Wahrnehmung auf den gesamten Atemzyklus ausdehnen, das Ein-, Ausatmen und die Pausen zwischen den Atemzügen wahrnehmen. Vielleicht spüren Sie, wie sich Ihre Bauchdecke, Ihr Brustkorb, Ihre Flanken bewegen. Die Gedanken werden immer wieder abschweifen. Wenn Sie das bemerken, kehren Sie einfach wieder zu Ihrem Atem zurück.

eines Etappenzieles erleichtert und setzt die Energie frei, die für den nächsten Schritt gebraucht wird.

Die Zeit der Behandlung

Je zuversichtlicher die Grundstimmung ist, mit der Sie ins Krankenhaus gehen, desto leichter wird es Ihnen fallen, sich der erforderlichen Behandlung zu unterziehen.

Ergebnisse einer Studie weisen darauf hin, dass bereits während des Krankenhausaufenthaltes anhand der optimistischen beziehungsweise pessimistischen Erwartungshaltung der Patienten tendenziell vorherzusagen ist, wer im weiteren Verlauf mehr oder weniger psychisch belastet sein wird. Optimistische Menschen verhalten sich in der Krankheitsbewältigung aktiver und können sich besser an die gegebene Situation anpassen als Menschen mit pessimistischer Grundhaltung. Auch die Unterstützung, die man in der Partnerschaft und im weiteren sozialen Umfeld erfährt, wirkt sich positiv auf die körperliche und seelische Gesundheit aus.

Nachfolgend finden Sie Anregungen dazu, wie Sie Ihre Zuversicht stärken und Ihre Befürchtungen im Zaum halten können. Wie lassen sich Gedankenspiralen unterbrechen?

Stellen Sie aufkommenden Ängsten bewusst Gedanken über das gute Gelingen zur Seite. Machen Sie sich ein möglichst konkretes Bild davon, wie die Behandlung idealerweise verläuft. Spielen Sie das gute Gelingen gedanklich wieder und wieder durch. So können Sie mit der Zeit ein Gegenwicht zu Ihren Ängsten schaffen. Sollte bei solchen Vorschlägen zur Nutzung der Vorstellungskraft eher Unruhe in Ihnen aufkommen, können Sie auf Bewegung, Ablenkung und all das setzen, was Sie normalerweise ruhig werden lässt oder auf andere Gedanken bringt. Vielleicht hilft Ihnen auch ein Gebet, das Sie seit Kindertagen kennen.

Übung: Innere Bilder nutzen

Wenn Sie testen wollen, ob es Ihnen gelingt, mit Ihrer Vorstellungskraft zu arbeiten, probieren Sie Folgendes aus: Begeben Sie sich gedanklich in Ihr eigenes Wohnzimmer. Wo sitzen Sie besonders gern? Wie fühlt es sich an, wenn Sie sich auf ihrem Lieblingsplatz niederlassen? Worauf fällt von da aus ihr Blick?
Wenn Ihnen dieses Gedankenspiel binnen weniger Sekunden gelungen ist, können Sie einen weiter gehenden Versuch starten: Gibt es einen Ort, an dem Sie sich schon einmal rundum wohl und geborgen gefühlt haben? Dieser Ort kann real existieren, aber auch ein Ort Ihrer Fantasie oder ein Ort sein, der nur noch in Ihrer Erinnerung existiert. Machen Sie sich bewusst, wie es dort aussieht, riecht, welche Geräusche für diesen Ort typisch sind, warum Sie dort gerne waren oder sein würden.
Sich gedanklich dorthin zu versetzen, lässt Sie zur Ruhe zu kommen und Ihre Stabilität wiederfinden. Jeder Mensch kann in seiner Fantasie so einen Wohlfühlort finden. Legen Sie das Buch kurz zur Seite, atmen Sie zwei-, dreimal tief durch, überprüfen sie, ob sich Ihre Haltung bequem anfühlt, und gehen Sie dann in Ihrem Innern auf die Reise. Wenn Sie an Ihrem inneren Wohlfühlort ein wenig Kraft getankt haben, sollten Sie sich wie nach einem Schläfchen am Nachmittag dehnen und strecken, damit Sie sich wieder wach und frisch dem Hier und Jetzt zuwenden können.

In die Normalität zurückfinden

Ist die Behandlung im Krankenhaus abgeschlossen, besteht Ihre Hauptaufgabe darin, sich körperlich und seelisch zu regenerieren und in der neuen Situation zurechtzufinden. Auf das Wesentliche reduziert bedeutet das, wieder leistungsfähig, kontinent und potent zu werden. Die Reduktion der Regeneration auf das Erreichen dieser Ziele wird dem Genesungsprozess jedoch bei weitem nicht gerecht. Er beinhaltet wesentlich mehr.

Solange Sie sich auf die Behandlung im Krankenhaus vorbereitet haben und durch sie hindurchgegangen sind, haben Sie sich vermutlich immer wieder auf den jeweils nächsten Schritt konzentriert. Oft kann man erst in der Regenerationsphase das ganze Ausmaß der Erkrankung und die sich aus ihr ergebenden Konsequenzen erfassen und emotionale Verarbeitungsprozesse zulassen. Manche Männer wundern sich, dass sie nach der Behandlung im Krankenhaus Schlafstörungen bekommen, unter vegetativer Unruhe leiden oder emotional bewegt auf die Frage reagieren, wie es Ihnen und Ihren Angehörigen geht. Wir sind in der Lage, in einer brisanten Lebenssituation alle Kräfte zu mobilisieren und zu bündeln, die uns helfen, uns aus der Gefahr zu befreien. Intensive Gefühle würden uns in einer akuten Bedrohungssituation behindern. Sobald wir in Sicherheit sind, können wir unseren Gefühlen freien Lauf lassen.

Sie müssen nicht befürchten, sich bestimmte Gefühle nicht erlauben zu dürfen. Angst, Wut, Traurigkeit, Scham, Verzweiflung oder Phasen der Orientierungslosigkeit gehören wie Freude, Neugier oder Leichtigkeit zum Leben dazu.

Sie schaden uns nicht, solange wir nicht in ihnen hängen bleiben. Extreme Erfahrungen bringen die gesamte Klaviatur der Empfindungen zum Klingen. Die Erkrankung fordert Sie dazu heraus, in Ihrem reichhaltigen Schatz an Lebenserfahrung nach Kraftquellen zu suchen, die Ihnen und Ihren Angehörigen den Umgang mit ihr erleichtern.

Worauf Sie zurückgreifen können

In der Psychoonkologie spricht man von »Ressourcen«, Kraftquellen, die einem die Genesung und Krankheitsverarbeitung erleichtern. Das können »personale Ressourcen«, also zum Beispiel Ihre optimistische Grundhaltung, Ihr Vertrauen in Ihre Grundkonstitution, die Fähigkeit zur Geduld, Konsequenz oder Durchhaltevermögen sein. Unter »sozialen Ressourcen« sind verlässliche und tragende Beziehungen oder auch flüchtige Begegnungen mit Menschen zu verstehen, die Ihr Leben bereichern und Sie spüren lassen, dass Sie nicht allein sind. Auch »spirituelle Ressourcen« wie der Glaube, in dem man sich beheimatet fühlt, oder kreative Potentiale können sich als bedeutsame Kraftquellen erweisen.

Diegelmann und Isermann haben eine Liste entwickelt, mit deren Hilfe Sie sich Ihre verfügbaren Ressourcen bewusstmachen können.

Männer setzen ihren Körper häufig wie ein Werkzeug ein. Werkzeuge werden von ihnen jedoch meist pfleglicher behandelt als der eigene Körper. Was die Leistungsfähigkeit angeht, erwarten sie von sich vor allem im Beruf, »immer einhundert Prozent« zu geben. Die Medizin ist kein Reparaturbetrieb,

BERLIN-Ressourcenliste

Wenn Sie damit beginnen, auf dieser Liste zusammenzutragen, was Sie gerne tun, wird Ihnen die Fülle der Möglichkeiten deutlich, die Sie haben, um sich Gutes zu tun:
B steht für »Body« (z.B. gute Ernährung oder Bewegung),
E für »Emotionen« (z.B. romantische Augenblicke oder gute Musik),
R für »Ressourcen« (z.B. Selbstvertrauen oder finanzielle Sicherheit),
L für »Liebe« (z.B. Nächstenliebe oder Solidarität),
I für »Imaginationen« (z.B. Theaterbesuche oder Träume) und
N für »Natur« (z.B. Wandern oder ein Tag am Meer).
Gewichten Sie die Bedeutsamkeit der einzelnen Kategorien auf einer Skala von 1 (wenig bedeutsam) bis 10 (sehr bedeutsam). Vielleicht gibt es Bereiche, in denen Sie aus dem Vollen schöpfen können, und Bereiche, die »ausbaubar« sind:
B ody: ________
E motionen: ____
R essourcen: ____
L iebe: _____
I maginationen: ______
N atur: _______
(Quelle: Diegelmann/Isermann: Kohlhammer, 2016)

der Körper weder Werkzeug noch Maschine. Vor allem kann er nicht ersetzt werden. Sie tun gut daran, in der Regenerationszeit die vorhandenen Grenzen der Belastbarkeit behutsam auszudehnen und nicht ständig über sie hinauszugehen. Anstatt auf sich herumzuhacken, wenn gesundheitliche Fortschritte auf sich warten lassen, ist es sinnvoller, liebevoll mit sich umzugehen.

Die Rehabilitation

Das individuell auf Sie abgestimmte Programm in der Anschlussheilbehandlung ist darauf ausgerichtet, den Regenerationsprozess gezielt zu fördern. Die Ärzte gehen auf Ihre individuelle Situation und Ihre Fragen ein. Information und Training helfen Ihnen dabei, Ihr Verständnis von der Erkrankung und Ihrer Genesung zu erweitern. Sie lernen, was Sie für Ihre körperliche und seelische Erholung tun können. Unter fachkundiger Anleitung arbeiten Sie an der Verbesserung von Kontinenz und Leistungsfähigkeit. Sie erfahren, wie Sie Aktivierung und Entspannung ins Gleichgewicht bringen und der erektilen Dysfunktion begegnen können. Der Abstand zum vertrauten Alltag trägt dazu bei, einen klaren Kopf und realistische Vorstellungen von der weiteren gesundheitlichen Entwicklung zu bekommen.

In dem Bemühen, schnell wieder gesund zu werden, handeln Männer gern nach der Devise »Viel hilft viel!«. Bei einer Prostatakrebserkrankung kann ein vertrautes »Mehr« an Einsatz ein »Zuviel des Guten« werden. Wenn Sie zum Beispiel zu häufig die Trainingseinheiten des Beckenbodentrainings wiederholen, kann sich der Übungseffekt ins Gegenteil verkehren und zu einer Verschlechterung der Kontinenz führen. Ihr Körper zeigt Ihnen, was er kann, braucht und wo seine Belastungsgrenzen erreicht sind.

- Die Ungeduld ist der Motor, der Sie vorwärtsbringt und anspornt, sich nicht vorzeitig mit einem als unzureichend erlebten Zustand zufriedenzugeben.
- Die Geduld ist der Schwächung durch die Behandlung geschuldet sowie der Energie, die Ihr Körper für das Heilen äußerer und innerer Wunden, zur Stabilisierung des Narbengewebes und zur vegetativen Erholung braucht.

Sich Zeit geben und Geduld entwickeln

Räumen Sie sich nicht nur wenige Wochen, sondern einige Monate für Ihre Genesung ein. Ihr Körper wird Ihnen vorgeben, in welchem Tempo er sich erholen kann. Es empfiehlt sich, auf seine Signale zu hören, auch wenn der Kopf immer wieder ungeduldig vorauseilen möchte.

Geduld mit sich selbst aufzubringen, ist nicht einfach. Vielleicht sind Sie zum ersten Mal in Ihrem Leben mit einer Situation konfrontiert, in der Sie sich nicht in gewohntem Maß »unter Kontrolle« haben. Das kann an Ihrem Selbstbild und Ihrem Selbstbewusstsein rühren und Sie darin herausfordern, neben der vertrauten Stärke auch Schwäche zuzulassen. Hinweise auf tiefer gehende Verunsicherungen sind Gedanken, die in folgende Richtungen gehen: »Ich bin jetzt kein Mann mehr!«, »Vielleicht kann ich im Beruf nicht mehr so meinen Mann stehen, wie ich das bisher gewohnt war«, »Vielleicht verlässt mich meine Partnerin, wenn ich sie nicht mehr glücklich machen kann.« Obwohl der Verstand weiß, dass derartige Befürchtungen meist unbegründet sind, können sie sich auf das Selbstwertgefühl und das Beziehungsleben auswirken. Es ist daher sinnvoll, sie genauer unter die Lupe zu nehmen.

Rückkehr in den Beruf

»Wann kann ich wieder arbeiten gehen?« Die Antwort auf diese Frage hat weitreichende Konsequenzen. In vielen Familien hängt die finanzielle Absicherung noch immer in starkem Maße von der Berufstätigkeit der Männer ab. Das Krankengeld fällt nach der Zeit der Lohnfortzahlung deutlich geringer aus als das reguläre Einkommen. Häufig müssen neben den Lebenshaltungskosten zusätzliche Finanzierungen wie Ratenzahlungen für ein Eigenheim, die Ausbildung der Kinder oder größere Anschaffungen bewältigt werden.

Wenn Sie bis zur Feststellung der Erkrankung berufstätig waren, fragen Sie sich vielleicht auch, wie sicher Ihr Arbeitsplatz ist, ob Sie in Ihrem bisherigen Aufgabengebiet tätig bleiben können oder durch den zukünftigen Einsatz an einem weniger gut bezahlten Arbeitsplatz finanzielle Einbußen in Kauf nehmen müssen.

Arbeit ist nicht nur Broterwerb. Der Arbeitsplatz ist ein Lebensfeld, auf dem Sie Ihre Kompetenz, Erfahrung und Ihre Kreativität entfalten, Kontakte pflegen, Herausforderungen, Freude und Selbstbestätigung erleben können. Neben der finanziellen Absicherung trägt die Teilhabe am Arbeitsleben daher entscheidend zu einer grundsätzlichen Zufriedenheit, zum Erleben von Normalität sowie zum Gefühl bei, einen Beitrag zu gesellschaftlichen Leben leisten zu können. Viele Männer vermissen ihre berufliche Tätigkeit und sorgen sich um Ihre Kollegen, die mit vereinten Kräften die durch die Erkrankung entstandene Lücke zu schließen versuchen.

Es ist nicht leicht, den richtigen Zeitpunkt für die Rückkehr ins Berufsleben zu bestimmen. Sie brauchen dazu die fachkundige Einschätzung Ihrer Situation durch medizinische Experten. Das Gespräch mit Ihrem behandelnden Arzt während der Rehabilitation, Ihrem Urologen vor Ort und Ihrem Hausarzt ist hierzu unerlässlich. Vielen Männern ist nicht bewusst, dass sie eine große Operation hinter sich haben. Sie neigen dazu, Ihre Kräfte zu überschätzen. Lassen Sie sich daher nicht von Ungeduld leiten. Ein übereilter Einstieg in die berufliche Aktivität kann sich negativ auf die Kontinenzsituation auswirken. Die Aussicht, wieder arbeiten gehen, kann ein entscheidender Ansporn sein, sich für seine Gesundheit einzusetzen und einen länger andauernden Regenerationsprozess durchzuhalten. Es kommt auf das richtige Timing und das richtige Maß der Leistungssteigerung an. Dieses Maß hängt von Faktoren wie Ihrer Grundkonstitution, Ihrem Lebensalter, der Art der Operationsmethode, den vorhandenen Funktionseinschränkungen und von den Herausforderungen ab, die Ihr Beruf mit sich bringt. Eine Bürotätigkeit stellt beispielsweise andere Anforderungen an die körperliche Leistungsfähigkeit als eine Aufgabe, bei der Sie täglich schwere Lasten bewegen müssen oder extremen Temperaturschwankungen ausgesetzt sind.

Die Chancen für ein gutes Gelingen steigen, wenn der Arbeitgeber an Ihrer Situation Anteil nimmt, Ihnen seine Unterstützung zusichert und konkrete Unterstützungsangebote macht, die Ihnen den beruflichen Wiedereinstieg erleichtern. Ehrliches Interesse, Mitgefühl und Rückenstärkung von Seiten der Kollegen können ebenfalls entlasten, aufbauen und Mut machen. Degegen werden ein wenig unterstützendes Arbeitsklima oder eine wahrgenommene Diskriminierung durch den Arbeitgeber den

Weg zurück in den Arbeitsprozess erheblich erschweren.

Krankheitsbedingte Erfahrungen wirken sich nicht nur nachteilig auf das Berufsleben aus. Sie haben im Genesungsprozess auch einen Erfahrungsschatz gewonnen, den Sie in Ihren Beruf einbringen können. Sie wissen Wesentliches von Unwesentlichem zu trennen. Sie haben über Monate Durchhaltevermögen bewiesen. Was den Umgang mit Krisen angeht, sind Sie gewappnet. Immer wieder setzen sich Männer bei der Rückkehr ins Berufsleben stark unter Druck. Nicht umsonst hat der Gesetzgeber verschiedene Möglichkeiten der beruflichen Wiedereingliederung möglich gemacht und Hilfen bereitgestellt, die Sie darin unterstützen, an Ihren Arbeitsplatz zurück zu kehren. Publikationen wie der »Wegweiser zu Sozialleistungen. Antworten. Hilfen. Perspektiven« (DKG, 2014) oder »Schritt für Schritt zurück in den Job. Betriebliche Eingliederung nach längerer Krankheit – Was Sie wissen müssen« (Bundesministerium für Arbeit und Soziales, 2015) informieren grundsätzlich über wissenswerte sozialrechtliche Themen. Welche Institutionen Sie in Ihrer individuellen Situation kompetent beraten und bei der Wiedereingliederung unterstützen können, erfahren Sie im Kapitel Professionelle psychosoziale Hilfen und Hilfen zur Selbsthilfe (Seite 222).

Behandlungsbedürftige psychische Belastungen

Wenn Sie von der Intensität Ihrer Gefühle und Reaktionen überrascht werden, hilft es Ihnen, zu verstehen, warum das so ist und wie Sie sich entlasten können.

Es ist normal, auf außergewöhnliche Lebenssituationen mit intensiven Gefühlen wie Angst und Niedergeschlagenheit, manchmal auch Ärger oder Wut oder mit vegetativer Unruhe zu reagieren. In der Fachliteratur werden diese Reaktionen als »subsyndromale Belastungen« oder »Distress« bezeichnet. Gemeint ist alles, was Wohlbefinden und Lebensqualität der von einer Tumordiagnose Betroffenen schmälert und die Krankheitsverarbeitung beeinträchtigt.

Über den Sinn der Angst

Angst ist überlebensnotwendig. Sie trägt dazu bei, dass wir Gefahren erkennen und uns vor ihnen schützen. Sie macht wach, versetzt uns in Alarmbereitschaft und sorgt dafür, dass wir kleinste Veränderungsimpulse registrieren. Im Zustand der Angst stellt der Organismus Energie bereit, die man entweder dazu nutzen kann, sich aus einer Gefahrenzone zu befreien oder die Ursachen der Angst zu beseitigen. Wenn der Erregungsgrad zu stark wird und mit dem Erleben von Kontrollverlust oder Ohnmacht einhergeht, kann sich der positive Effekt umkehren. Die Angst wird bedrückend. Sie lähmt und engt ein. Niedergeschlagenheit ist das Gefühl, das uns begleitet, wenn uns etwas misslingt, wir uns von jemandem oder etwas verabschieden müssen. Sie senkt unser Energieniveau und zwingt uns, ruhig zu werden. Auf uns selbst geworfen finden wir zu dem, was »uns im Innersten zusammenhält«. Wir lassen die soziale Unterstützung zu, die dazu beiträgt, ein kritisches Lebensereignis zu überwinden. Durch Wut und Ärger können wir unsere vitalen Kräfte spüren und dazu nutzen, uns im Falle eines Angriffs zu verteidigen oder Veränderungen auf den Weg zu bringen, die uns aus einer misslichen Lage befreien. Wenn innere Ausgleichsmechanismen greifen und das soziale Umfeld uns darin unterstützt, wieder auf die Beine zu kommen, sorgen unsere Emotionen dafür, uns zu entlasten, Nähe und Distanz zu

regulieren, mit Schwierigkeiten zurechtzukommen und Neues zu wagen.

Reden Sie über Ihre Ängste

Diese zwar intensiven, aber natürlichen Reaktionen auf eine als bedrohlich erlebte Situation sind mitunter so belastend, dass Gespräche mit Psychoonkologen erforderlich werden. Im Krankenhaus, während der Rehabilitationsmaßnahme und in der Krebsberatungsstelle können diese Gespräche ohne längere Wartezeiten organisiert werden. Häufig reicht eine begrenzte Anzahl von Terminen, um Spannung abzubauen, Anregungen für den Umgang mit Ängsten oder Stimmungstiefs zu bekommen und Prozesse der Neuorientierung in Gang zu setzen. Lassen Sie sich helfen. Zeichnet sich ab, dass sich durch die Erkrankung eine psychische Erkrankung entwickelt, kann eine längere psychotherapeutische Begleitung hilfreich sein und/oder eine medikamentöse Therapie erforderlich werden.

Psychoonkologische Forschungsergebnisse weisen zwar darauf hin, dass Männer, die an Prostatakrebs erkranken, geringere psychosoziale Belastungswerte angeben als Patienten, die mit anderen Tumorerkrankungen konfrontiert sind. Die Studienlage macht aber auch deutlich, dass bei gut der Hälfte der untersuchten Männer zu unterschiedlichen Zeitpunkten im Krankheitsverlauf klinisch relevante Belastungen auftreten (Mehnert et al., 2009, in Koch und Weis: Psychoonkologie, S. 16). Die häufigsten psychischen Störungen bei Krebspatienten sind sogenannte affektive Störungen wie eine Depression oder Angststörung, Anpassungsstörungen und Störungen, die durch die Einnahme psychotroper Substanzen entstehen (DKG, DKH, AWMF 2014).

Wenn Ihnen das Leben sinnlos erscheint, Ihre Weltsicht negativ ist, Ihre Gedanken kreisen, ohne irgendwo anzukommen, Ihre Interessen verloren gehen, Sie sich ständig bedrückt oder ängstlich fühlen, freudlos werden, nachts nicht schlafen und morgens schlecht aus dem Bett kommen, anhaltend innere Unruhe spüren und Ihnen Menschen, die Sie eigentlich mögen, gleichgültig werden, sollten Sie unbedingt professionelle Hilfe in Anspruch nehmen. Schmerzen, eine ausgeprägte körperliche Belastung, Fatigue sowie das Vorliegen einer psychischen Erkrankung in der Vorgeschichte erhöhen das Risiko für das Auftreten einer psychischen Störung.

Professionelle psychosoziale Unterstützung hilft, die Krebserkrankung zu verarbeiten und psychische Probleme zu reduzieren. Wo Sie welche Hilfen finden, ist im Kapitel Professionelle Hilfen und Selbsthilfe beschrieben.

Wurden Sie über Möglichkeiten informiert, die die seelische Verarbeitung erleichtern könnten?

Oliver K.

» *In der Anschlussheilbehandlung habe ich psychologische Hilfe in Anspruch genommen.* «

Andrea B.

» *Die Aussagen und Beratung durch den Urologen haben mir Sicherheit und Zuversicht gegeben. Die Gefühle meines Mannes zu kennen, hat es leichter gemacht, mich entsprechend auf ihn einstellen zu können. Ich konnte mit meinen Freundinnen über unsere Situation sprechen. Es hat mir auch geholfen, meine Sorgen und Nöte aufzuschreiben. Auch mein Glaube hat mir Kraft gegeben. Der Hinweis auf psychologische Hilfe wurde zwar kurz angesprochen. Wir sahen aber keine Notwendigkeit, sie in Anspruch zu nehmen.* «

Ein neues Körpergefühl entwickeln

Solange Leistungseinschränkungen und Inkontinenz Ihren Tagesrhythmus bestimmen, fühlen Sie sich vermutlich in Ihrem Aktionsradius, Ihren Handlungsmöglichkeiten und Ihrer Spontanität eingeschränkt. Fahrradfahren, Tennis- oder Golfspielen, Bergwandern, Schwimmen, Saunagänge und schweres Heben sind in den ersten Monaten nach der Behandlung tabu.

Ist eine Operation gut überstanden, kommt der spannende Moment auf Sie zu, in dem sich beim Entfernen des Katheters entscheidet, wie kontinent bzw. inkontinent Sie sind. Für Männer ist das Tragen von Vorlagen ungewohnt. Vielleicht fühlen Sie sich anfangs in den Zustand eines kleinen Kindes zurückversetzt. Es ist daher wichtig, dass Sie schon im Krankenhaus bezüglich der Erstversorgung gut beraten und auf die weitere Unterstützung während der Rehabilitation und im Fachhandel hingewiesen zu werden. Die richtige Vorlagenversorgung trägt entscheidend zu Ihrem Sicherheitsgefühl und Wohlbefinden bei. Die Angst, durch die Inkontinenz in peinliche Situationen zu geraten, kann zu innerer Anspannung und psychischer Belastung führen. Deshalb ist es nicht nur essentiell, eine passende Versorgung zu erhalten, sondern frühzeitig mit dem Kontinenztraining zu beginnen und sich in kleinen Schritten wieder in das gewohnte Umfeld zu wagen. Der Sozialdienst des Krankenhauses leitet für Sie eine Rehabilitationsmaßnahme ein, vermittelt Ihnen Unterstützung durch ambulante Krebsberatungsstellen und Selbsthilfegruppen, organisiert weitere erforderliche Unterstützungsmaßnahmen und berät Sie bei sozialrechtliche Fragestellungen.

Gezielte Physiotherapie verbessert nicht nur Ihre Leistungsfähigkeit, Kontinenz und Potenz. Sie vermittelt Ihnen auch wieder Selbstvertrauen und ein verändertes Körpergefühl. Vielleicht lernen Sie durch das Kontinenztraining Ihren Beckenraum ganz neu kennen. Neben dem gezielten Training der Beckenbodenmuskulatur bedarf es einer guten Atemtechnik und einer »Kopfarbeit«, die Ruhe in Ihre Gedanken bringt. Alles, was guttut, kann dazu beitragen, sein Leben zu leben und zu genießen. Nutzen Sie die Regenerationszeit, um das zu tun, was zu kurz gekommen ist, Neues auszuprobieren oder unverplant von einem Tag zum nächsten zu gehen.

Vermutlich sind Sie gewohnt, ihre Muskelkraft einzusetzen. Wenn Sie plötzlich zusehen müssen, wie Ihre Frau sich mit schweren Einkäufen abmüht und eine Kiste aus dem Getränkemarkt ins Auto hebt, kann das frustrieren oder die Frage aufwerfen, »was die Leute wohl denken«. Auch wenn die meisten Menschen den Anspruch an sich haben, dass ihnen das gleichgültig sein müsste, gelingt es ihnen nicht immer, sich von diesen Gedanken frei zu machen.

Eines ist gewiss: Sie haben Ihre Männlichkeit sicher in unzähligen Situationen unter Beweis gestellt und werden das auch zukünftig wieder tun können. Betrachten Sie die Zeit der Regeneration als eine ungeplante Auszeit. Beharrlichkeit, Ablenkung, Offenheit für Veränderungen, der Austausch mit anderen Betroffenen und eine große Portion Humor helfen. Sobald das Kontinenztraining erste Erfolge zeigt, werden Stimmung, Zuversicht und Selbstvertrauen steigen.

Falls Sie sich darüber Gedanken machen, nach der Krankheitserfahrung etwas in Ihrem Leben zu verändern, ist folgende Übung von Tanja Diamantidis aus ihrem Ratgeber »Den Krebs bewältigen und einfach wieder leben« (Diamantidis, Seite 55 f.) hilfreich.

Übung: Der Tag hat 24 Stunden

Zeichnen Sie zwei Kuchen mit jeweils 24 Kuchenstücken auf ein Blatt Papier. Jedes Kuchenstück steht für eine Stunde des Tages. Sie können den einen Kuchen mit den Aktivitäten des Alltags füllen. Stellen Sie sich vor, dass eine gute Fee vorbeikommt, die Sie nach Ihren Wünschen befragt, und nutzen sie den zweiten Kuchen als Ihren Wunsch- oder Zielkreis, den Sie so befüllen, wie Sie sich Ihre Zeitverteilung idealerweise wünschen.
Diese kleine Übung wird Ihnen Aufschluss darüber geben, wie weit Wunsch und Wirklichkeit voneinander entfernt sind.

Sie können sich überlegen, welche ersten konkreten Schritte Sie Ihrem Ideal näherbringen werden. Möglicherweise müssen Sie einige Aktivitäten aufgeben, Aufgaben delegieren und längere Pufferzeiten einbauen, Perfektionsansprüche verändern oder Haltungen wie »Erst die Arbeit, dann das Vergnügen!« umkehren. Sollte sich in Ihnen ein »Aber« regen, wagen Sie einfach einmal einen Versuch und probieren Sie aus, ob sich eine Katastrophe ereignet, wenn Sie sich vor der Erledigung einer Aufgabe etwas Schönes gönnen.

Veränderungen der Sexualität

Wenn Sie bis zur Behandlung sexuell aktiv waren, kann die zeitlich begrenzte oder dauerhafte Impotenz belastend sein. »Es fehlt etwas!« Die durch die Erektion mögliche Verschmelzung im gemeinsamen Höhepunkt ist ein besonderer Genuss, der sowohl eine langjährige Partnerschaft bereichert als auch kurzfristige sexuelle Begegnungen mit einer hohen Attraktivität belegt. Wenn Sie in der Sexualität nicht auf die Erektion verzichten möchten, finden Sie im Kapitel »Erektionsstörungen« (Seite 158) detaillierte Informationen über medikamentöse oder mechanische Hilfen wie die Vakuumpumpe. Es gibt Paare, die ihr Liebesspiel mit diesen Hilfen sehr kreativ gestalten. Andere finden sie zu funktional und konzentrieren sich darauf, ihre Sexualität mit viel Fantasie ohne Hilfsmittel zu genießen.

Eine erfüllte Beziehung und eine lebendige Sexualität hängen nicht von der Erektionsfähigkeit ab und sollten nicht auf sie reduziert werden. In den Köpfen ist mitunter eine andere Wirklichkeit verankert. Auf die Frage »Sind Sie zurzeit sexuell aktiv?« antworten Männer zum Beispiel oft: »Nein, noch nicht.« Die Nachfrage »Tauschen Sie denn keine Umarmungen, Zärtlichkeiten oder Küsse aus?« wird mit einem entschiedenen »Doch, natürlich!« beantwortet. Erektion, Ejakulation und Orgasmus waren vor der Erkrankung im Erleben meist untrennbar miteinander verbunden. Sie müssen aber nicht zwangsläufig gemeinsam ablaufen. Das eigentliche Lustorgan ist Ihr Gehirn. Nervenimpulse, die von allen erogenen Zonen im Gehirn ankommen, werden über sogenannte »sensible Nerven« weitergeleitet. Sie unterscheiden sich von den Nerven, die eine Erektion steuern. Sie müssen vielleicht auf die sich bei steigender sexueller Erregung natürlich einstellende Erektionsstärke oder Erektionsfähigkeit verzichten, nicht jedoch auf das ozeanische Entgrenzungserleben, weil nach der Prostatektomie auch ohne Erektion ein Orgasmus möglich ist. Intensität, Dauer und Gefühl können sich allerdings verändern.

Sich unfreiwillig und übergangslos vom vertrauten Liebesleben und spontanen sexuellen Begegnungen kurzfristig oder auf Dauer verabschieden zu müssen, ist eine echte Herausforderung. Wenn Sie sich auf ein Experimentieren unter veränderten Möglichkeiten einlassen und sich mit ihrer Partnerin neuen Formen sexueller Stimulation zuwenden, wird sich mit der Zeit eine neue Zufriedenheit einstellen. Das Wichtigste ist, den Erwartungsdruck aus der Sexualität zu nehmen und den Kopf frei zu bekommen. Je mehr Sie und Ihre Partnerin sich aufs Ausprobieren verlegen, desto einfacher wird es, Ihre erotischen Möglichkeiten auszuloten.

Gemeinsam Lösungen finden

Wann und wodurch hört Schmerz oder Enttäuschung über das, was möglicherweise für immer verloren ist, auf? Geben Sie sich Zeit. Die Zeit allein heilt allerdings nicht alle Wunden. Das Zulassen von Gefühlen wie Angst, Wut oder Trauer gehört ebenfalls dazu. Sind diese Gefühle durchlebt, wenden wir uns dem zu, was noch oder anders geht oder fangen an, die Situation, in der wir uns befinden, neu zu bewerten.

Manchen Menschen gelingt die Verarbeitung durch Relativierungen. »Wenn ich durch die Operation gesund und am Leben bleiben kann, tritt vieles, was sonst wichtig war, in den Hintergrund.« Anderen hilft Zuversicht: »Ich bin Optimist. In einem Jahr wird alles ganz anders aussehen!« Auch der Blick zurück kann hilfreich sein: »Ich habe mich in meiner Jugend ausgetobt. Der Sex hat sich in den letzten Jahren bei uns sowieso verändert.« Diese Haltung einzunehmen, fällt wahrscheinlich einem Mann, der auf einen längeren Zeitraum erfüllter Sexualität zurückblicken kann, leichter als einem Mann in jüngeren Jahren. Wichtig ist auch, ob und in welchem Maß Sie vor der Erkrankung sexuell aktiv waren, welche Bedeutung die Sexualität für Sie und Ihre Partnerin hatte und welche Bedeutung sie zukünftig haben soll. Wenn Ihre Partnerschaft sich durch eine stabile Bindung auszeichnet, werden die Einschränkungen in der Sexualität zu einer gemeinsamen Aufgabe, für die sich Lösungen finden lassen.

Begrenzungen zwingen uns dazu, unsere Haltungen zu überdenken, gegebenenfalls zu verändern und kreativ zu werden. Definieren Sie sich nicht nur über Leistung, sondern auch darüber, wer und wie Sie sind. Eine höhere Sensibilität und Verletzlichkeit kann mit einer größeren Nähe und Verbundenheit einhergehen, das Zulassen von Schwäche zur Stärke werden. Wenn Sie nicht nur auf das Erreichen Ihrer Ziele konzentriert sind, sondern auch dem Weg dorthin mehr Bedeutung beimessen, könnte das Ihr Leben bereichern. In der Sexualität würde dies eine Abkehr von der Ausrichtung auf den Höhepunkt bedeuten und Sie auffordern, die Aufmerksamkeit auf den gesamten Prozess von der erotischen Annäherung über den Genuss an der Berührung, das Liebesspiel, die Steigerung der Erregung bis zum Orgasmus zu lenken und all diesen Facetten den gleichen Wert beizumessen.

Viele Paare leben ihr sexuelles Potential nicht vollständig aus. Sie wählen aus der Fülle der sexuellen Möglichkeiten eine gemeinsame Schnittmenge aus. Die Erkrankung schafft eine veränderte Ausgangsbasis, die eine Neubestimmung dieser Schnittmenge erforderlich macht. In dem Ratgeber »Guter Sex trotz Liebe. Wege aus der verkehrsberuhigten Zone« von Ulrich Clement (2015) finden Sie viele Anregungen dazu, Liebe und Lust mit und trotz Einschränkungen lebendig und zufriedenstellend zu gestalten und dem defizitorientierten Blick die Neugier auf Veränderung und den Mut zu Neuem entgegen zu setzen.

Das Leben der anderen

Für den Erkrankten da sein, mit der eigenen Betroffenheit fertig werden, den Alltag aufrechterhalten – auch Angehörige werden auf eine Belastungsprobe gestellt.

Familie und Freunde tragen entscheidend zur Genesung bei. Sie hören zu, fühlen mit, geben Halt, machen Mut und können Sie motivieren, wieder auf die Beine zu kommen. Zu wissen, dass man gebraucht wird, stärkt die Entschlossenheit, erforderliche Behandlungsmaßnahmen durchzustehen. Nach einer Operation aufzuwachen und in die Augen eines geliebten Menschen zu schauen, ist beruhigend und emotional bewegend zugleich.

Das richtige Maß

Nach einer Zeit im Ausnahmezustand ist es wichtig, dass nicht nur in den Alltag, sondern auch in das Miteinander wieder eine vertraute oder neue Normalität einkehrt. Eine Zeit lang liebevoll umsorgt zu werden, ist entlastend. Ein eigenständiger Mensch möchte jedoch nicht auf Dauer in Watte gepackt werden. Wie viel Aufmerksamkeit und Fürsorge Ihnen guttun, werden Sie nach und nach herausfinden. Wir achten in unseren Beziehungen darauf, dass Geben und Nehmen ausgeglichen sind, und versuchen zu vermeiden, dass aus der Annahme von Hilfen Abhängigkeiten erwachsen.

Unterstützung erreicht da eine kritische Grenze, wo Selbstbestimmung eingeschränkt wird. Mitgefühl stärkt. Mitleid führt dazu, dass man sich schwach fühlt oder ärgerlich wird. Die Grenzen zwischen Fürsorge und Überfürsorge, Anregung und Bevormundung, Unterstützung und Einengung sind fließend und abhängig von der Bewertung aller Beteiligten. Sie als Betroffener haben vielleicht andere Vorstellungen als Ihre Angehörigen, ab wann und in welchem Ausmaß Sie welche Aktivitäten wieder in Angriff nehmen können. Menschen, die Selbstständigkeit gewohnt sind, wollen den phasenweise notwendigen Schonraum irgendwann wieder verlassen. Deshalb testen sie die Grenzen der Belastbarkeit aus.

Warum ist das für Angehörige manchmal schwer zu akzeptieren? Sie stehen nicht

nur mit Rat und Tat zur Seite. Sie sind auch Mitbetroffene. Das Ausmaß ihrer psychischen Belastung ist von unterschiedlichen Faktoren abhängig. Die Diagnose kann Verlustängste schüren. Wenn Sie mehrere Wochen oder Monate gesundheitlich beeinträchtigt sind und Ihre gewohnten Aufgaben nicht übernehmen können, müssen die anderen einspringen. Dadurch kommen zusätzliche Aufgaben auf Ihre Angehörigen zu, die bewältigt werden müssen. Sie sind die erste Anlaufstelle für die besorgten Fragen von Freunden, Bekannten und Kollegen. Selten werden sie nach ihrer eigenen Befindlichkeit gefragt. Dabei können konkrete Hilfsangebote wie ein »Ich nehme dir die Wäsche ab« oder »Ich mähe euch den Rasen« eine Einladung zum Kaffee oder einfach nur die Frage »Wie geht es dir?« wohltuend sein.

Veränderungen in der Partnerschaft

Ein Mann bekam von seinem Seelsorger folgende Anregung: »Sie können davon ausgehen, dass Sie jetzt zu dritt sind: Sie, Ihre Frau und der Tumor. Achten Sie darauf, dass er nicht zu viel Raum einnimmt.« Durch diese Vorstellung von einem Leben zu dritt wurde ihm deutlich, worauf er sich zukünftig konzentrieren wollte: »Ich möchte mehr Zeit in die Gemeinsamkeit mit meiner Frau investieren. Die Beziehung zwischen mir und meiner Frau soll von der Angst weitestgehend unbelastet bleiben.«

Die Wahrscheinlichkeit, an Prostatakrebs zu erkranken, nimmt mit steigendem Lebensalter zu. Ab der Lebensmitte kann einiges zusammenkommen, das zeitgleich bewältigt werden muss:

- Wenn Sie noch berufstätig sind, kostet der berufliche Alltag mehr Kraft als in jungen Jahren. Arbeitsprozesse verdichten und beschleunigen sich.
- Wenn die Eltern noch leben, sind sie häufig in einem Alter, in dem sie mehr und mehr auf Hilfe angewiesen sind.
- Erwachsene Kinder bauen sich eine eigene Existenz auf und gründen eine Familie. Vielleicht werden Sie als Großeltern in die Kinderbetreuung eingebunden.

Die Erkrankung wird Ihre Partnerschaft beeinflussen. Vor allem in der ersten Zeit sind Sie viel mit sich selbst beschäftigt. Sie werden nicht immer guter Dinge sein. Die Stimmung kann sich auf und ab bewegen, Ihr Selbstwertgefühl kann angekratzt sein. Wenn Sie frustriert sind, bekommen Ihre Angehörigen das zu spüren. Oft helfen aufmunternde Worte. Manchmal laufen sie aber auch ins Leere. Es wäre falsch, zu glauben, dass die Zeit der Regeneration frei von Reibung oder Spannung ist.

Sollte eine Liebesbeziehung an den Herausforderungen der Erkrankung scheitern, sind die Gründe dafür in der Regel vielschichtig.

Die kommunikativen Fähigkeiten eines Paares spielen eine entscheidende Rolle. Auch die Passung der individuellen Bedürfnisse und Interessen sind von Bedeutung. Können die krankheitsbedingten Veränderungen in das Miteinander integriert werden, stärkt das gemeinsam Erlebte den Zusammenhalt. Wertigkeiten werden meist neu beurteilt, bisherige Selbstverständlichkeiten nicht mehr als solche wahrgenommen. Das Bewusstsein, dass das Zusammenleben jederzeit enden kann, wird durch die Tumorerkrankung geschärft. Das kann eine Liebe stärken oder deutlich machen, wo Konfliktherde liegen.

In Zeiten, die ständigen Veränderungen unterworfen sind, ist es wichtig, zu wissen, wie sich die jeweilige Situation auf die einzelnen Familienmitglieder auswirkt. Menschen, die sich lieben und zusammenleben, reagieren aufeinander.

Üben Sie aktives Zuhören

Unter aktivem Zuhören verstehen wir die gefühlsbetonte Reaktion eines Zuhörers auf die Äußerungen seines Gegenübers. Wenn Sie als Partnerin sich auf Ihren Partner konzentrieren, ihm in die Augen schauen, mit der eigenen Meinung erst einmal zurückhaltend umgehen und klärende Nachfragen nach dem »Was« oder »Wie« stellen, machen Sie ihm deutlich, dass Sie dem Gedankenfluss Ihres Partners folgen, ihn ernst nehmen und sich darum bemühen, ihn zu verstehen. Wenn es Ihnen gelingt, die hinter dem Gesagten steckenden Gefühle und Kernaussagen zu erfassen und sie mit eigenen Worten wiedergeben, wird sich Ihr Partner wohl fühlen und sich entspannen.

Miteinander reden

»Sprich mit mir, damit ich mich fühle!« heißt der Titel eines Buches von Marina Schnurre, einer Schriftstellerin, die an Krebs erkrankte und ein Buch über ihre Erfahrungen geschrieben hat (Schnurre, 1991).

Wenn wir mit den Menschen, die uns nahestehen, über das sprechen, was uns bewegt, nimmt nicht nur das Verständnis füreinander zu. Oft wird man sich erst im Austausch mit einem einfühlsamen und verständnisvollen Gesprächspartner seiner Gefühle, Stimmungslagen und der Bedeutung einschneidender Erfahrungen bewusst. Gespräche scheitern daran, dass man einander nicht aussprechen lässt, sich ein Andersdenken wechselseitig nicht zugesteht oder versucht, dem anderen etwas auszureden. »Du brauchst doch keine Angst zu haben! Du bist doch stark!«

Durch die Behandlungsmaßnahmen müssen Sie als Betroffener zwar alleine gehen. Erfahrungen lassen sich jedoch oft im Austausch mit einem Gegenüber verstehend einordnen, das interessiert und aufmerksam zuhört, einfühlsame Fragen stellt und seine Sicht auf die Situation mit Ihnen teilt. In der Regel ist die Partnerin der Mensch, dem man seine Sorgen anvertraut. Paare, die gewohnt sind, über alles, was sie bewegt, miteinander zu sprechen, haben es in Belastungssituationen leichter, zu begreifen, was mit ihnen geschieht.

Frauen leiden immer wieder unter der Sprachlosigkeit ihrer Männer, die sich, wenn sie sich emotional belastet fühlen, gern zurückziehen oder durch Aktivität stabilisieren. Männer teilen, wenn überhaupt, die Ergebnisse und Erkenntnisse ihres Rückzuges mit. Wenn sie einen Rat suchen, erwarten sie konkrete Vorschläge, Anregungen und klare Worte. Frauen hilft es, wenn sie ihren Gefühlen Ausdruck verleihen, ein Problemfeld einkreisen und im Gespräch mit ihrem Partner Strategien entwickeln können. Sie suchen ein offenes Ohr, wollen selten Handlungsvorschläge, sondern Impulse bekommen, die sie in ihrem Gedankenfluss unterstützen. Der respektvolle Umgang mit diesen Unterschieden ist wichtig.

Als Angehöriger ist man in der Konzentration auf den Kranken schnell in der Gefahr, eigene Bedürfnisse und Wünsche hintanzustellen und sich voll und ganz auf den anderen zu konzentrieren. In Relation zur Tumorerkrankung kann vieles, was bisher wichtig war, klein und unbedeutend scheinen. Die Alltagsaufgaben und -sorgen hören aber trotz einer veränderten Bewertung der Wichtig- und Nichtigkeiten nicht auf.

Die Angehörigen, allen voran die Partnerin bzw. der Partner, sorgen dafür, dass das Leben weitergehen kann. Wer stapelt das Holz oder sorgt dafür, dass die Getränkekisten in den Keller kommen? Auszuhalten, dass andere für eine gewisse Zeit die Aufgaben übernehmen, die Sie sonst erledigen, ist nicht einfach.

Hat Ihnen eher das Schweigen oder das Sprechen geholfen?

Oliver K.

» *Über meine Gefühle zu sprechen, fiel mir schwer.* «

Markus W.

» *Ich habe mehr und intensivere Gespräche mit meiner Frau geführt. Das hat uns einander noch nähergebracht.* «

Klar und eindeutig sein

Teilen Sie einander mit, wann Sie Nähe brauchen und wann Sie allein sein möchten, um sich zu sammeln oder auf andere Gedanken zu kommen. Sprechen Sie aus, was sie selbst wieder tun wollen und wo Sie sich Unterstützung wünschen. Je weniger Interpretationsspielräume es gibt, desto weniger Missverständnisse können auftreten. Sätze wie »Ich muss mal für mich sein und in Ruhe nachdenken.« helfen, Ihr Verhalten verstehen und einordnen zu können.

In dem Bemühen, etwas füreinander zu tun, kommt man manchmal nicht auf die Idee, sich gegenseitig einfach die Frage zu stellen: »Was brauchst du, wünschst du dir?« »Was kann ich für dich tun?« oder sich die eigenen Bedürfnisse und Gefühle mitzuteilen: »Ich wünsche mir/brauche von dir ...«

Manchmal entsteht bei Paaren, die sich sonst über alles austauschen, ein sprachloser Raum, weil sie einander mit ihren krankheitsbezogenen Gedanken und Gefühlen nicht zusätzlich belasten möchten. »Meine Frau hat schon genug mit mir mitgemacht.« Zurückhaltung und Schweigen können jedoch die Sorge vergrößern. Verlustängste werden ebenfalls oft nicht formuliert. Dadurch kommen die zugrundeliegende Sorge und Liebe allerdings auch nicht zum Vorschein: Sie sind Kraftquellen, die es freizulegen gilt. Gemeinsam Tränen zu vergießen, ist nicht schlimm. Die Dankbarkeit dafür, dass der andere da ist, vertieft die Bindung.

Gemeinsame Unternehmungen

Unternehmen Sie etwas, das Sie auf andere Gedanken bringt und statt der Erkrankung das Leben wieder in den Mittelpunkt rückt. Ganz gleich, ob Sie einen Grillabend mit

Freunden genießen, ins Kino, zu einem Fußballspiel, zum Tanzen gehen, eine Ausstellung besuchen, über das aktuelle politische Geschehen diskutieren, Karten spielen oder miteinander kochen: Abwechslung wird Ihnen guttun.

In den ersten Wochen nach der Diagnosestellung kommt die Zweisamkeit häufig zu kurz. Im Krankenhaus gibt es kaum Privatsphäre. Schließt sich eine Rehabilitationsmaßnahme an, sind Sie erneut voneinander getrennt. Das Leben wird von Arzt- und Krankenhausbesuchen, Terminen bei der Physiotherapie, Kontakten mit der Krankenkasse, dem Versorgungsamt und anderen Institutionen bestimmt. Nehmen Sie sich Zeit füreinander. Es gibt viele Selbstverständlichkeiten und Besonderheiten, die Sie sich zurückerobern sollten. Manche Paare berichten, dass sie nach der Erkrankung wieder mehr miteinander sprechen, sich neu ineinander verlieben und noch mehr als bisher schätzen, dass sie einander haben.

Pflegen Sie Ihre Partnerschaft

Schindler et al. (2013) schlagen in ihrem Buch »Partnerschaftsprobleme?« Übungen vor, die Sie darin unterstützen, positive Aspekte der Partnerschaft lebendig zu halten. Sie können sich zum Beispiel darüber austauschen, was Sie aneinander besonders schätzen, oder auf einer Liste sammeln, womit Sie zu verwöhnen sind. Diese Listen können Sie sich gegenseitig vorlesen und überlegen, welche Wünsche Sie einander erfüllen möchten. Eine weitere Übung zielt darauf ab, den anderen im Alltag dabei »zu erwischen«, wie er einem etwas Gutes tut. Wenn Sie bewusst darauf achten, wann und wie oft Ihr Partner, Ihre Partnerin etwas Gutes tut, wird das Augenmerk auf die vielen kleinen Gesten und Gefälligkeiten gelenkt, die zur Selbstverständlichkeit geworden sind. Üben Sie, Ihre Gefühle auszudrücken, ohne Kränkungen auszuprechen, z. B. indem Sie in der Ich-Form von sich selbst reden statt die schnell beschuldigend wirkende Du-Form zu wählen. Ein »Ich habe Angst bekommen« kann leichter angenommen werden als ein »Du hast mir Angst gemacht«.

Gespräche über Sex

Haben Sie weiter Lust darauf, wieder sexuell aktiv zu sein? Wenn Sie diese Frage mit Ja beantworten, wollen Sie sicher wissen, ab wann Sie Ihr Liebesleben wiederaufnehmen und was sie tun können, um zu einem erfüllten Sexualleben mit oder ohne Erektion zurückzufinden.

Lassen Sie sich gemeinsam bei Ihrem Urologen beraten. Stellen Sie gemeinsam alle Fragen, die Sie zum Thema Sexualität bewegen. Sie brauchen Informationen, die ihnen realistische Vorstellungen darüber eröffnen, wie sich ihr Liebesleben durch die Erkrankung und die Behandlung verändern wird. Dann werden Sie es leichter haben, miteinander Ideen zu entwickeln dafür, mit diesen Veränderungen umzugehen.

Die professionelle Sachlichkeit medizinischer Gespräche kann Ihnen helfen, sich ein Bild von den zu erwartenden Einschränkungen und Behandlungs- bzw. Kompensationsmöglichkeiten zu machen. Operation, Bestrahlung oder Hormontherapie verändern das bisher vertraute Körpererleben. Einige Männer haben in der ersten Zeit kein Bedürfnis nach körperlicher Nähe. Sie brauchen den Rückzug, um das Erlebte zu verarbeiten. Das kann vor allem dann der Fall sein, wenn noch Schmerzen oder körperliche Schwäche spürbar sind. Die Vorstellung, beim Sex Urin zu verlieren, ist vielen Männern unangenehm. Die Lust auf Sex kommt daher häufig wieder, wenn die Kontinenz wiederhergestellt ist und man sich in der erotischen Begegnung sicher fühlt. Befürchtungen können die Wiederaufnahme der sexuellen Aktivität erschweren:

- Was, wenn ich keine Erektion mehr bekomme und meine Partnerin, meinen Partner nicht mehr glücklich machen kann?
- Was, wenn die Erektion nicht für eine Penetration ausreicht?
- Was, wenn ich nie mehr so lieben kann wie vor der Erkrankung?
- Was, wenn der Orgasmus sich anders anfühlt als zuvor?

Wenn sich das Operationsgebiet taub anfühlt, der Penis sich leicht verkürzt, die Inkontinenz noch nicht behoben ist, wird Ihr Anpassungsvermögen mehrfach auf die Probe gestellt. Teilen Sie Ihrer Partnerin mit, was Sie im Hinblick auf die Sexualität bewegt. Sprechen Sie über Lust und Unlust, Sicherheit oder Verunsicherung, Scham oder zu vermeidende Peinlichkeiten miteinander. Reden Sie auch darüber, wie Sie »das erste Mal« so gestalten können, dass Sie sich darauf freuen.

Wenn Sie wissen wollen, wie sich die veränderte Situation auf die sexuelle Zufriedenheit Ihrer Partnerin auswirkt, sollten Sie sich Klarheit verschaffen und nachfragen, was sie braucht, um sich wohl und befriedigt zu fühlen. Die gleiche Empfehlung gilt für Ihre Partnerin, die sich wahrscheinlich ebenfalls fragt, wie es um Ihre sexuelle Zufriedenheit bestellt ist. Die Angst, Ihnen durch Berührung im Operationsgebiet Schmerzen zu bereiten, oder die Absicht, Sie nicht mit sexuellen Bedürfnissen zu bedrängen, kann die sowieso schon vorhandene Verunsicherung vergrößern. Werden Befürchtungen nicht ausgesprochen, kann man sie nicht ausräumen. Meist hilft es Ihnen als Betroffenem, wenn die Partnerin ihre sexuellen Interessen deutlich macht und sich aktiv für sexuelle Begegnungen einsetzt. Lassen Sie sich von der Initiative Ihrer Partnerin mitnehmen. Rücksicht, Vermeidung und Schonung lösen mitunter genau das aus, was man eigentlich vermeiden möchte. Wenn Sie sich in Ihrer Männlichkeit beschnitten fühlen, nützt es meistens wenig, wenn Ihre Partnerin Ihnen das auszureden versucht. Meist ist es hilfreicher, gemeinsam darüber nachzudenken, was dieses Gefühl zurückbringt.

Verabreden Sie sich für Gespräche über Ihr Sexualleben. Dann haben Sie Zeit, sich gedanklich darauf vorzubereiten. Gespräche über Sex sind möglicherweise eine große Herausforderung. Sorgen Sie dafür, dass Sie ungestört sind. Es ist sinnvoll, Zeit dafür zu haben, sie nachwirken zu lassen und nach ein paar Tagen den Faden wiederaufzunehmen. In der Sexualität erst einmal nichts erreichen zu müssen und eine Haltung des Ausprobierens und Experimentierens einzunehmen, schafft Frei- und Spielräume. Überlegen Sie, worauf Sie Lust haben, was Ihnen und Ihrer Partnerin guttut. Sprechen Sie darüber, welche Formen der Erregung und Lust Ihnen vor der Erkrankung besonders gutgetan und gefallen haben.

Unabhängig von einer Tumorerkrankung gilt: Je älter wir werden, desto »störanfälliger« wird unsere Sexualität. Nicht nur Tumorerkrankungen, auch Erkrankungen des Bewegungsapparates, Diabetes, andere Operationen im Beckenraum oder psychische Belastungen und Erkrankungen wirken sich auf das

Liebesleben aus. Ganz gleich, ob man in einer langjährigen Partnerschaft lebt oder kurze sexuelle Begegnungen pflegt: Sexualität ist in eine Beziehung eingebunden. Art und Qualität dieser Beziehung sind die Grundlage, die den Umgang mit der sexuellen Beeinträchtigung erleichtern oder erschweren kann.

Diane Ecker schlägt in ihrem Buch »Sexualität und Partnerschaft im Lebenszyklus« vor, Erinnerungen an besondere Zeiten wachzurufen. Lou Paget beschreibt in »Der perfekte Liebhaber« (2011) und »Die perfekte Liebhaberin« (2010) sexuelle Praktiken zur Bereicherung des Liebesspiels. In »Krebs und Sexualität: Ein Ratgeber für Krebspatienten und ihre Partner« von Stefan Zettl und Joachim Hartlapp (2008) finden Sie differenzierte und weiterführende Informationen zum Thema Sexualität bei unterschiedlichen Tumorerkrankungen. Das gilt auch für den bereits vorgestellten kostenlos erhältlichen Ratgeber des deutschen Krebsforschungszentrums »Männliche Sexualität und Krebs« (Krebsinformationsdienst DKFZ, 2011). Wenn derartige Anregungen nicht ausreichen, können Sie sich professionelle Unterstützung von Paar- und Sexualtherapeuten holen.

Gespräche mit Ihren Kindern

»Wie sag ich's meinem Kinde?« Ganz gleich, wie alt Ihre Kinder sind – es kostet Sie als Eltern vermutlich Überwindung und mit ihnen über die Erkrankung zu sprechen. Die Betroffenheit der eigenen Kinder geht einem besonders nah.

In der Rollenverteilung kann ein Umkehreffekt eintreten: Aus Sorge um Sie versuchen Ihre Kinder, Sie zu entlasten und Ihnen Aufgaben abzunehmen. Das kann eine ungewohnte, emotional bewegende Erfahrung sein.

Kinder wollen nicht nur sachlich über die Erkrankung informiert werden, sondern auch erfahren, wie es Ihnen beiden im Behandlungsverlauf geht. Sie sprechen über ihre eigene Betroffenheit, sobald sie von Ihnen dazu ermutigt werden. Erwachsene Söhne sollten von Ihnen darauf vorbereitet werden, dass sie ab dem vierzigsten Lebensjahr regelmäßig zur Vorsorge gehen. Sie haben ein höheres Risiko an Prostatakrebs zu erkranken.

Auch für jüngere Kinder und Jugendliche ist es wichtig, einbezogen und informiert zu werden. Sie können Ängsten ausgesetzt sein, die sie nicht zeigen, um Sie zu schützen. In der Belaju-Studie der Abteilung für medizinische Psychologie und Medizinische Soziologie des Universitätsklinikums Carl Gustav Carus in Dresden zeichnet sich ab, dass der Belastungsgrad von Kindern krebskranker Eltern weniger von der Dauer und Schwere der Erkrankung abzuhängen scheint, als von der psychischen Verfassung der Eltern. Die Kommunikationskultur der Familie und die individuellen Stärken, die Jugendlichen und Kindern in der Auseinandersetzung mit der elterlichen Erkrankung zur Verfügung stehen, spielen ebenfalls eine Rolle. Kinder brauchen die Sicherheit, dass die Erwachsenen ehrlich mit ihnen umgehen und sie ernst nehmen (Thüringische Krebsgesellschaft, 2010).

In der Zeit des Erwachsenwerdens finden einerseits notwendige Ablösungsprozesse statt, die mit dem Bedürfnis nach Abgrenzung einhergehen. Andererseits werden Eltern in ihrer Fürsorge gebraucht. Es ist wichtig, Jugendlichen in der Zeit der Erkrankung beides zu ermöglichen. Das ist kein leichtes Unterfangen, weil Sie als Erwachsener mehr als vor der Erkrankung mit sich beschäftigt sind und die Kinder häufig stärker in familiäre Aufgaben eingebunden werden. Freuen Sie sich, wenn sich Ihre Kinder Ihnen nicht nur liebevoll zuwenden, sondern trotz der Erkrankung weiter kritisch mit Ihnen auseinandersetzen. Damit machen sie deutlich, dass sie in ihrer eigenen Entwicklung weitergehen.

Sprechen Sie darüber, wie es Ihnen geht. Ganz gleich, wie alt Ihre Kinder sind: Sie haben ein feines Gespür dafür, ob das, was Sie sagen, und Ihr Verhalten übereinstimmen. Sie brauchen ihnen also nichts vorzumachen. Orientieren Sie sich in den Gesprächen an den Interessen und am Entwicklungsstand Ihrer Kinder. Kinder können Ihnen genau sagen, was sie bewegt. Das gilt auch für jüngere Kinder. Sie verstehen, dass ihr Papa ins Krankenhaus muss, eine Wunde am Bauch hat, manchmal deswegen traurig ist oder auch mal Angst hat und die Mama sich um ihn Sorgen macht. Wichtig ist, sie altersangemessen aufzuklären. In einem Alter, in dem Kinder entdecken, dass sie auf ihre Umwelt Einfluss nehmen und sich als Mittelpunkt des Weltgeschehens erleben, fragen sie sich, ob sie durch ihr Verhalten die Erkrankung verschuldet haben. Der Krebsinformationsdienst hat auf seinen Internetseiten häufige Reaktionen der Kinder in unterschiedlichen Entwicklungsstufen beschrieben und Anregungen zur Aufklärung veröffentlicht.

Wenn Ihre Kinder im Kindergarten oder schulpflichtig sind, können Sie die Betreuer bzw. Lehrer informieren, damit diese möglichen Verhaltensveränderungen Ihrer Kinder einordnen, darauf reagieren und Sie darüber informieren können.

Ingrid W.

Haben Sie ein abschließendes Fazit, das Sie aus der gesamten Krankheits- und Behandlungsgeschichte ziehen?

» *Als Partnerin war es mir hilfreich, von Anfang an in alles einbezogen zu sein. Wir haben offen über unsere Befürchtungen und Sorgen miteinander gesprochen. Das hat unser Vertrauen zueinander gestärkt und unserer Beziehung eine neue Tiefe gegeben. Durch die Erkrankung hat sich die Einstellung dazu, worauf es im Leben ankommt, verändert. Wir leben jetzt bewusster und nehmen uns mehr Zeit – Zeit für sich und Zeit zu zweit. Ich habe mir zum Beispiel immer wieder ein paar Tage gegönnt, in denen ich zu einer Freundin gefahren bin. So konnte ich den Kopf freibekommen, Kraft schöpfen und wieder für meinen Partner da sein.* «

Was tun, wenn Heilung nicht möglich ist?

Wenn die Erkrankung weiter fortschreitet, sind eine gute Schmerztherapie sowie der Erhalt von Bewegungsfreiheit, Unabhängigkeit und Lebensqualität besonders wichtig.

Der Begriff »palliativ« ist vom lateinischen »palliare« (umhüllen, ummanteln) bzw. »pallium« (Mantel) abgeleitet. Die Weltgesundheitsorganisation (WHO) und die Deutsche Gesellschaft für Palliativmedizin (DGP) bezeichnen Palliativmedizin als einen Behandlungsansatz für Menschen mit einer fortschreitenden oder fortgeschrittenen lebensverkürzenden Erkrankung. Er ist auf die Verbesserung der Lebensqualität, das Lindern von Schmerzen und anderer belastender Beschwerden, die Vermeidung unnötiger Untersuchungen und Behandlungen ausgerichtet. Die ganzheitliche pflegerische, psychosoziale und spirituelle Begleitung schließt die Begleitung der Angehörigen immer mit ein.

Wenn sich abzeichnet, dass eine Tumorerkrankung nicht mehr geheilt werden kann, ist diese Nachricht nicht gleichbedeutend mit einem baldigen Lebensende. Das Prostatakarzinom ist gut behandelbar. Auch in einem fortgeschrittenen Stadium stehen Behandlungsoptionen zur Verfügung, die ein Leben in guter Lebensqualität möglich machen.

Umfassend informieren

Je besser Sie sich vorstellen können, welche Hilfen verfügbar sind und wer Ihnen wann, wo und wie zur Seite steht, desto leichter wird es, Ängste zu überwinden, die auftreten können, wenn die Hoffnung auf Heilung losgelassen werden muss:

- Wie viel Zeit wird mir noch bleiben?
- Werde ich Schmerzen haben?
- Muss ich meine Autonomie aufgeben?
- Kann ich bis zuletzt ein menschenwürdiges Leben führen?

Auch wenn das Lebensende noch in weiter Ferne liegt, findet immer wieder eine Auseinandersetzung mit diesen und weiteren Fragen statt.

Es gibt eine Leitlinie, die sicherstellen soll, dass Menschen, die sich auf ihren letzten Lebensabschnitt vorbereiten, ausführliche Informationen und Hilfestellungen finden. Sie wird von der Arbeitsgemeinschaft der wissenschaftlichen medizinischen

Fachgesellschaften, der deutschen Krebsgesellschaft e.V. und der Stiftung Deutsche Krebshilfe herausgegeben und ist über das Office des Leitlinienprogramms Onkologie (DKG, DKH, AWMF, 2014) einzusehen.

Sie werden umfassend darüber aufgeklärt, was Palliativmedizin ist, wann Sie welche palliativmedizinische Versorgung erhalten, welche Beschwerden auftreten und wie sie behandelt werden können. Sowohl körperliche Belastungen wie Schmerzen, Atemnot oder Verstopfung als auch psychische Beeinträchtigungen wie Depressionen oder Ängste werden angesprochen. Sie erfahren Wissenswertes über das Sterben, Ansprechpartner wie Ambulante Dienste, Hospize und Palliativstationen und werden zu rechtlichen Fragestellungen über Patientenverfügungen, Vorsorgevollmachten oder Betreuungsverfügungen aufgeklärt. Die Leitlinie richtet sich an Betroffene und Angehörige. Sie kann Ihnen eine wertvolle Orientierungshilfe bei Ihren Überlegungen sein, wie Sie diesen Lebensabschnitt gemeinsam mit Ihren Angehörigen gestalten möchten.

Lebensqualität kann man nicht allgemeingültig definieren. Jeder Mensch legt auf seine persönliche Weise fest, was Lebensqualität für ihn bedeutet. Sprechen Sie darüber mit Ihren Angehörigen und Ihrem Behandlerteam. So können Sie sicherstellen, dass die Behandlungsschritte auf Ihre Wünsche abgestimmt werden.

In der Reihe der blauen Ratgeber finden Sie eine Broschüre mit dem Titel »Palliativmedizin. Antworten. Hilfen. Perspektiven« (Dt. Krebshilfe, 2012). Auch dieser Ratgeber vermittelt, was Palliativmedizin ist, und klärt sie über verfügbare Anlaufstellen auf.

Schmerzen wirksam bekämpfen

Schmerzfreiheit ist ein zentrales Ziel der Palliativmedizin. Krebsschmerzen können wirksam behandelt werden. Art und Ausmaß der Schmerzen wirken sich in Abhängigkeit von der Tumorursache und der individuellen Wahrnehmung sehr unterschiedlich aus. Für eine gute Schmerztherapie ist eine genaue Abstimmung zwischen Ihnen und Ihrem Arzt erforderlich. Im Umgang mit Schmerzmitteln sind vielleicht Skepsis und Abneigung zu überwinden, die durch die Sorge vor Abhängigkeit oder frühzeitiger Schädigung bestimmter Organe entstehen. Manche Menschen gehen davon aus, dass die Intensität des Schmerzes ihnen deutlich macht, wo sie stehen. Schmerzen kosten Kraft. Schmerzfreiheit kann entlasten und Freiraum für Aktivitäten und Begegnungen schaffen, die Ihnen wichtig sind. Eine Schmerzmedikation nach einem festen

Zeitschema hat sich bewährt, weil sie die Wirkung der Schmerzmedikation effizient macht. Wenn Ihnen eine gute Schmerzmedikation Ihren Bewegungsradius und Ihre Unabhängigkeit erhält, sollten Sie darauf nicht verzichten. Sprechen Sie über mögliche Bedenken mit Ihrem Behandlerteam. Auch die Sorge, dass die Schmerzmedikation das Denken beeinträchtigen und das Bewahren eines klaren Kopfes verhindern könnte, sollte ausgeräumt werden. Nur so kann Ihr Arzt auf Ängste und Bedenken eingehen. Sprechen Sie auch über das, was Ihnen in Ihrem Leben besonders wichtig ist, damit die Schwerpunkte der Behandlung darauf gelegt werden können.

Fatigue

Es kann sein, dass Sie in der Palliativsituation verstärkt mit Fatigue-Symptomen zu kämpfen haben. Fatigue ist eine chronische Müdigkeit, die sich deutlich von Alltagsmüdigkeit unterscheidet. Sie tritt unabhängig davon auf, ob Sie sich körperlich oder geistig angestrengt haben, und ist trotz eines ausgiebigen Nachtschlafes nicht zu vertreiben. Fatigue wirkt sich auf das Wohlbefinden aus und beeinträchtigt Alltagsgestaltung und Lebensqualität. Sie spüren ein deutliches Missverhältnis zwischen Ihrer Aktivität und dem daraus resultierenden Erschöpfungsgefühl. Wenn Sie beispielsweise eine Treppe hinaufsteigen, kann es sich so anfühlen, als hätten Sie einen Marathon hinter sich gebracht. Fatigue ist ein Symptomkomplex. Müdigkeit und Erschöpfung können mit Einschränkungen der Leistungsfähigkeit, Energie- und Antriebslosigkeit, Aufmerksamkeits- und Konzentrationsstörungen einhergehen. Eine Fatigue ist diagnostisch von anderen Erkrankungen (z. B. einer Depression oder einer Schilddrüsenerkrankung) abzugrenzen. Gezielte, leichte sportliche Aktivität, psychotherapeutische Maßnahmen, medikamentöse Therapie und ein gezieltes Fatigue-Management helfen, den Beschwerden zu begegnen.

Im blauen Ratgeber zur Palliativmedizin (Deutsche Krebshilfe, 2012) finden Sie Informationen darüber, was Sie neben einer den Ursachen angepassten medikamentösen Therapie gegen Appetitlosigkeit, Übelkeit, Erbrechen oder Verstopfung tun können. Tipps zur Temperierung des Essens, zur Portionierung, zum Trinkverhalten und vieles mehr sorgen für Erleichterungen und steigern das Wohlbefinden.

Den Weg zu Ende gehen

Neben den entlastenden praktischen Hilfen sind beim Eintreten in den letzten Lebensabschnitt menschliche Wärme und Präsenz, ein achtsames und würdevolles Miteinander und liebevolle, Kleinigkeiten einschließende Aufmerksamkeit wichtig. Das Abschiednehmen vom Leben ist unsere letzte große ureigene Erfahrung. Bevor man bereit ist, alles, was man liebt, woran man sich erinnert, was offengeblieben ist, loszulassen, können viele innere Entwicklungsprozesse erforderlich sein, die bewegende schmerzliche und freudvolle Augenblicke mit sich bringen. Ein gutes Umfeld ist wichtig. Den Prozess des Annehmens und Loslassens müssen auch die Angehörigen vollziehen. Er kann phasenweise ins Stocken geraten und neben der ärztlichen und pflegerischen Unterstützung auch psychologische, seelsorgerische oder kunsttherapeutische Begleitung erforderlich machen. Diese Begleitung kann die Akzeptanz des Unausweichlichen, die Bewältigung

von Ängsten, Kommunikationsschwierigkeiten zwischen den Familienmitgliedern, die Klärung der Fragen nach dem Sinn der Vergänglichkeit und dem, was danach kommt, erleichtern. Für denjenigen, der seine Liebsten zurücklassen muss, ist es tröstlich, sie finanziell, in lebenspraktischen Fragen und emotional aufgehoben zu wissen. Durch Gebet und Andacht, Krankensalbung, das Abnehmen der Beichte und Gespräche über spirituelle Erfahrungen und Herzenswünsche vermögen Seelsorger die tröstliche und tragende Kraft des Glaubens zu stärken.
Im Prozess des Loslassens wandelt sich die Hoffnung auf Heilung zur Hoffnung auf gute Versorgung und Begleitung und ein würdevolles Abschiednehmen. Wenn Sie zu diesem Themenbereich weitere Informationen suchen, finden Sie im Kapitel Professionelle psychosoziale Hilfen und Hilfen zur Selbsthilfe (Seite 222) Informationen und Adressen von Ansprechpartnern.

An dieser Stelle ein persönliches Wort

Endgültig loslassen zu müssen, wen man liebt, ist eine große Aufgabe. Allein schon der Gedanke daran bereitet Menschen, die das Leben über Jahre miteinander geteilt haben, seelischen Schmerz. Für denjenigen, der vor dem anderen gehen muss, ist es eine Beruhigung, den Anderen materiell versorgt und von Familie und Freunden unterstützt zu wissen. Gespräche über den bevorstehenden Abschied kosten Überwindung. Sie helfen aber, sich gemeinsam auf das Unvermeidliche vorzubereiten und sich in der verbleibenden Zeit nahe zu sein. Für denjenigen, der zurück bleibt, können diese Gespräche den Grundstock dafür legen, die Trauer zu ertragen, zu überwinden und alleine weiterzugehen.

Sibylle Zengerle-Hübner

Hilfen und Informationen

Bei der Bewältigung der Erkrankung sind Sie nicht allein. Nutzen Sie die zahlreichen Angebote, die Ihnen stationär und ambulant empfohlen werden.

Professionelle psychosoziale Hilfen und Hilfen zur Selbsthilfe

Sie kommen durch Ihre Prostatakrebserkrankung mit vielen Menschen unterschiedlicher Professionen und Institutionen in Kontakt, die Ihnen auf Ihrem Weg der Krankheitsverarbeitung zur Seite stehen. Nicht nur im persönlichen Kontakt, auch im Hintergrund wird auf politischer Ebene, in Fachgesellschaften, Verbänden, Expertengremien und Vereinigungen von Betroffenen auf Bundes-, Länder- und regionaler Ebene kontinuierlich an der Verbesserung der Versorgungsstrukturen und Angebote für Menschen gearbeitet, die an Krebs erkrankt sind. Im Laufe vieler Jahrzehnte hat sich ein interdisziplinäres Unterstützungsnetzwerk ausgebildet, auf das Sie in unterschiedlichen Phasen der Erkrankung immer wieder zugreifen können. Medizinische, pflegerische, physiotherapeutische, psychosoziale, kreative und seelsorgerische Angebote überlappen sich. Die regionale Versorgungsdichte ist uneinheitlich. Bei der Suche nach der für sie passenden Unterstützung in Ihrer Nähe werden Sie etwas Geduld benötigen.

Sozialdienst im Krankenhaus

Im Krankenhaus ist der Sozialdienst häufig die erste psychosoziale Kontaktstelle, der Sie begegnen. Die Mitarbeiter leiten unter anderem häusliche Versorgungsmaßnahmen ein und unterstützen Sie bei der Beantragung einer Anschlussheilbehandlung oder eines Schwerbehindertenausweises. Wenn Sie während Ihres Krankenhausaufenthaltes Hilfe bei der Krankheitsverarbeitung suchen, können Sie in onkologischen Zentren die Hilfe von Psychoonkologen, psychosomatischen oder psychiatrischen Konsildiensten und seelsorgerische Angebote nutzen.

Rehabilitation

Während einer Anschlussheilbehandlung oder einer Rehabilitationsmaßnahme haben

Sie die Gelegenheit, sich losgelöst von Ihrem Alltag auf Ihre Regeneration zu konzentrieren und von dem psychosozialen Angebot der Sozialarbeit, Psychologie und künstlerischen Therapien Gebrauch zu machen.

Krebsberatungsstellen

Die Ländergesellschaften der deutschen Krebsgesellschaft haben Krebsberatungsstellen eingerichtet, die Sie und Ihre Angehörigen zu allen psychosozialen Fragestellungen beraten, die im Zusammenhang mit einer Tumorerkrankung auftreten können. Neben Information, Beratung und Begleitung durch alle Phasen der Behandlung bieten die Krebsberatungsstellen »Hilfen zur Überwindung von krankheits- und behandlungsbedingten Lebensproblemen und die Einleitung rehabilitativer Maßnahmen« (Heußner et al., 2009, S. 121). Die Mitarbeiter von Krebsberatungsstellen unterstützen Sie in »sozialen und psychischen Notlagen« (S.120). Diese Unterstützung erhalten Sie, ohne lange Wartezeiten in Kauf nehmen zu müssen (Wickert et al. in Weis und Brähler, S. 67). Vorträge, ressourcenorientierte Kursangebote oder medizinische Fragestunden gehören ebenso zu den angebotenen Leistungen wie die Vermittlung an Anbieter weiterer psychosozialer Leistungen (z. B. der Selbsthilfegruppen, niedergelassener Psychotherapeuten oder der Seelsorge). Da die Mitarbeiter die regionale Versorgungslage gut kennen, können sie für Sie in allen Phasen der Erkrankung eine Lotsen- und Vermittlerfunktion übernehmen. Wenn Sie nach einer Krebsberatungsstelle in Ihrer Nähe suchen, unterstützt Sie der Krebsinformationsdienst dabei telefonisch oder online:

www.krebsinformationsdienst.de/wegweiser/adressen/krebsberatungsstellen.php

Ambulante Psychotherapie

Eine ambulante Psychotherapie ist angezeigt, wenn sich infolge der Diagnosestellung und Behandlung eine psychische Erkrankung entwickelt. Niedergelassene ärztliche oder psychologische Psychotherapeuten oder Fachärzte für Psychosomatische Medizin und Psychotherapie, die idealerweise auch eine von der deutschen Krebsgesellschaft anerkannte psychoonkologische Weiterbildung absolviert haben, finden Sie auf unterschiedlichen Wegen. Sie können sich von Ihrem Hausarzt, Ihrer Hausärztin bei der Suche nach einem geeigneten Therapieplatz zu unterstützen. Krebsberatungsstellen sind mit der regionalen psychotherapeutischen Versorgungslage vertraut. Die Landespsychotherapeutenkammern und Landesärztekammern bieten online oder telefonisch Hilfe. Der Krebsinformationsdienst und die Arbeitsgemeinschaft für psychosoziale Onkologie e.V. unterstützten Sie ebenfalls bei der Suche nach einer psychoonkologischen Begleitung:

www.krebsinformationsdienst.de/wegweiser/adressen/psychoonkologen.php

www.dapo-ev.de

Seelsorge

Viele Menschen nutzen das seelsorgerische Gespräch bereits im Krankenhaus. Auch in Rehabilitationseinrichtungen besteht die Möglichkeit, katholische oder evangelische seelsorgerische Begleitung in Anspruch zu nehmen und Gottesdienste zu besuchen. Gebete und spirituelle Rituale, die seit Kindertagen vertraut sind, können in schweren Stunden Trost und Halt geben. Die Auseinandersetzung mit der Tumorerkrankung wirft oft Sinn- und Glaubensfragen auf, die mit einem Seelsorger zu besprechen entlastend und beruhigend sein kann. Wenn Sie nach spirituell ausgerichteter Lebensbegleitung suchen, finden Sie auch in der Gemeindeseelsorge Rat und Krisenbegleitung.

Mildred-Scheel-Akademie

Die Dr. Mildred-Scheel-Akademie der deutschen Krebshilfe hält ein Seminar-Jahresangebot für Betroffene, Angehörige und Fachpersonal zu unterschiedlichen Themen bereit, über das Sie sich in der Reihe der blauen Ratgeber oder online informieren können.

www.krebshilfe.de/helfen/seminare-kurse

Kinder krebskranker Eltern

Der Verein Flüsterpost engagiert sich bundesweit für Kinder krebskranker Eltern und berät sowohl Kinder als auch deren Eltern kostenlos. Er hat eine Beratungsstelle in Mainz eingerichtet. Sie finden Informationsmaterial für Erwachsene und Kinder, das Sie online lesen oder sich in gedruckter Form zusenden lassen können.

www.kinder-krebskranker-eltern.de

Der Frankfurter Verein »Hilfe für Kinder krebskranker Eltern« bietet persönliche und telefonische Beratung sowie Gruppenangebote für Kinder und Jugendliche. Sie können auch hier Broschüren anfordern, die Ihnen Anregung für die Aufklärung und den Umgang mit Ihren Kindern geben.

www.hilfe-fuer-kinder-krebskranker-eltern.de

Wenn Sie bezüglich Ihrer Kinder Ansprechpartner in Ihrer Nähe suchen, können Sie sich sowohl an die Krebsberatungsstelle als auch an die Ehe-, Familien- und Lebensberatungsstellen wenden.

Berufliche Wiedereingliederung

Informationen und Beratung über mögliche Leistungen zur Teilhabe erhalten Sie bei den Gemeinsamen Servicestellen für Rehabilitation:

www.reha-servicestellen.de

Das Integrationsamt unterstützt schwerbehinderte Beschäftigte und ihre Arbeitgeber darin, Schwierigkeiten bei der beruflichen Wiedereingliederung abzubauen:

www.integrationsaemter.de

Mitglieder des Sozialverbandes VdK Deutschland e.V. können sich zu Fragen der gesetzlichen Kranken-, Renten- und Sozialversicherung, der Rehabilitation und Schwerbehinderung, des Sozialhilferechts und der Arbeitslosenversicherung beraten lassen.

Auch die Krebsberatungsstellen sind Ihnen auf Ihrem Weg zurück in den Beruf hilfreich:

www.krebsinformationsdienst.de/wegweiser/adressen/krebsberatungsstellen.php

Partnerschaft und Sexualität

Krebsberatungsstellen bieten Gespräche für Paare an. Wenn durch die Erkrankung Beziehungsschwierigkeiten auftreten, finden Sie auch Hilfe bei den Ehe-, Familien- und Lebensberatungsstellen in Ihrer Region.

Was Fragen zur Sexualität angeht, können Sie sich im Informationszentrum für Sexualität und Gesundheit in Freiburg Broschüren bestellen, online informieren und am Telefon beraten lassen:

www.isg-info.de

Unter der Adresse www.ifsex.de/therapeutenliste sind Therapeuten aufgelistet, die Zertifikate wie das der deutschen Gesellschaft für Sexualforschung oder der internationalen Gesellschaft für systemische Therapie oder langjährige sexualtherapeutische oder beraterische Erfahrung vorweisen können.

Palliativmedizin:

Die deutsche Gesellschaft für Palliativmedizin hat einen Wegweiser entwickelt, der Ihnen die Suche nach geeigneter Unterstützung erleichtert:

www.wegweiser-hospiz-palliativmedizin.de

Selbsthilfe

Mitglieder von Selbsthilfegruppen engagieren sich ehrenamtlich als Betroffene für Betroffene. Der offene Erfahrungsaustausch und das Erlebnis, ohne große Erklärungen verstanden zu werden, können Mut machen und Rückhalt geben. Männer, die auf langjährige Erfahrungen im Umgang mit der Erkrankung zurückblicken, sind der lebende Beweis dafür, dass und wie man nach einer Prostatakrebserkrankung wieder ein normales und erfülltes Leben führen kann. Selbsthilfegruppen laden regelmäßig Experten ein, um ihre Mitglieder mit aktuellen Informationen zu versorgen und Experten für die Probleme der Betroffenen zu sensibilisieren. Sie ermuntern ihre Mitglieder, über alles zu sprechen, was sie im Zusammenhang mit der Erkrankung bewegt. Der zum Teil über Jahre gewachsene Zusammenhalt bildet ein starkes Band, das auch in schweren Zeiten halten und tragen kann. Die Gruppen engagieren sich nicht nur für ihre Mitglieder. Sie sorgen auch in der Bevölkerung für Aufklärung über die Erkrankung und die Bedeutung der Vorsorge.

Der Bundesverband Prostatakrebs Selbsthilfe e.V. (BPS) fördert die Arbeit der Selbsthilfegruppen und sorgt für differenzierte Aufklärung und Information über Prostatakrebs. Vortragsveranstaltungen, Patiententage,

Internetforen und das Angebot einer gebührenfreien Beratungshotline gehören ebenso zu den Aufgaben des Bundesverbandes wie das Engagement in der Gesundheitspolitik, das Angebot von Seminaren, die Kontaktpflege zu wissenschaftlichen Gremien.

Auf der Webseite www.prostatakrebs-bps.de finden Sie die Adresse einer in Ihrer Nähe befindlichen Selbsthilfegruppe und vielfältige verständlich aufbereitete Informationen, die Ihnen hilfreich sein können. Der Bundesverband gibt ein Magazin für Prostatakrebserkrankte und Angehörige heraus. Sie können auch unter der Adresse www.prostatakrebs-bps.de/index.php Informationsmaterial anfordern.

Auf der Homepage der Inkontinenzselbsthilfe e.V. finden Sie Adressen von Inkontinenzselbsthilfegruppen in Ihrer Nähe, Informationen zu Krankheitsbildern, Ursachen, Therapieansätzen sowie zur Hilfsmittelversorgung bei Inkontinenz. Der Verein unterstützt die Gründung und Förderung regionaler Selbsthilfegruppen, macht auf die Thematik in der Öffentlichkeit aufmerksam und pflegt Austausch und Zusammenarbeit mit Institutionen, Organisationen und Berufsgruppen, die sich in der Behandlung der Inkontinenz engagieren.

www.inkontinenzselbsthilfe.com

Bücher von Betroffenen für Betroffene

Männer, die in der Öffentlichkeit stehen, können ihren Bekanntheitsgrad nutzen und sich für andere Betroffene engagieren. Die Zwillingsbrüder Uli und Michael Roth haben wiederholt in Interviews über ihre Erfahrungen mit der Erkrankung gesprochen und mit dem Journalisten Udo Ludwig ein Buch über Prostatakrebs geschrieben: **Unser Leben, unsere Krankheit.** Vom richtigen Umgang mit dem Prostatakrebs (Roth et al., 2009).

Walter Raaflaub, der als Allgemeinarzt und Betroffener die Erkrankung von beiden Seiten beurteilen kann, ist es mit seinem Buch **Tote Hose** gelungen, diese beiden Perspektiven auf die Erkrankung nachvollziehbar zu machen. (Raaflaub, 2007)

Paul Boos hat mit seinem Buch **Paule ist nicht mehr ganz dicht.** Erlebnisse und Erfahrungen mit Inkontinenz nach Prostataoperation, ein leicht verständliches und humorvolles Buch über seine Erfahrungen geschrieben (Boos, 2010).

Danksagung

Allen, die dabei mitgeholfen haben, dass dieses Buch geschrieben werden konnte, gilt von ganzem Herzen unser Dank: Sibylle Zengerle-Hübner, Wiebke Endres, Dr. med. Andreas Al Ghazal, PD Dr. med. Dirk Böhmer, Dr. med. Hans-Martin Luib, Prof. Dr. med. Josef Beuth und Karl Heinz Bauer.

Wir danken Alexander Endres, denn ohne seine Vernetzungsfähigkeit hätten wir dieses Projekt nicht realisieren können.

Wenn man sich vorstellt, welche Fähigkeiten in jedem Menschen stecken, können Sie sich vorstellen, wie viel Hilfe wir von den Menschen erhalten haben, die mehr als eine namentliche Nennung verdient hätten. Ihnen gilt auch hier von ganzem Herzen unser Dank: Evelyn Selegrad (Kunsttherapie), Dagmar Rosner und Team (sozialmedizinische Fragen).

Sachverstand, Zuspruch, Rückhalt, Ermutigung, kritische Gedanken, Diskussionen, Anregungen und vieles mehr haben wir folgenden Menschen zu verdanken: Pater Alois Andelfinger, Christine Hugger, Katharina Sinz, Dr. med. Christian Duncker, Peter Janku, Iris Lein-Köhler, Sonja Weitmann-Hundt und Mathias Hübner.

Ein großes Dankschön an das Team vom TRIAS-Verlag (Simone Claß, Sabine Klonk, Monika Riedlinger, Karl Quadt ...), das mich geduldig mit Rat und Tat begleitet hat.

Zu danken habe ich meiner Familie für ihre Geduld und liebevolle Unterstützung.

Dr. Georges F. Akoa Mbida

Die Autoren dieses Patienten-Ratgebers

Landesverband Prostatakrebs
Selbsthilfe Baden-Württemberg
Karl Heinz Bauer, Hildebrandstraße 33, 76227 Karlsruhe
Telefon: 0721-389513
Mobil: 0172-7337360
Fax: 0721-94 30 53 56
e-Mail:
info@prostatakrebs-lps-bw.de
www.prostatakrebs-lps-bw.de

Selbsthilfegruppe Prostatakrebs
Karlsruhe
Karl Heinz Bauer, Hildebrandstraße 33, 76227 Karlsruhe
Telefon: 0721-389513
Mobil: 0172-7337360
Fax: 0721-94 30 53 56
e-Mail:
karl-heinz-bauer-m6@t-online.de
www.selbsthilfegruppe-prostatakrebs-karlsruhe.de

Dr. med. Georges Ferdinand Akoa Mbida
Leitender Urologe
Facharzt für Urologie und Rehabilitation
Männergesundheit cmi
Fachonkologische Rehaklinik
Aulendorf
Schussenrieder Straße 5
88326 Aulendorf

Dr.med. Andreas Al Ghazal
Facharzt für Urologie
Gemeinschaftspraxis Dr.med.
Christoph Lunz und
Udo Matsui
Urologie-Zentrum Günzburg-Krumbach
Ludwig-Heilmeyer-Straße 3a
89312 Günzburg.

Prof. Dr. med. Josef Beuth
Institut zur wissenschaftlichen
Evaluation
Naturheilkundlicher Verfahren
an der
Universität zu Köln
Joseph-Stelzmann-Straße 9
50931 Köln

Priv. Doz. Dr. med. Dirk Böhmer
Stellv. Klinikdirektor
Klinik f. Radioonkologie
Charité Universitätsmedzin
Campus Benjamin Franklin
Hindenburgdamm 30
12200 Berlin

Prof. Dr. med. Maximilian Burger
Ordinarius des Lehrstuhls für Urologie, Universität Regensburg
Direktor der Klinik für Urologie
Caritas-Krankenhaus St. Josef
Landshuter Straße 65
93053 Regensburg

Frau Wiebke Endres
Diplom Ökotrophologin
www.ernaehrung-mit-plan.de
endres@ernährung-mit-plan.de

Dr. med. Hans-Martin Luib
Facharzt für Urologie
Proktologie-Andrologie
Medikamentöse Tumortherapie
Graf-Ulrich-Straße 6
71229 Leonberg

Priv. Doz. Dr. med. Wolfgang Otto
Urologische Praxis
Dr. Maria-Luise Götz
Paracelsusstraße 2
93053 Regensburg
Forschungskoordinator am
Lehrstuhl für Urologie, Universität Regensburg
Caritas-Krankenhaus St. Josef
Landshuter Straße 65
93053 Regensburg

Frau Sibylle Zengerle-Hübner
Psychologische Psychotherapeutin
Integrative Gestalt-Körpertherapeutin
Psychoonkologin (psy.com)
Waldburg-Zeil Kliniken
Fachonkologische Rehaklinik
Aulendorf
Schussenriederstr. 5
88326 Aulendorf.

Stichwortverzeichnis

Symbole
5α-Reduktase 12, 73
5α-Reduktase-Hemmer 17, 81

A
Abirateron 94
active surveillance 41
active-surveillance 61
Adenokarzinom 18
Adipositas 86
adrenokortikotropes Hormon 73
Akupunktur 129
Alfuzosin 17
Aligurie 15
Alltag 155
Alprostadil 173
Alter 20
Anämie 77
Anamnese 15
Androgenblockade 82
Androskat 174
Angst 204
Anschlussheilbehandlung 118
Antiandrogene 80
Anticholinergika 153
antihormonale Therapie 72
– Durchführung 75
– Erweiterung 94
– Zeitpunkt 81
Aufnahmehemmung 92
Ausbreitungsuntersuchung 35
Ausdauertraining 131
Ausscheidungsurografie 16
Außenseiterverfahren 113
Avanafil 168

B
Beckenboden 10, 127
Beckenbodentraining 147
Belastungen, psychische 204
Belastungsharninkontinenz 127, 145, 152
BERLIN-Ressourcenliste 200
Beruf 202
Bewegungstherapie 131
Bicalutamid 80, 83, 94
bildgebende Verfahren 32
Biofeedback 128
Biopsieentnahme 32
Blasenentleerungssymptome 14
Blasenspeichersymptome 15
Blasentraining 147
Blutbeimengungen 15
Blutuntersuchung 16
Brachytherapie 65
– HDR 66
– Hormontherapie 67
– Komplikationen 67
– LDR 66
– Nebenwirkungen 68
– Vorbereitung 67
Buserelin 78

C
Cabazitaxel 100
Caverject® 174
Chemotherapie 96
Cialis® 168
Cyproteronacetat 80

D
Degarelix 79
Denosumab 100
Diagnose 26, 195
digitale rektale Untersuchung 26
Dihydrotestosteron 12, 21, 73
Docetaxel 97
Doxazosin 17
Dranginkontinenz 15, 145
DRU Siehe digitale rektale Untersuchung
Duloxetin 153
Durchfall 107
Dutasterid 23, 30
Dysfunktion, erektile 169

E
Ejakulation 13
Elektrostimulation 128
Emission 13
Entzündungen 108
Enzelutamid 94
Enzymtherapie 112
Erbrechen 106
Erektionsstörungen 158
Ernährung 22
– bei Chemotherapie 104
– bei Hormontherapie 86
– nach der Behandlung 180
ethnische Herkunft 21
Evidenzniveau 78

F
Fatigue 117, 124, 220
Fett 181
Fettleibigkeit 22
Fettstoffwechsel 87
Fettstoffwechselstörung 86
Finasterid 23, 30
Flutamid 80
Fokussierter Ultraschall hoher Intensität 18
follikelstimulierendes Hormon 73
Freies PSA (fPSA) 31
Früherkennung 29

G
Gedankenkreise 193
Generika 172
Genesungsprozess 193
Geschmackswahrnehmung 107
Getränke 105
Gleason-Score 33
Gonadotropine luteinisierendes Hormon 73
Goserelin 78
grüner Tee 23
Gynäkomastie 80

H
Harnblase 10
Harnblasendivertikel 15
Harnblasenentzündungen 15
Harnblasensteine 15
Harndrang 15, 18
Harninkontinenz 142
– Formen 144
– Risikoeinschätzung 143
– Ursachen 144
– Verbesserung 146
Harnleiterobstruktion 77
Harnröhrenverschluss 143
Harnstauungsnieren 15
Harnverhalt 15
Heilung 218
Heilverfahren 119
Hilfsmittelversorgung 153
Hodenentfernung 74
Holmium-Lasertherapie 18
Hormonentzugstherapie 72

I
IGEL-Leistung 29
Indikationsstellung 38
Infektionskrankheiten 22
Insulinresistenz 86, 88
Isoflavone 23

K
Kalzium 23
Kardiotoxizität 79
Kastration
– medikamentös 76
– operativ 76
Kaubeschwerden 108
Knochenfraktur 77
Knochenschmerzen 77

Komplementäre Behandlungsmethoden 110
Komplikationen 53
Kondition 126
Kontinenztraining 150
Koordinationstraining 132
Körpergefühl 206
Kraftquellen 200
Krafttraining 132
Krankheitsverarbeitung 192
Krebsdiäten 111, 183
Kryoablation 52
Kunsttherapie 136
kurative Therapie 60

L
Lebenserwartung 60
Leuprorelin 78
Levitra® 168
LHRH-Agonisten 77
LHRH-Antagonisten 79
Linearbeschleuniger 62
Linsenlektin-Selen-Enzym-Therapie 113
Lokalrezidiv 56
Lycopin 23
Lymphadenektomie 49

M
Magnetfeldtherapie 129
Malignom 19
Mangelernährung 180
Mastodynie 80
Medicated Urethral System for Erection 174
Metastasierung 35, 56
Mikronährstofftherapie 111
Miktionstagebuch 145
Milchprodukte 23
Mischinkontinenz 145
Misteltherapie 113
MUSE 174
Muskelabbau 86

N
Nachsorgeuntersuchung 186
Nachträufeln 14
Nebennieren 82
Neuroendokrines Karzinom 18
Nilutamid 83
Normalität 199
Nykturie 15, 18

O
Obstruktion, subvesikale 77
Ödeme 77
Operation 48
Operationsfähigkeit 61
Orchiektomie 76
Osteoporose 86, 89
Östrogene 79
Oxybutynin 153
Oxytocin 178

P
Paarbeziehung 165
palliative Therapie 60
Palliativmedizin 218
Papaverin 174
Partnerin 177
Partnerschaft 158, 211, 214
PDE-5-Hemmer 169
Penisprothese 176
perineale Biopsie 32
Phentolamin 174
Phosphodiesterase-Hemmer 168
Phytoöstrogene 23
Pilzinfektionen 108
Pollakisurie 15, 18
Prävention 22
Prednisolon 95
Prognosefaktoren 39
Prognosegruppen 41
Progressionsrisiko 42
Propiverin 153
Prostata
– Anatomie 10
– Funktion 11
– Gliederung 11
– gutartige Vergrößerung 13
Prostatahyperplasie 13
Prostatakarzinom
– Hormonabhängigkeit 73
– inzidentelles 20
– latentes 19
– manifestes 20
– okkultes 20
Prostatakrebs 10, 18
– Disposition 21
– Entstehung 18
– Hormone 21
– Prävention 22
– Risikofaktoren 22
– Statistik 24
Prostataspezifisches Antigen. Siehe PSA
Prostata-Stanzbiopsie 31
Prostatasyndrom, benignes 14
– Therapie 17
Prostatatumoren 13
Prostatektomie, radikale 48, 49
– Komplikationen 52
– laparoskopisch 50
– Lymphknotenentfernung 49
– nervschonend 50
Proteinquellen 181
PSA 16
– Anstiegsgeschwindigkeit 31
– Dichte 31
– Kontrollen 27
– prostataspezifisches Antigen 28
– Quotient 31
– Rezidiv 69, 188
– Schnelltests 29
Psyche 134
psychoonkologische Therapie 135
Pubertät 12

R
Radium 223 101
Rebiopsien 41
Rehabilitation 201
– ambulant 120
– Antrag 118
– Partner 121
– stationär 120
– Therapieplan 124
– Ziele 116
Rehabilitation, sexuelle 164
Rehabilitationsfähigkeit 126
Rehabilitationsmaßnahmen 116
Ressourcen 200
Restharnbildung 15
Restharngefühl 14
Resttestosteronproduktion 92
Rezidiv 56, 69
Risikofaktoren 20
Risikogruppen 35, 60
Risiko, kardiovaskuläres 88
Rollenverteilung 216
Rotwein 23
Rückenmarkskompression 77

S
Samenerguss 13
Samenflüssigkeit 12
Sarkopenie 86
Schluckbeschwerden 108
Schmerzen 219
– Formen 130
– Intensität 130
– Katheter 130
– Therapie 129
Schwellkörperautoinjektionstherapie 173
Schwellkörpertraining 171
Selbstberuhigung 198
Selbsthilfe 138
Selen 23
Selentherapie 112
Sequenztherapie 99
Sexualität 161, 208
Sildenafil 168
Solifenacin 153
Sonografie 16
Spedra® 168, 171
Staging 35
Stanzbiopsie 31
Strahlendosis 63
Strahlentherapie 60

– bei Rezidiv 69
– bildgeführt 64
– intensitätsmoduliert 62
– krebsauslösend 69
– lokale 101
– mit Hormontherapie 64
– Nebenwirkungen 68
– perkutan 62
Symptome 14

T
Tadalafil 18, 168
Tamsulosin 17
Tastuntersuchung 26
Terazosin 17
Testosteron 12
Therapie 47
Therapiebausteine 125
Therapieentscheidung 38
Therapieoptionen 40
Therapieplan 124
Tolterodin 153
transrektaler Ultraschall 26
Transurethrale Elektro-Resektion 18
Transurethrale Inzision 18
Transurethrale Mikrowellentherapie 18
Transurethrale Nadelablation der Prostata 18
Triptorelin 78
Trospiumclorid 153
TRUS. Siehe transrektaler Ultraschall
Tumorkachexie 104
Tumorprogression 92
Tumorrezidiv 187
Tumorwachstum 92

U
Übelkeit 106
Übergewicht 86
Übungsprogramm 150
Unfruchtbarkeit 22
Urethrozystoskopie 16
Urinuntersuchung 16
Urodynamik 16
Uroflowmetrie 16

V
Vakuumpumpen 175
Vardanafil 168
Vasektomie 22
Veranlagung 19
Verhaltensänderung 133
Viagra® 168
Viridal® 174
Vitamin-D-Therapie 112
Vitamin E 23
Vitamin-E-Therapie 112

W
watchfull waiting 41
watchful waiting 70
Wechseljahrsbeschwerden 76

Z
Zoledronsäure 100
Zuhören 212

E-Mail Leserservice
kundenservice@trias-verlag.de

Lektorat TRIAS Verlag
Postfach 30 05 04
70445 Stuttgart
Fax: 0711 89 31-748

Bibliografische Information der Deutschen Nationalbibliothek
Die Deutsche Nationalbibliothek verzeichnet diese Publikation in der Deutschen Nationalbibliografie; detaillierte bibliografische Daten sind im Internet über http://dnb.d-nb.de abrufbar.

Programmplanung: Simone Claß
Redaktion: Dr. Sabine Klonk, Stuttgart
Bildredaktion: Christoph Frick, Nadja Giesbrecht
Umschlaggestaltung und Innen-Layout:
CYCLUS Visuelle Kommunikation, Stuttgart

Bildnachweis:
Umschlagfoto: Getty Images
Fotos im Innenteil:
fotolia: 139, 185
Getty Images: S. 6, 8/9, 46/47, 114/115, 190/191
Zeichnungen:
Martina Berge, Stadtbergen S. 20, 33, 36, 40, 63, 66, 74, 82, 149, 169
Holger Vanselow, Stuttgart: S. 51
Markus Voll, München: S.12, 148
Die abgebildeten Personen haben in keiner Weise etwas mit der Krankheit zu tun.

1. Auflage 2018

Printed in Germany

Satz und Repro:
Reemers Publishing Services GmbH, Krefeld
gesetzt in Adobe Indesign CC 2017
Druck: Westermann Druck Zwickau GmbH, Zwickau

Gedruckt auf chlorfrei gebleichtem Papier

ISBN 978-3-432-10113-2
Auch erhältlich als E-Book:
eISBN (ePub) 978-3-432-10111-8

1 2 3 4 5 6

Wichtiger Hinweis: Wie jede Wissenschaft ist die Medizin ständigen Entwicklungen unterworfen. Forschung und klinische Erfahrung erweitern unsere Erkenntnisse. Ganz besonders gilt das für die Behandlung und die medikamentöse Therapie. Bei allen in diesem Werk erwähnten Dosierungen oder Applikationen, bei Rezepten und Übungsanleitungen, bei Empfehlungen und Tipps dürfen Sie darauf vertrauen: Autoren, Herausgeber und Verlag haben große Sorgfalt darauf verwandt, dass diese Angaben dem Wissensstand bei Fertigstellung des Werkes entsprechen. Rezepte werden gekocht und ausprobiert. Übungen und Übungsreihen haben sich in der Praxis erfolgreich bewährt.

Eine Garantie kann jedoch nicht übernommen werden. Eine Haftung des Autors, des Verlags oder seiner Beauftragten für Personen-, Sach- oder Vermögensschäden ist ausgeschlossen.

Geschützte Warennamen (Warenzeichen) werden nicht besonders kenntlich gemacht. Aus dem Fehlen eines solchen Hinweises kann also nicht geschlossen werden, dass es sich um einen freien Warennamen handelt.